Atlas of Functional Neuroanatomy

功能神经解剖图谱

（原著第 3 版）

原　著　［加］Walter J. Hendelman

主　译　李　锐　许杰华　李晓青

U0376984

世界图书出版公司

西安　北京　广州　上海

图书在版编目 (CIP) 数据

功能神经解剖图谱 / (加) 沃尔特·J·亨德曼 (Walter J. Hendelman) 著；
李锐，许杰华，李晓青主译 .—西安：世界图书出版西安有限公司，2019.3
书名原文：Atlas of Functional Neuroanatomy
ISBN 978-7-5192-5951-8

Ⅰ.①功… Ⅱ.①沃…②李…③许…④李… Ⅲ.①神经系统—人体
解剖学—图谱 Ⅳ.① R322.8-64

中国版本图书馆 CIP 数据核字 (2019) 第 041440 号

Atlas of Functional Neuroanatomy 3rd Edition / by Walter J. Hendelman / ISBN：978-1-4665-8534-8
Copyright© 2016 by CRC Press. Authorized translation from English language edition published by CRC Press, part of
Taylor & Francis Group LLC；All rights reserved；本书原版由 Taylor & Francis 出版集团旗下，CRC 出版公司出版，
并经其授权翻译出版。版权所有，侵权必究。
World Publishing Xi'an Corporation Limited is authorized to publish and distribute exclusively the Chinese (Simplified
Characters) language edition. This edition is authorized for sale throughout Mainland of China. No part of the publication
may be reproduced or distributed by any means, or stored in a database or retrieval system, without the prior written
permission of the publisher. 本书中文简体翻译版授权由世界图书出版西安有限公司独家出版并限在中国大陆地区销
售。未经出版者书面许可，不得以任何方式复制或发行本书的任何部分。

Copies of this book sold without a Taylor & Francis sticker on the cover are unauthorized and illegal.
本书封底贴有 Taylor & Francis 公司防伪标签，无标签者不得销售。

书　　名	功能神经解剖图谱	
	GONGNENG SHENJING JIEPOU TUPU	
原　　著	［加］ Walter J. Hendelman	
主　　译	李　锐　许杰华　李晓青	
责任编辑	李维秋	
封面设计	绝色设计	
出版发行	世界图书出版西安有限公司	
地　　址	西安市北大街 85 号	
邮　　编	710003	
电　　话	029-87214941　029-87233647（市场营销部）	
	029-87234767（总编室）	
网　　址	http://www.wpcxa.com	
邮　　箱	xast@wpcxa.com	
经　　销	全国各地新华书店	
印　　刷	陕西金和印务有限公司	
开　　本	889mm×1194mm　1/16	
印　　张	20	
字　　数	310 千字	
版次印次	2019 年 3 月第 1 版　2019 年 3 月第 1 次印刷	
版权登记	25-2017-0098	
国际书号	ISBN 978-7-5192-5951-8	
定　　价	178.00 元	

医学投稿　xastyx@163.com||029-87279745　029-87284035
（如有印装错误，请寄回本公司更换）

谨以此书献给

我的家人

我的老师

我的同事

以及所有探索大脑奥秘的人

译者名单

（按姓氏笔画排序）

刘　鹏　陕西省人民医院

许杰华　西安交通大学基础医学院

李　锐　陕西省人民医院

李晓青　首都医科大学附属北京天坛医院

杨蓬勃　西安交通大学基础医学院

肖新莉　西安交通大学基础医学院

谷超超　陕西省人民医院

张　欣　陕西省人民医院

张李娜　陕西省人民医院

张建水　西安交通大学基础医学院

陈　丽　陕西省人民医院

种　莉　陕西省人民医院

靳　辉　西安交通大学基础医学院

译者简介

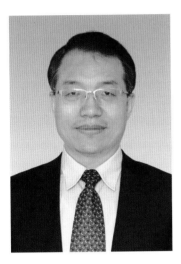

李 锐 神经病学博士，教授，主任医师，陕西省人民医院神经三科主任。担任中华医学会老年医学分会青年委员会副主任委员、中华医学会神经病学分会感染与脑脊液细胞学组全国委员、中华老年医学分会老年神经学组全国委员、陕西省康复医学会眩晕专业委员会主任委员等学术职务，陕西省重点领域科技创新团队的带头人。主要研究方向为神经变性疾病及眩晕的发病机制与治疗。主持完成国家自然科学基金项目和省部级科研项目 5 项，发表 SCI 收录论文 15 篇，获省科学技术奖 2 项，获"陕西省三五人才""陕西省重点领域顶尖人才"和"国务院特殊津贴专家"等称号。担任《中华老年医学杂志》等国内杂志编委，*Frontiers in Aging Neuroscience* 等国外杂志审稿人。

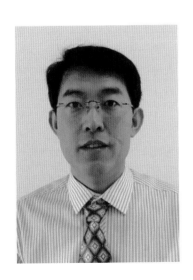

许杰华 医学博士，西安交通大学基础医学院人体解剖学与组织胚胎学系教师。1998 年获原西安医科大学（现西安交通大学医学院）临床医学学士学位，2003 年获西安交通大学医学院人体解剖学与组织胚胎学硕士学位，2007 年获西安交通大学医学院人体解剖学与组织胚胎学博士学位。2006 年 7 月至 2007 年 7 月在新加坡国家神经研究所癫痫病研究室进行合作研究。从事人体解剖学与组织胚胎学教学 20 余年。参编参译教材、专著 10 余部，发表学术论文 30 余篇。研究方向：癫痫的发病机制及防治；神经发育调控机制；高等医学教育模式研究。

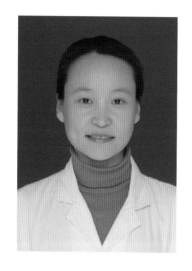

李晓青 医学博士，主任医师，就职于首都医科大学附属北京天坛医院神经介入中心。主要研究方向为缺血性脑血管病介入治疗。承担或参与国家及省部级课题 14 项，发表论文 30 篇，获省级科学技术二等奖 1 项，撰写专著 4 部，获国家专利 6 项。担任中国卒中学会神经介入分会委员兼秘书，中国医药教育协会眩晕专业委员会常委，中国研究型医院学会眩晕医学专业委员会委员，中国老年医学学会感染管理质量控制分会青年委员等学术职务。担任《中国医学前沿杂志》《实用老年医学》《中华医院感染学杂志》等杂志编委。

■ 原著作者简介

Walter Hendelman 博士生长于加拿大蒙特利尔。他在以心理学享誉海内外的麦吉尔大学完成了本科学习。他在学习生理心理学课程时，协助进行了一项实验，对大鼠海马病变进行研究，这是当时大脑方面一个鲜为人知的领域。Donald Hebb 教授当时是心理学系的系主任，他的"细胞联合"理论非常有名，用于解释大脑工作的机制。

随后 Hendelman 在麦吉尔大学继续他的医学研究。该医疗大楼坐落在世界著名的蒙特利尔神经学研究所（MNI），而彼时 Wilder Penfield 博士和他的同事们正在开发认知大脑功能的新领域。随后，Hendelman 在蒙特利尔完成了实习和 1 年的儿科医学训练。

既然选择了毕生从事脑研究工作，他面临的下一个选择就是，要么从事临床神经病学工作，要么成为研究型博士。Hendelman 选择了后者，这与 MNI 神经科主治医师 Francis McNaughton 的帮助不无关系。Hendelman 的研究生课程在美国持续了 4 年，是利用神经组织培养及电子显微镜等技术研究发育神经学这个新兴领域，他的研究生导师是纽约市哥伦比亚大学医学中心的神经解剖学教授 Richard Bunge，他的神经解剖学导师则是著名的 *Human Neuroanatomy* 一书的作者 Malcolm Carpenter 博士。

之后，Hendelman 返回加拿大，在渥太华安家，开始了在渥太华大学医学院解剖教研室的学术生涯，目前该教研室已与生理学和药理学教研室合并，成为细胞与分子医学系。Hendelman 开始了他的大体解剖和神经解剖学教学，并在近年的教学中侧重于后者的研究。在加拿大政府基金的支持下，他采用神经组织培养研究小脑发育的工作得以继续。后来，他开始和其他科学家及研究生一起研究大脑皮质的发育。他一直是各种神经科学和解剖学专业组织的成员，出席了大量会议并将他的研究成果发表在许多刊物上。

Hendelman 除了承担研究和教学等学术职责，还参与医学院和大学社区的活动，包括在研究伦理委员会担任职务。他也一直非常积极地参与医学院的课程规划和教学事宜。早在 20 世纪 90 年代，数字技术开始普及，Hendelman 就认识到它在帮助学生学习方面的潜力，特别是在解剖课程方面，并协助将数字技术引入学院。他还就使用数字技术学习解剖学组织了一次教学研讨会，与会者为加拿大解剖学、神经生物学和细胞生物学协会的成员。

2002 年，Hendelman 完成医学教育计划和研究，获得了多伦多大学附属安大略教育研究所的教育硕士学位。同年，退休之后，他又开始了新的职业生涯——负责安排渥太华大学医学生的职业规划。

Hendelman 博士作为脑研究专家，他在整个职业生涯中一直致力于帮助那些愿意学习功能神经解剖学的学生，利用解剖标本和之前 5 个不同版本的图谱为学生制作了数套解剖教学录像。他与别人合作，建立了两个基于计算机技术的学习模块，一个是关于脊髓空洞症的学习模块，另一个是随意运动传导通路学习模块，其中都包含了实物图片，以帮助学生理解和学习既有挑战性又引人入胜的主题——人类大脑。

最近，Hendelman 博士与时俱进，在这本图谱对应的网站上引入了计算机技术的互动功能。在他的倡导下，图谱第 2 版已被翻译成意大利文，现在又被翻译成法文，法文版也有相应的网站。另外，Hendelman 博士也是 CRC 出版社 2010 年出版的 *The Integrated Nervous system* 的合著者。

在专业和家庭之外，Hendelman 还是一名积极的社会成员，一位音乐爱好者。他有时会参加合唱团，现在还是一名小号乐队的成员。他热爱骑行，也热衷于滑雪和滑冰。

■ 译 者 序

从深邃的宇宙到微妙的粒子，我们的世界中充满着令人惊奇的事物。其中，人类的大脑无疑是迄今为止最神秘、最令人着迷的器官。我们探索宇宙、了解世界、洞悉自我或获得知识与智慧、传承文明，均有赖于脑的功能。人的神经系统是连接周围世界的桥梁，同时对于自我感知也是必不可缺的。人的一切生命活动都离不开这一精妙绝伦的器官。唯其如此，神经科学便成为当今最活跃和最具吸引力的学科之一。

作为神经科学体系中的基础学科，功能神经解剖学从结构和功能角度阐释神经系统的运行机制。对于初涉医学或神经科学的学生，专业从事神经科学研究的学者和临床神经病学医生，学习掌握系统的功能神经解剖学是基础。然而，由于其复杂性，功能神经解剖学向来都被许多人认为是最难学的课程之一。

初见这本由加拿大 Walter J. Hendelman 博士编著的《功能神经解剖图谱》，有一种惊艳的感觉。精美的插图、精练的论述、精确的名词以及与最新的磁共振成像、神经生物学和神经化学等相关知识的融合，使得这本《功能神经解剖图谱》在纷繁多样的神经解剖学教材中赫然而立。更重要的是，通过将神经病学的相关症状和疾病与功能神经解剖学密切结合，使庞杂的神经解剖学内容从此不再令人觉得索然寡味，中枢神经系统解剖和功能因此变得明晰且有趣，这是本书的第二个重要特色。在互联网时代，利用多媒体的优势展现中枢神经系统复杂的结构与功能是这本书的第三个特色。可能正是这些原因，才使得这本《功能神经解剖学图谱》成为该领域的经典教材，历久不衰。

为了完美呈现原著的风貌，我们组织国内神经科学和神经病学领域的十余位专家，利用工作之余，焚膏继晷，历经三载，将这本《功能神经解剖图谱》高质量地翻译完成。大到对原著内容"信达雅"的呈现，小到一个名词甚至标点符号的合乎规范，各位译者都以专业的精神倾注了巨大的努力。当然，由于水平所限、时间紧迫，不当之处在所难免，请各位读者指正。

李　锐

2019 年 2 月于西安

■ 第 3 版前言

为何要出版这本《功能神经解剖图谱》的新版本？毕竟，自前一版出版以来，脑的结构并无大的改变。然而，我们关于大脑功能方面的知识无疑在增加，这使得我们对大脑的结构和功能有了新的理解。

该图谱旨在为医学生、非神经科住院医师及其他需要准确了解脑的医学专业人员提供教学用书，使他们能够更好地帮助神经系统疾病患者。鉴于我们对脑功能已经有了深入的了解，在临床实践中需要对某些问题进行强化。同时，我们也注意到了这些年来这门课程的课时有所减少的现实。总之，现在的学生学习这门课程的方式发生了革命性的变化。

这个新版本使我们有机会重新组织材料，使学习者能够以更连续的方式获得相关主题的知识，并取得进步。视觉系统、脑膜和静脉系统以及边缘系统增添了许多新的内容。许多插图都得到了改进和提升。总体而言，插图数量较前版增加大约10%。在临床上，神经放射学是神经解剖学"可视化"的主要方式，因此，神经放射学方面的图片数量大幅增加。

本版的体例和格式与以前保持了一致，每一幅图片均配以文字说明。对于特定的读者，每一部分脑结构均会有选择性标记，以进行框架式的指引以利于针对性学习。每个图的文字说明均进行了重写，内容有所更新，文字力求简明。本图谱中尚有许多插图交叉引用，互为参照。注释书目已更新，词汇表维持不变。我们增加了临床联系这一新的形式，因为病例涉及大量神经解剖学知识。

几乎所有的插图都进行了视觉优化处理，此外，本版还有两大改进：建立了一个互动式网站，现在可以在该网站看到大脑的解说视频。该网站（www.atlasbrain.com）包括所有插图、结构的翻页标签、所有通路和一些链接。视频演示的好处在于，在学习初期阶段，可以用由笔者制作的真实大脑标本进行实验室演示，这是学习技术的一种进步。

同时，我还与 Humphreys 博士（儿科神经学家）和 Skinner 博士（成人神经学家）两位临床神经学家一起编写了一本与本书密切相关的书，名为 *The Integrated Nervous system: A Systematic Diagnostic Approach*（2010 年，CRC 出版社）。这是一本病例式的教材，主要通过展示神经科病例中存在的问题 – 解决方法的实战过程，教给读者如何通过神经系统疾病的表现进行病灶定位（哪里），以及如何确定可能的病因（什么）。同样，我们建立了一个网站与该课本相匹配，另外还提供了 40 多例临床病例，每一个病例均包括详尽的病史、体格检查、检验结果和诊断说明。这些临床病例资料经常会被图谱中的某些相关部分加以引用。

鉴于此，第 3 版图谱以全新的视角呈现了神经解剖学的相关知识，并提供了一些新的学习资源。希望本书能为那些需要掌握神经解剖学的医学生、专职医疗人员以及其他研究大脑、神经系统疾病诊疗相关问题的专业人员提供帮助。因为现在，这本书即可满足他们理解和掌握大脑这个复杂而令人着迷的器官的需求。

Walter J. Hendelman，M.D., C.M.

Professor Emeritus

Faculty of Medicine

University of Ottawa

Ottawa, Canada

第 2 版前言

这本图谱有助于医学院的老师使学生更好地了解大脑的神经解剖学框架。作为一名老师，我认为展示给学生的每张幻灯片或图片都应该有注释，这些注释应该是图谱最基本的内容。图谱是图片和说明的整合体，能够帮助学生更好地理解结构、掌握神经系统路径。

不同版本的图谱具有相似的教学功能，但第 2 版比第 1 版插图质量有显著提高。他们把简单的图片改为基于计算机的全彩色图片，从黑白到双色，再到现行版本的多种颜色，同时精心挑选解剖标本的数码照片并配以文字说明。

该图谱中的图表大多由医学生绘制，这些学生具有绘画特长和（或）专业技术，他们能准确描述神经系统的结构。这些学生完成了基本的神经解剖学课程学习，与作者合作编著的这本图谱旨在帮助后来的学生更容易、更好地学习理解。我真诚地感谢他们每个人的努力和奉献精神以及严谨细致的讨论（见致谢）。他们在决定将哪些内容列入图谱时提供了帮助，使初学者能在有限的时间内尽快掌握相关知识。

这本图册也得到了与我共事 30 多年的同事和其他成员的大力支持！他们不但给了很多建议，同时也在组织学、影像学方面给予了实质性的帮助。

本图谱的前一版本配有光盘，包含所有彩图。当时，很少有课本配彩图。非常欣慰 CRC 出版社愿意接受强化视觉的方法，以帮助学生学习。再版的图谱仍然有配套的光盘，而且光盘中创造性地应用了"翻转"键，并在插图中增加了动画（请参阅用户手册）。

书名中含有"功能"是合适的。中枢神经系统，也就是 CNS，在整个生命过程中是一个巨大的不断激活、连接、不断变化的整体。书中文字旨在描述中枢神经系统的结构及其各部分之间的功能连接，明确结构与功能之间的关系。此外，文中还引入了临床相关知识，其中所涉及的结构与神经系统疾病之间存在明确关系。

每一本书从初稿到正式出版都是在很多人的帮助与鼓励下完成的，包括出版商、责任编辑、绘图的技术人员、校对人员等，我真诚地感谢每一位参与者。

我真诚地希望您能在学习《功能神经解剖图谱》及配套光盘中得到乐趣。通过文本、插图、动画，您将更好地了解、认识大脑这个迷人、复杂的器官。

Walter J. Hendelman, M.D., C.M.

Ottawa, Canada

■ 第1版前言

本图谱旨在引导和协助从事脑研究的学生理解人类中枢神经系统（CNS）并形成三维直观的印象。

功能神经解剖学图谱的目标读者是医学生中研究 CNS 的初学者、相关医学领域的学生、正在进行专业培训的医生、护士、物理治疗师和职业治疗师，以及在校生、医疗领域专业人士，尤其是神经科学和心理学学生，意在为他们提供一本直观的参考书。不论面对何种学习者，教师所面临的挑战是一样的，即如何改进、提高和促进学习过程。作为教师，必须从学生学习、理解的角度看待学习任务，特别是如何安排课程，使学生在较短的学习时间内理解并消化复杂的知识。

显然，任何作者都面临一个问题：合理组织各版块内容，降低信息负载并突出那些需要充分解释的核心知识。本图谱包含图表和文字，通过优化的方法引导学生掌握 CNS 复杂的结构和功能，另外，通过引入临床资料，将所学的知识代入疾病，以便有更直观的理解。图示包括模式图和照片，所有图注都考虑了学生的知识程度，对于专业人员来说是一份 CNS 重点知识概览。插图是本书的重点，每一幅插图均在对页上附有文字说明，并对各个部分(例如脑干、运动系统和边缘系统)作了简要介绍。

这本图谱是在 *Student's Atlas of Neuroanatomy* 3 个版本的基础上编写的。*Student's Atlas of Neuroanatomy* 从一些插图开始，之后添加了照片素材，随后在基底节、丘脑和边缘系统等内容中加入了气刷图。我们在使用教材的过程中，采纳了大量学生的反馈，许多内容经过了推敲和较大重组，文字方面也进行了很多改写。这本修订的图谱所采用的方法是通过整合结构和功能，使学生能够掌握神经系统疾病的神经学研究方法，并发现知识结构中的缺陷。

本图谱第 1 部分以大体结构指引开始，从脊髓起，按向上的顺序呈现神经系统的各个部分。鉴于临床医学生未来将通过影像技术去观察和研究中枢神经系统的结构，因此我们添加了脑的各个部分的影像学图片。本书第 2 部分为功能系统，展现了感觉和运动传导通路，这两条通路贯穿整个神经系统。不同颜色的应用使这些图具有更强的视觉冲击力。

第 3 部分为临床神经解剖，同时兼顾解剖学和神经病学的内容。这部分包含充分的信息，使学生能够解决神经系统问题——病变位于何处（即神经定位）。这一部分的重点是脑干。为实现这一目标，我们选择了一系列人类脑干的横断面。此外，由于脑血管性损害仍然是最常见的临床问题，且它和神经解剖学关系最为密切，因此这一部分添加了有关血供的新插图，并利用颜色和图形叠加的方式增强了可视性。此部分内容补充了人类脑干的横截面图。

因为图谱中最后一部分内容——边缘系统的知识点在很多医学课程如情绪和精神中均有讲授，本次版本对该部分内容进行了全面修订。其他的课程可能不包括这个主题。

为了顺应计算机/数字革命，许多插图被转换成计算机图形，添加了阴影色调。在基于系统的图（B 部分）和横断面解剖图（C 部分）中，为了便于显示 CNS 传导通路，笔者添加了颜色。有些学生可能还想为插图添加颜色，因此我们又增加了彩图以帮助学生学习，并且在插图后附有颜色索引。

大部分主题的专业术语通常较为复杂，而且多存在难以拼写和不一致等问题，很多词汇来源于拉丁语，有时还会来源于神经病学家、神经外科医生和神经放射学家的名字，因此，在书的末尾我们追加了术语词汇表以帮助学生掌握内容。

有时学生还需进一步查阅其他解剖和神经系统生理等方面的书籍，因此我们列出了参考文献资料以方便学生查阅。此外，我们还建议并鼓励学生查阅光盘及互联网上提供的相关材料和信息。

数字革命引发了对在屏幕上呈现清晰图像的期望，因此，本版图谱发布时附带了一张光盘，在相关部分使用了全彩插图，正如书中所见，每张图都附有简短的说明文字。我们希望学生能更方便地查看光盘上的内容，并对学习过程产生良好的促进作用。笔者非常感谢 CRC 出版社同意本图谱与光盘一并发行。

许多人为图谱的出版作做了贡献，对此我对他们的努力深表敬意。我们努力协作，试图清晰呈现中枢神经系统的结构和功能。在笔者的指导下，所有编者共同努力，使这本图谱最终问世。读者将是我们最好的裁判。

特别感谢 CRC 出版有限责任公司的工作人员。没有他们的帮助这本书不可能完成。

Walter J. Hendelman, M.D., C.M.

致　谢

　　这本图谱是随时间的推移不断增删和修订的结果。插图是由一群有才华和奉献精神的艺术家、摄影师和学生完成的，同时也得到了我多年来乐于共事的同事们的帮助。

特别感谢 Tim Willett 博士

　　Willett 博士与我一起开始为图谱第 2 版（2006 年 CRC 出版社出版）工作的时候，他还是一名医学生，由我教授神经系统课程。我们共同制作了大脑标本并拍成照片，这些工作在目前的图谱中仍然随处可见。他还利用 Photoshop 软件重做了图谱中的许多插图。

　　Tim 不但在 3 个版本的插图制作中倾注了大量的心血，他还通过查阅和理解庞杂的神经解剖文献，确保了插图与信息的一致。此外，他的创造才华、优美的设计使图谱呈现出非凡的神经解剖效果，极大地提升了读者的学习兴趣与学习效果。

　　Tim 还制作了一些新的插图，并为本版本重做了许多插图，他还主动承担了与图谱中特定插图相匹配的神经影像学图片的挑选工作。

以往的版本

　　Student's Atlas of Neuroanatomy 最初由渥太华大学出版社出版（1987 年和 1988 年），其后 Saunders 出版社再版过一次（1994 年）。最初版本的图谱由一位名叫 Jean-Pierre Morrissey 的医学生在工作时制作。渥太华大学健康科学交流服务中心主任 Stanley Klosevych 先生制作并引入了脑标本图片。Andrei Rosen 创造性地使用气刷图制作了脑标本的插图（请特别注意各种传导通路的总结和边缘系统插图），并增加了大量插图。渥太华大学出版社、Saunders 出版社的工作人员在这两个版本的出版中付出了巨大的努力，笔者在此深表谢意。

　　这本图谱的第 1 版书名定为《功能神经解剖图谱》，由 CRC 出版社于 2000 年出版，医学插图师 Gordon Wright 先生制作了多幅新的计算机生成图，取代了早期的插图。该版本中 Wright 先生的图全部包含在随图谱赠送的光盘中。

第 2 版光盘

渥太华大学健康科学学院护理学博士生 Patrick O'Byrne 利用 Macromedia Flash 软件制作了翻转标签和动画插图，最终形成了具有动画功能、使用方便的随书光盘。

光盘上的材料在网站（www.atlasbrain.com）上亦可阅读，该网站使用的原始文件均来自第 2 版光盘。

目前的版本

插 图

《整合神经系统》插图的主要制作者，医学插图专家 Perry Ng 先生授权 CRC 出版社修改图片，用于本图谱（脑膜插图，见图 7.2、图 7.3；脑脊液，见图 7.8）。他还创作了静脉系统（图 7.4 至图 7.6）及边缘系统的新插图（图 10.7 和图 10.8）。

标 本

渥太华大学医学院细胞与分子医学系临床与功能解剖专业教授兼系主任 M. Hincke 博士制作了大脑标本和原位标本。特别感谢解剖学老师 Shannon Goodwin 女士制作的脊柱（图 1.2、图 1.10）和静脉窦图（图 7.4 至图 7.6）。

放射影像图片

Michael Kingston 博士一直是我们这几版的神经放射学顾问，渥太华医院的同事们也在这方面做了许多贡献。由于新的成像设备更迭和软件升级，这本书中许多神经放射学图片已使用新的图像取代了以前的版本。特别感谢 Santanu Chakraborty 博士在投射纤维的弥散张量成像（DTI）中的贡献（图 2.4）。

组织切片

渥太华安大略东部儿童医院病理科的同事和工作人员负责制作人类脑干组织切片，在上一版中人类脊髓的内容就是他们工作的结晶，第 3 版又增加了脑干的组织学切片。

脊髓大体标本

人类脊髓（图 3.9）的标本由安大略东部地区实验室协会的 Alain Tremblay 先生和 John Woulfe 先生提供。

参考文献

渥太华大学健康科学图书馆的 Michelle Leblanc 协助更新了文献注释。

网 站

www.atlasbrain.com

本图谱所有插图在这个网站上均可查阅，并提供有翻页（鼠标）标签和神经传导通路的动画和链接。在渥太华大学医学院细胞与分子医学系临床与功能解剖专业的解剖老师 Shannon Goodwin 的努力下，通过应用相应的软件，该工作已完成。Goodwin 女士的工作在第 2 版的光盘（见上文）和第 2 版的网站上也得到了体现。再次感谢她的努力和专业。

视　频

Klosevych 先生（前文提到过）和我一起用 0.75 英寸的 VHF 模式一帧一帧地编辑创建了脑的演示视频。

渥太华大学医学院信息管理服务中心网络媒体设计和学习技术员 Mariane Tremblay 女士的卓越工作使视频文件得以在网站上鲜活地呈现。

支　持

以前版本的出版过程得到了渥太华大学的教学资源服务处的部分资金支持，本版和前一版本得到了 CRC 出版社的经费支持。

我所在的单位，渥太华大学医学部（最初称为解剖学系，后来更名为细胞与分子医学系）大体解剖实验室的各位同事、秘书以及其他工作人员的帮助我铭记在心。渥太华大学医学院医学技术信息管理服务中心一直为本书提供计算机支持。

渥太华医院神经科的临床同事提供了与神经解剖有关的临床资料。特别感谢本书的共同作者——Chris Skinner 博士和 Peter Humphreys 博士，他们在很多临床相关主题中贡献良多。

感谢 Barbara Norwitz 女士作为本书第 1 版、第 2 版的执行编辑在本书出版过程中给予的建议和指导。感谢责任编辑 Lance Wobus 先生在本书编写过程中给予的专业指导。还要感谢 Jill Jurgensen 女士和 Charlene Counsellor 女士，以及所有 CRC 出版社的工作人员为本书和之前版本的出版所付出的努力。

最后，感谢我的学生们，感谢他们给予的启发，提出的意见、建议和反馈。

Walter J. Hendelman，M.D.，C.M.

2015 年 4 月

■ 本书简介

我们即将开启充满趣味和富有挑战性的探索人类大脑之旅。目前，文字尚无法充分描述脑的复杂性。然而，在脑的功能方面，即使把脑比作电话交换机或计算机等，仍然难免挂一漏万。将大脑作为一个整体考量其功能，无疑比大脑各个部分的加和要大得多，可以说，大脑的复杂性堪比浩瀚的宇宙。

过去的十年中，我们对大脑在生命各个阶段的动态变化开始有了了解。我们知道，大脑功能在整个儿童期都在发育，一直延伸到青少年时期甚至成年早期。我们现在开始明白，大脑在整个生命过程中一直在改变，我们的生活和体验潜在地影响着大脑的结构和功能，这被称作可塑性变化，可能广泛改变大脑的连接和其处理来自外部世界或内环境中信息的形式，因为它会产生"思想"和"情感"。

教学计划

了解 CNS 及其运行机制，就需要掌握其组成部分和独特的功能，以及每个部分在整体功能中发挥的作用。

- 第 1 部分，从解剖学观点向学生介绍 CNS，首先是 CNS 概貌，其次是内部结构，包括大脑半球、脑干、小脑和脊髓。
- 第 2 部分，即后续部分，介绍上述结构构成的功能系统，如感觉系统和运动系统。
- 第 3 部分，包括脑膜、静脉窦、脑脊液以及脑和脊髓的血供。
- 第 4 部分讨论参与情绪行为的边缘系统。
- 附录中包含详细的组织结构。

本书还提供了术语词汇表，以帮助学生掌握神经解剖学和神经病学中的复杂术语。此外，本书还提供了参考书目，帮助读者查阅其他一些基于网络的学术资源。

学习资源

网站：www.atlasbrain.com

该网站为学习过程增加了另一个维度。在理想情况下，学生应当仔细阅读文本，同时学会使用文字说明和网站上的插图。所有网站的标签都使用了翻转（鼠标悬停）技术，给学生提供了辨认结构的机会，并能获得即时反馈。另外，在一些特定的图谱中添加了动画，如通路、中继和交叉（十字交叉）以期帮助学生对神经系统的三维结构有立体的了解。有些复杂的结构如基底节也采用了动画。

如纸质图谱一样，该网站也有术语表。请注意：此网站还包括第 2 版中的网络资料及法文翻译版本。

使用者须知

所有网站上的内容版权归作者所有。请注意，使用本网站是免费的！网站上的插图只可用于教育目的，版权归图谱作者和出版商所有。

视频课程

该网站也有由作者讲述的大脑和颅骨的实验室演示。这些视频课程可以引导学习和复习。对于无法接触到真实脑材料的人来说，这些视频可提供一个宝贵的学习机会。

	颜色	传导束	丘脑	皮质
感觉	蓝色（浅）	后索－内侧丘系	腹后外侧	中央后回（上部）顶叶
	蓝色（深）	前外侧系	腹后外侧	
	蓝绿色	三叉神经	腹后内侧	中央后回（下部）
	紫红色	听觉	内侧膝状体	Heschl 脑回，颞叶
	品红色	视觉	外侧膝状体	距状皮层，枕叶
	紫色		侧后方、丘脑枕	感觉相关区域
感觉和运动	橄榄色	前庭，内侧纵束		
	黄色	网状结构	板内核、中央中核、中线	
运动	橘黄色	随意运动		中央前回、额叶
	橘红色	副交感		
	浅绿色	基底节	腹前 / 腹外侧	
	绿色	小脑	腹前 / 腹外侧	运动前区
边缘系统	红色和粉色	边缘系统	背内侧核	前额叶
	褐色	边缘系统	前核、背外侧	角回
特殊核团	黑色	黑质		
	红色	红核、杏仁核		

■ 导 读

颜色编码

颜色对于增加解剖学科特别是神经解剖学的学习维度非常有益，在这个图谱中颜色已按一贯的使用习惯进行分配，分别呈现感觉、运动和其他结构。以下是本图谱使用的颜色编码。

感觉：核团和传导束

后索（DC）– 内侧丘系（ML）	浅蓝色
前外侧系（ALS）	深蓝色
三叉神经通路	蓝绿色
听觉系统	紫红色
视觉系统	品红色
相关区域（感觉）	紫色

感觉和运动

内侧纵束（MLF）	橄榄色
网状结构	黄色

运动：核团和传导束

随意运动	橘黄色
副交感	橘红色
基底节	浅绿色
小脑	绿色

边缘系统

前额叶皮质	红色和品红
角回，杏仁核	褐色

特殊核团

黑质	黑色
红核（和传导束）	红色

插图中丘脑结构的缩写如下（图 4.3）：

- AN，前核
- CM，中央中核
- DM，背内侧核
- IL，板内核
- LD，背外侧
- LGB，外侧膝状体
- LP，侧后方
- MGB，内侧膝状体
- Mid，中线
- Pul，丘脑枕
- VA，腹前
- VL，腹外侧
- VPL，腹后外侧
- VPM，腹后中央

对于寻求不同学习方法的学生，可以制作一份黑白的影印图进行添加颜色练习以促进主动学习。

有些学生可能希望在包括基底节、丘脑和边缘系统的气刷图片中添加更多的颜色。

参考其他附图

整个图谱在对相关主题或结构进行说明时还引用了其他地方的相关图片。虽然这可能有些令人分心，但笔者仍然建议学习者除了阅读正在学习的页面，还应该参考查阅其他附图，以加强对相关主题或结构知识的学习。

临床联系

文中涉及各种临床主题时，会提及疾病和结构之间的明确联系，例如当提及帕金森病时会提到黑质。在第 3 部分脑的血供一章，论述了脑血管和其所供区域以及这些血管闭塞相关的疾病。学习时应详细参考神经病学教科书（见注释书目）中的相应疾病。疾病管理和具体药物治疗不是这本图谱的主题。

补充说明

有时，对于所讲解的系统和传导通路而言，某个结构的描述具有一定的重要性，但可能在这个阶段有些超纲。在某种情况下，一个结构可能在一处提出来，而在另一处才被讨论到。

发育方面

对于神经系统的某些部分，了解其发育知识有助于理解成人的神经系统结构。这对于脊髓和脑室系统而言尤其重要。发育知识对于大脑半球、边缘系统和海马结构的了解也至关重要。

读者注意

在某些特殊主题处会采用这种注释，在笔者看来，这可能对学生学习这个问题以复习某一主题或学习视频有益；在其他情况下，则建议学生在稍后阶段返回到本节。当然，这仅仅是建议，每个学生可按照自己的方式完成学习。

临床病例

书的末尾添加的这个新章节是有关临床病例的，这是为了强调神经解剖学知识在神经系统疾病的学习中至关重要。一些疾病早期患者可能会在家庭医生而不是神经病学家处就诊。这些问题的解决办法和附加临床病例将会在网站上添加。

附加资源

由笔者、Humphreys 博士（儿科学家）和 Skinner 博士合著的《整合神经系统：系统诊断方法》（CRC 出版社，2010 年）为学生提供了临床资源和拓展知识。这是一本基于临床神经病学问题编写的神经学学习的参考书，该书的学习方法与本图谱相似。网站上有更多的配套神经解剖学资源和临床案例（见文献注释）。

参考文献纳入了本图谱编写过程中用到的材料，网站上的参考资料是所讨论的结构、主题或临床问题的拓展或补充。本教材所使用的插图（由 Perry Ng 完成）都已取得共同作者和出版商的许可。

读者邀请

笔者诚挚邀请读者通过 feedback@atlasbrain.com 邮箱提交问题、意见和更正建议。这些问题和建议可能会在网站上匿名公布。

郑重声明

由于医学是不断更新拓展的领域，因此相关实践操作、治疗方法及药物都有可能会改变，希望读者可审查书中提及的器械制造商所提供的信息资料及相关手术的适应证和禁忌证。作者、编辑、出版者或经销商不对书中的错误或疏漏以及应用其中信息产生的任何后果负责，关于出版物的内容不作任何明确或暗示的保证。作者、编辑、出版者和经销商不就由本出版物所造成的人身或财产损害承担任何责任。

目　　录

第 1 部分
中枢神经系统的组成

概 述

功能神经组织学

开始描述神经解剖学之前先简要回顾一下神经系统的组织学。中枢神经系统的首要细胞是神经元，人类的神经系统有数以亿计的神经元。神经元由胞体（也称核周体）、树突（从胞体伸出的短距离突起）和轴突（和其他神经元发生联系）构成。神经元细胞膜专门负责电化学活动，允许神经元之间接受或传递信息。树突和胞体接受信息使神经元放电或改变放电模式（增加或减少）。轴突通过突触将放电模式传递给其他神经元（后述）。通常，每个神经元的突触接收来自数百个或数千个神经元的传入信息，其轴突通过侧支（分支）将这些信息传至附近或稍远的数百个神经元。

在中枢神经系统，具有相同功能的神经元聚集在一起称为神经核。在脑的某些区域，神经元聚集在脑表面，形成皮质。在皮质构成中，神经元按层分布。每层的神经元功能相似并且不同于其他各层。较老的皮质区域有 3 层（例如小脑和海马）；较晚进化的皮质有 6 层（大脑皮质）并且有时含有亚层。

神经系统中的一些神经元直接传入感觉信息或传出运动信息。在更高级的生物的中枢神经系统中，绝大多数神经元参与感觉和运动信息的相互衔接（即它们形成参与信息处理过程的环路），这些神经元被称为中间神经元，人类大脑中复杂的信息处理与脑内中间神经元数量的急剧增加有关。

脑中的大部分物质由轴突组成，也称为纤维，它负责连接大脑的不同区域。这些纤维的功能是使大脑的各区域相互联系。一些短距离轴突连接局部神经元，长距离轴突连接大脑和脊髓中不同的区域。许多轴突外包裹髓鞘，形成所谓的绝缘，有利于增加轴突的传导速度；髓鞘越厚，传导速度越快。从某一区域（皮质或核）起始的轴突终止于另一个区域，它们通常集合在一起形成纤维束，也称为通路。

神经元之间的信息交流几乎全部发生在专门的连接——突触，传递的生物分子称为神经递质。这些神经递质改变突触膜的离子运动和神经信息传递——它们可能产生兴奋或抑制作用，也可能调节突触的兴奋性。神经递质的作用也取决于特定的受体类型；有越来越多的受体亚型参与中枢神经系统内更复杂的信息处理。突触后神经元放电模式的改变取决于任何时刻作用于它的所有突触的总效应。作用于这些受体以达到治疗目的的药物正在研发中。

中枢神经系统的其他主要细胞是神经胶质细胞，即支持细胞，数量多于神经元。胶质细胞有两种类型：星形胶质细胞，参与支持结构和新陈代谢活动；少突胶质细胞，主要与轴突髓鞘的形成与维持有关。

婴儿或儿童时期的一些运动功能和语言功能的成熟可以通过整个儿童期中枢神经系统中各种神经通路的渐进性髓鞘形成来解释。

功能神经解剖学

理解神经系统的一种方法是将其概念化为多个功能模块，从简单生物开始，慢慢过渡到高级灵长类动物和人类，后者具有更复杂的细胞和网络连接。每个部分的功能依赖于各模块的协同作用。

脊　髓

第一个功能单位是脊髓（图1.1、图1.2、图1.10和图1.11），它是通过外周神经系统将中枢神经系统和皮肤、肌肉连接的桥梁。简单及复杂反射弧均位于脊髓内。它接收来自皮肤和身体表面的感觉信息（传入），将它发送到更高级的大脑中枢。更高级的大脑运动中枢将指令发送到脊髓，然后这些运动指令（传出）传递到肌肉。某些运动模式由脊髓完成，但是受脑干与大脑皮质运动中枢的调节。另外，支配胃、肠、腺体等内脏器官的自主神经系统的神经元也位于脊髓内。

脑　干

随着大脑的功能系统变得越来越复杂，新的控制"中心"也在不断发展，这些通常被称为高级中心。这些中心的第一级位于脑干，位于脊髓上部并且在颅腔内（在人类）。脑干包括3个不同的区域——延髓、脑桥和中脑（图1.1、图1.2、图1.6和图1.8）。位于脑干网状结构内的一些神经核（图3.6A、图3.6B）与一些基本功能如脉搏、呼吸及血压调节有关。其他脑干网状结构内的神经核参与觉醒状态的保持和意识维持。脑干内特殊的神经核调节重力作用下基本类型的运动（即前庭）。此外，几乎所有分布于头部组织的脑神经及其神经核都被锚定在脑干（图1.8、图3.4和图3.5）。

小　脑

在人类，小脑位于脑干的后面（图1.1、图1.2、图1.9、图3.7和图3.8），与脑干连接。小脑的皮质更简单，仅由3层组成。部分小脑在进化上是相当古老的，而另一部分相对较新。如果学习了脑的各部分传入传出连接，就能理解小脑如何参与运动的协调和计划（第2部分）。

间　脑

中枢神经系统发育的下一个层次是被称为间脑的脑区域（图1.7、图1.8和图2.6）。其最大的一部分——背侧丘脑，与大脑半球共同发育，是通往大脑皮层的通道。背侧丘脑由若干个核组成，每一个核投射至大脑皮质的不同区域并且与大脑皮质之间形成交互纤维联系。下丘脑是间脑中非常小的一部分，主要通过垂体控制神经内分泌系统，同时调节自主神经系统的活动。下丘脑与驱动生命基本活动（例如饥饿、口渴和繁殖）、水调节和由边缘系统调节的情绪行为密切相关（见下文）。

大脑半球

随着大脑的持续进化，被称为前脑的部分经历了快速发展，这一过程称为脑形成。大脑半球发育过程中脑形成达到高峰，它主导着高等哺乳动物的大脑，在人类达到顶峰（笔者这样认为）。大脑半球的大多数神经元位于大脑表面，形成大脑皮质（图1.1、图1.3和图1.7），其中大多数是6层（也称为新皮质）。在人类，大脑皮质形成许多褶皱，凸起的为脑回，凹陷的为脑沟。在人类，大脑皮质的巨大扩张，无论是在规模上还是复杂性方面，都使这部分大脑成为中枢神经系统的主要"控制者"。大脑皮层似乎能够控制大多数其他调节系统。大脑皮质参与几乎所有有关感觉和运动系统的信息整合，也与意识、语言与思考的过程有关。

基底核

位于大脑半球深处的是基底核，为大量神经元的集合（图2.5A、图2.5B），主要参与运动的启动和持续。这些神经元通过影响大脑皮质从而调节运动和参与其他皮质功能活动。

边缘系统

大脑中的几个区域都涉及行为学，这是动物（或人）遇到内、外环境变化时的适应性反应。人类的这种反应包括精神因素与被称为"情绪化"的生理变化。大脑的不同区域都参与这些活动，总称为边缘系统。这个神经网络包括皮质、多个皮层下区域、部分基底核、下丘脑和部分脑干（边缘系统在第4部分中描述）。

总之，神经系统进化后组织高度分化，各部分都有明确分工。神经系统要正确发挥作用，脑的各部分区域必须互相连接，其中一些连接是主要的感觉和运动传导通路，称为束。大脑半球的大部分组织由这些传导通路组成（图2.2B、

图 2.3）。

中枢神经系统的所有部分都有大脑神经管发育的残余物，里面充满脑脊液。大脑半球内空腔实际上是相当大的，称为脑室（图 2.1A、图 2.1B）。脑脊液形成、流动和重吸收在第 3 部分讨论（图 7.8）。

中枢神经系统中布满了血管，因为神经元依赖于持续的氧气和葡萄糖供应。这方面将在第 3 部分（脉管系统）进一步讨论。

中枢神经系统的研究

对正常脑的早期研究一般都是描述性的。脑组织之间差异很大，需要同时对脑进行肉眼观察和显微镜检查。最常用于保存大脑以用于研究的固定剂是福尔马林。脑组织经福尔马林后固定后，就可以进行进一步处理和切片。经福尔马林固定后，某些主要含有神经元胞体（及它们的树突和突触）的区域变成灰色，这些区域通常被称为灰质（图 2.9A），而含有髓鞘的轴突束经福尔马林固定后呈白色，这些区域简称为白质（图 2.2B）。

我们通过神经系统的疾病和损伤学到了很多关于人中枢神经系统的正常功能。神经系统的疾病可以直接累及神经元（如代谢性疾病），或通过减少对神经细胞生存至关重要的血液供应使神经系统受损。一些退行性疾病会影响特定的神经元群。其他一些疾病会影响支持髓鞘的细胞，从而破坏神经传递。生化紊乱可能会破坏神经递质平衡并引起功能性疾病。

神经系统影像学的引入——计算机断层成像（computed tomography，CT）和磁共振成像（magnetic resonance imaging，MRI），特别是功能性 MRI，能揭示中枢神经系统的组织和功能方面的许多复杂信息。这样，我们的这些碎片化的知识将逐渐整合起来，形成对于被认为是最后和最重要的人类前沿——大脑的理解。

临床联系

这本书包括了临床神经学的某些方面，既拓展了本书的知识面，又表明了了解中枢神经系统功能性解剖的重要性。了解病灶所在部位（定位）能提示疾病的性质（诊断），从而指导治疗并提示疾病的预后。

第 1 章

概述和外形

图 1.1　中枢神经系统外形 A

前面观（实物图 – 组合图）

理解脑的第一个任务是描述它的组成部分。该图片是整个中枢神经系统的前面观——大脑半球（也称为大脑）、脑干和脊髓。

大脑半球

大脑分为两个独立的部分，即大脑半球，是人类中枢神经系统中迄今为止最令人印象深刻的结构，也是大多数人谈到"脑"时提及最多的词。事实上，"两个"大脑半球之间是通过中线相互连接的（图 2.2A）。大脑半球占据了颅内大部分空间，即颅腔。

脑　干

从这个角度来看，也可以看到脑干。它由 3 个部分组成，从上向下依次是中脑、脑桥和延髓。中脑通常被大脑半球所遮蔽（图 1.8、图 3.2）。

脑神经支配头颈部结构，都与脑干连接。脑干和脑神经在第 3 部分讲述（图 3.4、图 3.5）。

从这个角度也能观察到部分小脑。小脑在第 3 章介绍（图 3.7、图 3.8），并在第 2 部分与运动系统一起进一步讨论（图 5.15~5.17）。

脊　髓

是延髓的向下延续，位于椎管内（图 1.2、图 1.10）。脊髓表面的被膜和结缔组织覆盖物已被打开，从而显示出附着的神经根（运动根和感觉根）。脊髓在图 1.10、图 1.11 和图 3.9 中讨论（被膜由硬脊膜、蛛网膜和软脊膜组成，在第 3 部分中讨论）。

读者注意：对脑组织的安全处理，目前的指南建议在处理任何脑组织时使用一次性手套，避免可能的传染性病原体污染，特别是所谓的慢病毒。此外，福尔马林是一种刺鼻的固定剂并且可引起皮肤刺激。许多人对福尔马林的气味过敏，并可能发展为哮喘反应。用福尔马林固定组织的人必须采取特别的防护措施以避免这些问题。在大多数实验室里，脑组织在水中浸泡过后再被用来研究。

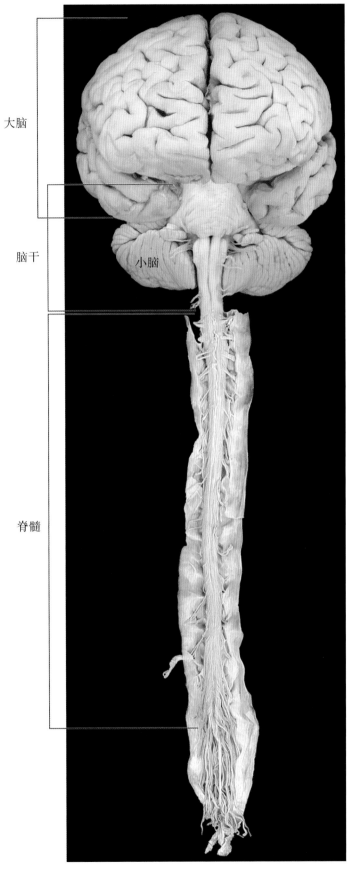

大脑

脑干

小脑

脊髓

图 1.1　中枢神经系统外形 A——前面观（实物图 - 组合图）

图 1.2　中枢神经系统外形 B

外侧面（实物图 – 原位）

这是图 1.1 的配套照片，帮助读者明确大脑、脑干和脊髓在原位的位置关系。

大脑半球

颅骨和大脑在中线已被切断，称为正中矢状面，因此，人们只能看到一半的大脑。可以看到大脑半球占据了大部分颅腔。大脑半球在第 2 章进一步讨论。

再向下是中枢神经系统一个缩窄的部分——脑干，占据颅腔下部；脑桥隆起是脑干最明显的部分。脑干在第 3 章进一步讨论。

脑干后面是小脑，脑干和小脑占据颅后窝。

脑膜的特点和颅腔的分区方式在第 3 部分讲述。

中枢神经系统继续向下就是位于椎管内的脊髓。成人的脊髓终止于上段腰椎水平，而椎管继续向下延伸（图 1.10 将进一步解释）。脊髓和椎管在本章、第 2 章和第 3 章（以及第 2 部分）进一步讨论。

外形观察

本章的其余插图将详细显示中枢神经系统各部分的外形。

读者注意：大脑半球的视频包括从不同方位显示的大脑半球的外部特征和大脑半球的内部结构（第 2 章）。访问网站（www.atlasbrain.com）可以观看这个视频。

在这个阶段，在网站上观看大脑如何"嵌入"颅骨的视频也很有指导意义。

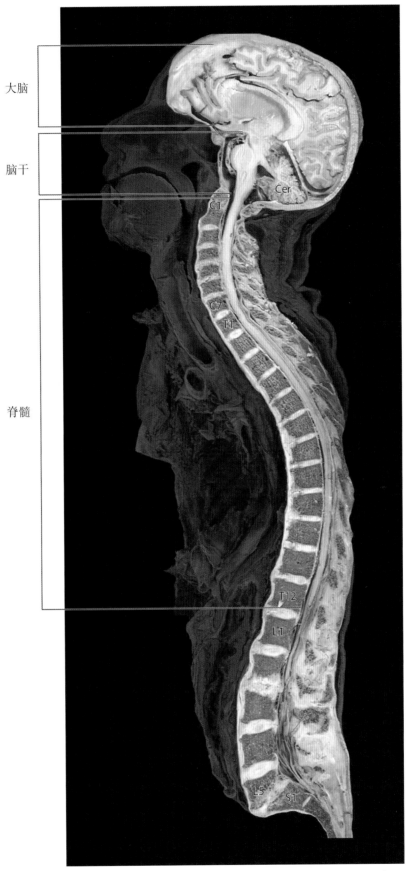

大脑

脑干

脊髓

Cer

C1

C7

T1

T12

L1

L5　S1

图 1.2　中枢神经系统外形 B——外侧面观（实物图 – 原位）。
Cer：小脑

图 1.3   大脑半球 1

大脑皮质：外侧面和脑叶（实物图）

当人们谈论"脑"时，他们通常指的是大脑半球，也称为大脑。高等猿和人类的大脑中，大脑半球占主导地位。外层——大脑皮层有数十亿个神经元且它们之间存在庞大的相互联系，负责感知、动作、语言、思维、记忆、意识和情感的某些方面。总之，完成更高层次的各种功能和适应我们不断变化的环境（包括社会方面和情感方面）需要完整的大脑半球。

大部分大脑皮层由 6 层构成，统称为新皮质，每一层的神经元具有不同功能。在福尔马林固定标本中，皮质呈浅灰色，通常被称为灰质（图 2.9A、图 2.10A）。

上部插图

人类（和其他一些哺乳动物）大脑半球的表面形成不规则的褶皱。这些折叠使大脑皮质在有限的容积内表面积得到扩展；否则，我们的颅骨将是巨大的！

脊被称为脑回，中间的裂缝称为沟，非常深的沟被称为裂。图中显示的 3 个裂是中央沟、外侧沟和顶枕沟（在图 1.7 大脑半球的内侧面易观察）；这些主要结构在所有人类的大脑中是恒定的。整个大脑皮层表面，即大脑皮质，是由神经元及其连接组成的。

每个半球基本划分为额叶、顶叶、颞部和枕叶 4 个叶（基本与覆盖这部分脑叶的颅骨一致）。中央沟前面的脑区是额叶，后面是顶叶。顶叶向后延伸至顶枕沟（图 1.7）。顶枕沟后面的脑区是枕叶。外侧裂将额叶和顶叶与颞叶分隔开（图 1.4）。

下部插图

下面的插图使用颜色来区分不同的脑叶。通常不同的脑叶分别具有以下功能：

- 额叶（在人类）通常被认为有"执行"功能，参与大脑的决策，支配自主意识活动，包括对目前活动和对未来活动的规划。运动功能与额叶有关。部分额叶与调节"情绪"的边缘系统有纤维联系（在第 4 部分中讨论）。
- 顶叶被认为与感觉和视觉空间功能有关，整合多种感官输入信息。
- 颞叶与听觉系统（听力）和语言功能（在"优势"半球）密切相关。颞叶内侧面（从这个角度看不见）在记忆功能方面有重要意义，且构成了边缘系统的一部分。
- 枕叶在大脑的内侧面能更好地显示（图 1.7），与视觉系统密切相关。

人类大脑的各区域对于语言功能来说是高度分化的（图 4.5 进一步讨论）。人类大部分的大脑皮质并不是直接连接到一个感觉或运动功能区域，而是被称为"联络"区，这个概念也许可以在功能上被解释为大脑不同部位各种活动的中继区。最重要的是，通过中线连接的两侧大脑半球的同源关联区（通过胼胝体；见图 2.2A）可能具有相似的功能，但可能不是以完全相同的方式完成任务。

大脑皮层的一部分——岛叶被"遮盖"，如图 1.4 所示。大脑半球的表面也可以从其他方向观察，如底面（底面；见图 1.5 和图 1.6）；也可以沿着大脑纵裂分开两侧半球（正中线）显示半球的内侧面（图 1.7）。

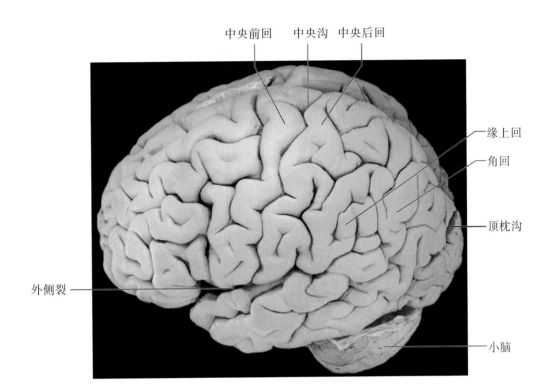

中央前回　中央沟　中央后回

缘上回

角回

顶枕沟

小脑

外侧裂

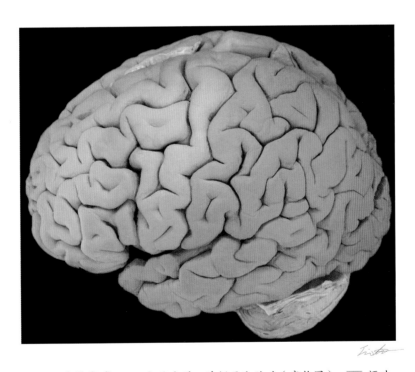

图 1.3　大脑半球 1——大脑皮质：外侧面和脑叶（实物图）。 ■ 额叶；
■ 顶叶；■ 颞叶；■ 枕叶

图 1.4　大脑半球 2

岛叶（实物图）

　　"打开"外侧裂以显示被遮盖的皮质组织；该区域被称为岛叶。这个皮质区的功能多年来一直饱受争议。其似乎与接收从脑干传递来的味觉有关（图 3.4、图 A.8）。来自我们体内器官的感觉可能传递到这个区域。此外，部分岛叶与边缘系统有联系。

　　听觉区在外侧裂内被发现，实际上是颞上回上表面的一部分皮质（图 6.1~6.3）。

　　外侧裂内有大量血管，这些血管是大脑中动脉的分支（图 8.4）。这些分支从外侧沟发出，到达大脑内部，即豆纹动脉（图 8.6）。

　　读者注意：岛叶皮质可以在大脑的冠状面（图 2.9A）和水平视图上看到（图 2.10A），也可以通过脑成像（CT 和 MRI；见图 2.9B、图 2.10B）观察。

临床联系

　　闭合性头部损伤是影响大脑功能的最严重的损伤形式之一，一般称为脑震荡，属于大脑"冲击伤"。这种类型的脑损伤使用目前的神经影像学检查方法观察不到明显的异常变化（CT 和 MRI）。不同程度的脑震荡取决于创伤的严重程度。患者可以表现为轻微头痛，也可能严重到失去意识，还可能出现记忆丧失（通常是暂时的）。正在研发的新的检查方法试图检测出症状轻微的脑震荡，特别是参加体育运动的儿童。脑震荡的后遗症包括头痛、注意力丧失和失眠。现在有指导手册认为应当在脑震荡患者恢复正常活动之前给予一段时间的"大脑休息期"。

　　尽可能避免脑损伤，特别是参加体育活动时。儿童和成人在骑自行车、滑雪、滑板滑雪和滑冰时应适当佩戴头盔。闭合性颅脑损伤最常发生于机动车事故中，使用安全带和儿童座椅一定程度上可以降低风险。

中央沟

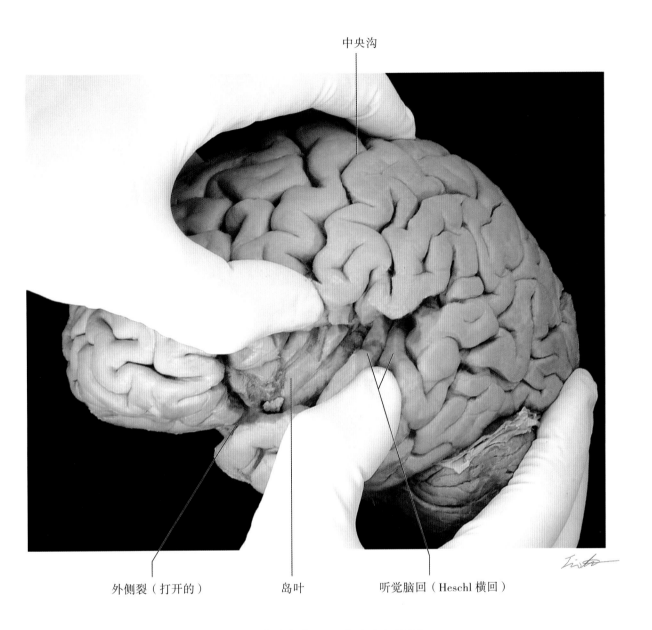

外侧裂（打开的）　　　　岛叶　　　听觉脑回（Heschl 横回）

图 1.4　大脑半球 2——岛叶（实物图）

图 1.5　大脑半球 3

大脑皮质：底面附着切断的中脑（实物图）

　　这个图片是大脑下表面的一个视图，脑干在中脑水平被切断，从而去除了大部分的脑干和后面附着的小脑。图中可见中脑切面，显示出一个黑色的线性区域；这个细长的细胞群是中脑的神经核，称为黑质，它由含有细胞色素的神经元组成（在图 4.2C 和图 A.3 中讨论）。黑质的功能与基底神经节一起讨论（图 5.14）。

　　额叶占据颅底的颅前窝。额叶下表面从额极延伸到颞叶前端（外侧沟的起始处）。这些脑回位于眼眶上方，有时被称为眶回。额叶属于联络皮质，而且这些脑回与边缘系统有强大的纤维连接（在第 4 部分讨论）。

　　该图中可见嗅束和视神经（及视交叉；也可见图 1.6）。尽管这两对脑神经被称为第 I 对和第 II 对脑神经（嗅神经和视神经），事实上它们都是中枢神经系统的神经通路，而不是周围颅神经。嗅球（在图 1.6 中标出）是从鼻腔发出的嗅神经丝的终点。然后嗅觉信息由嗅束（图 1.6 标出）传递到不同的皮质和颞叶的皮质下区（在第 4 部分的图 10.4 中讨论）。

　　视神经（第 II 对脑神经，已切断）离开眼眶延续为视交叉，视交叉是部分视觉纤维的交叉（图 6.4）。重组后的视觉通路被称为视束（图 6.4、图 6.6）。

　　视交叉后部是下丘脑区，间脑的一部分。视交叉后是正中隆起和乳头体（核），都属于下丘脑。正中隆起（未标记）是一个包含一些下丘脑核的突出脑表面的组织。正中隆起连接垂体柄，垂体柄连接脑垂体。这个区域后方有成对的乳头体及下丘脑的两对核（与边缘系统一起讨论；见图 10.2）。

　　这幅图揭示了颞叶和枕叶的底面结构。在这个视图上颞叶和枕叶没有明确的界线。其中的一些脑回涉及视觉信息的处理，包括颜色和面部识别。

　　要观察的下一个区域是颞叶。颞叶占据颅中窝，底面向中脑内侧方向延伸，末端形成钝性钩状组织，称为钩。观察钩的外侧，第一条可见的沟是侧副沟（在这张图片的左边清晰可见）。侧副沟的内侧是海马旁回，它是边缘系统一个非常重要的脑回（图 9.3B、图 9.5A）。钩是海马旁回的最内侧突起（钩和钩回疝的临床意义在图 1.6 讨论）。

　　在这个标本上也可见胼胝体后部增厚（图 1.6），被称为胼胝体压部（图 1.7、图 2.2B）。

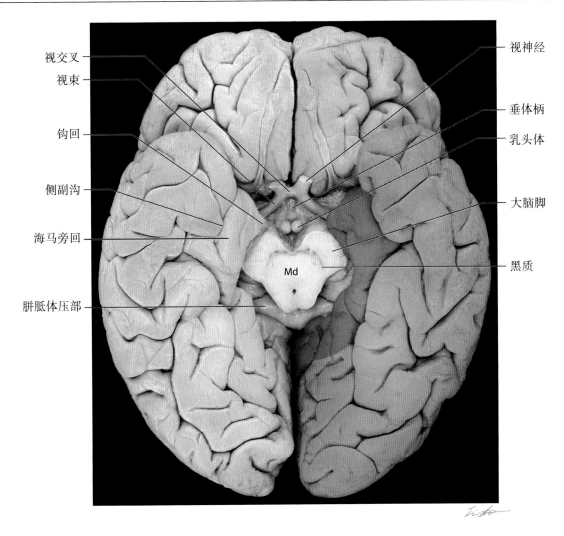

视交叉

视束

钩回

侧副沟

海马旁回

胼胝体压部

视神经

垂体柄

乳头体

大脑脚

黑质

Md

图 1.5　**大脑半球 3**——大脑皮质：底面附着切断的中脑（实物图）。Md：中脑（切面）；▨ 额叶；▨ 颞叶；▨ 枕叶；▨ 边缘叶

图 1.6　大脑半球 4

大脑皮质：底面附着脑干（实物图）

这是一个从下方看到的大脑图片，包括脑干和小脑。可以看到延髓、脑桥及部分脑干（图1.8、图 3.2），但中脑被遮盖。脑神经仍附着于脑干，还可见部分脑动脉（虽然呈蓝色，却是动脉）。

脑干和小脑占据颅后窝。事实上，在这个图片上，小脑遮盖了枕叶的结构（如图 1.5 所示，切除了大部分脑干和小脑结构）。可以借助脑干识别各脑神经（随后在图 1.8 讨论）。

一个厚的硬膜——小脑幕将枕叶与小脑隔开（它遮盖了小脑，见图 7.6；也见于正中矢状面，见图 1.7）。小脑幕将颅腔划分为两部分，其上方为幕上区，临床医生经常使用这个术语来说明任何一个脑叶的问题，下方为幕下区，对应于颅后窝。小脑幕前内侧缘游离，有时被称为切迹，容纳脑干（图 7.5；脑膜、硬脑膜、蛛网膜和软脑膜在第 3 部分中讨论）。

在这个大脑标本中也可见到动脉系统的一部分（动脉供应在第 3 部分中讨论）。基底动脉（蓝色）位于脑桥前面，其终末支——大脑后动脉为大脑枕区供血。可见颈内动脉的断端，但在这个标本上没有解剖 Willis 动脉环的其余部分（图8.1）；脑动脉将在第 3 部分中详细描述。

在这个图片上我们再次看到了嗅束和视神经（视交叉）。

临床联系

钩在标本中已标记，其尖端指向内侧。钩实际上恰好位于小脑幕游离缘的正上方。当脑水肿、脑出血或脑肿瘤伴有颅内压增高时，脑组织的体积增大，两个半球将被迫偏离幕上空间。移动的唯一途径是向下方，通过小脑幕切迹，钩成为这一病理事件的前缘结构。临床上称这个过程为钩回疝（这将在颅内压增高部分，即第 3 部分引言和图 7.1 中进一步讨论）。

由于小脑幕的边缘非常坚硬，这个小区域的多余组织会压迫脑组织。丘脑和脑干上段受到压迫，会伴随渐进性意识丧失。第 Ⅲ 对脑神经通常是中脑水平被压迫的第一个结构，它被损伤后，引起眼球固定在外下方，该侧瞳孔扩大，这是一个由幕上区病变引起的脑功能失代偿的不祥征兆（脑神经功能在图 3.4 和图 3.5 讨论；瞳孔对光反射及其神经通路在图 6.7 讨论）。这是一个紧急医疗事件，小脑幕疝继续发展将进一步压迫脑干的下部结构，继而使维持生命的必需功能丧失，患者随之很快死亡。

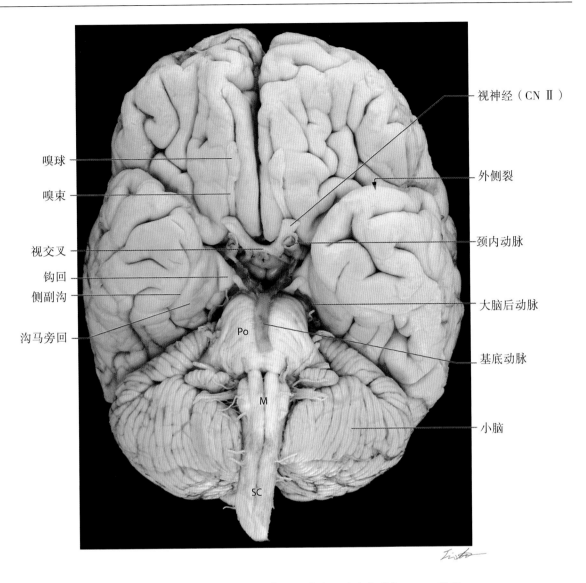

嗅球

嗅束

视交叉

钩回

侧副沟

沟马旁回

视神经（CN Ⅱ）

外侧裂

颈内动脉

大脑后动脉

基底动脉

小脑

Po

M

SC

图 1.6 大脑半球 4——大脑皮质：底面附着脑干（实物图）。Po：脑桥；M：延髓；SC：脊髓

图 1.7 大脑半球 5

大脑半球：内侧面和脑叶（实物图）

大脑正中线切面（正中矢状面）可能是了解大脑半球、间脑、脑干和脑室的大体解剖最重要的切面。这个切面分离了胼胝体（图 2.2A）、背侧丘脑（通过第三脑室；见图 2.8 和图 3.1），并通过脑干的所有部分（图 1.8）。

这幅图片重点说明的是内侧面的脑叶。中央沟延伸至内侧面（比在背外侧面浅），如图 1.7 下图所示，额叶位于中央沟之前，顶叶位于中央沟和较深的顶枕沟之间。距状沟是枕叶内主要的沟，初级视觉中枢，通常被称为 17 区，位于距状沟边缘的两侧皮质（图 6.6）。

胼胝体是连接两个大脑半球的白质束，有着白质的外观。每侧大脑半球和侧脑室内充满脑脊液（在第 2 章的图 2.1A 和图 2.1B 讨论）。透明隔将两侧侧脑室的前部分开，其在解剖过程中被撕裂，露出了后方的侧脑室。

胼胝体上方是扣带回，是边缘系统的一个重要脑回（涂色的下方插图；也可见图 9.1A 和图 9.1B）。穹窿是边缘系统的纤维束，位于透明隔的下缘（图 9.3A、图 9.3B）。

小脑（和第四脑室）位于脑干后面，正中矢状切面通过它的中线部分——小脑蚓（图 3.7），虽然没有必要知道它的所有部分名称，但是有必要知道小舌和小结两个结构（在描述小脑时将解释其中的原因；见图 3.7）。小脑扁桃体也可在这个图片中看到（图 1.8、图 3.2 和图 3.7）。

图片可见小脑幕切缘，硬脑膜形成的主要折叠之一，其将小脑与枕叶分离。硬脑膜静脉窦中的直窦位于小脑幕中线（图 7.4~7.6）。这幅图片能说明幕上区的分区，即大脑半球、来自幕下空间的脑干及位于颅后窝的小脑。

正中矢状切面穿过第三脑室中线，是脑室系统的一部分（图 2.9A、图 2.9B 和图 7.8），从而显示间脑区域。在这个内侧面图上，间脑的丘脑部分与下丘脑之间有一个浅沟——下丘脑沟（图 3.2）。下丘脑沟由 Monro 孔（室间孔，在脑室部分讨论；见图 2.1A 和图 7.8）连接至中脑导水管。下丘脑的前面是视交叉，其后是乳头体（图 1.5）。

在这个内侧面图上，可见脑干的 3 个部分——中脑、前面隆起的脑桥和延髓（如图 1.8 和图 3.1 中腹侧图所示）。脑脊液经由一个狭窄的管道——中脑导水管通过中脑（在第 3 部分脑脊液部分讨论）。中脑导水管的后面有上丘和下丘，称为顶盖（图 1.9、图 6.7）。

补充说明

两侧大脑半球内各有一个丘脑（图 2.6），通常，一束纤维通过丘脑间黏合，越过中线连接两侧丘脑（这个解剖结构将在图 2.7 中展示）。

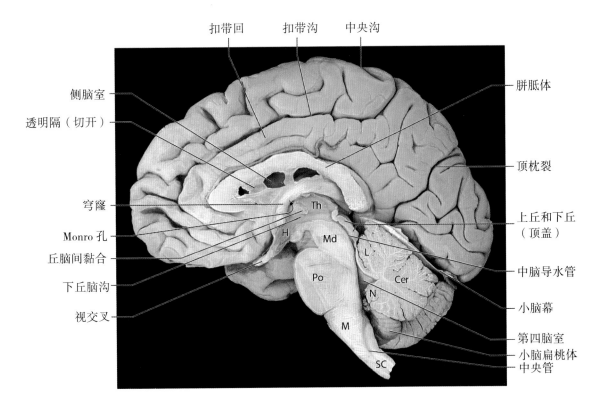

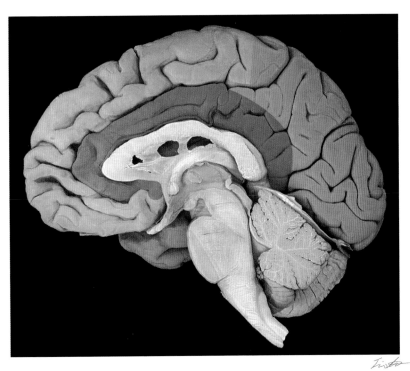

图 1.7　大脑半球 5——大脑半球：内侧面和脑叶（实物图）。Th：丘脑；H：下丘脑；Cer：小脑；L：小舌；N：小结叶；Md：中脑；Po：脑桥；M：延髓；SC：脊髓；▇ 额叶；▇ 顶叶；▇ 颞叶；▇ 枕叶；▇ 边缘叶

图 1.8　脑干 A

脑干和脑神经：腹侧面（实物图）

此标本通过分离脑干、小脑与大脑获得（沿着间脑和部分基底神经核）。通过切断内囊纤维——上升至大脑皮质及从大脑皮质下降的纤维（称为投射纤维；在图 2.4 讨论）。在腹侧面上，脑干的 3 个部分可以区分开（从上至下）：

- 中脑：中脑区前面有两个大的"柱状物"，称为大脑脚。大脑脚包含从大脑皮质至脑干（皮质 - 延髓束；见图 5.10）、脑桥核（皮质 - 脑桥束；见图 5.15）和脊髓的纤维（皮质 - 脊髓束；见图 5.9）。
- 脑桥：脑桥前部显著膨大隆起，脑桥基底部由脑桥核组成（图 A.6）；这些核中继至小脑（图 5.15）。皮质 - 脊髓纤维分散在这些核之间。
- 延髓：延髓以锥体为特征，即中线两边的两个明显隆起。直接随意运动神经通路——从皮质到脊髓，皮质 - 脊髓束，实际上形成了锥体（图 5.9、图 A.8、图 A.9、图 A.10）。这些纤维束越过中线形成锥体交叉，是延髓和脊髓的界限（图 6.12）。

脑神经功能

脑神经（cranial nerve，CN）Ⅲ ~ Ⅻ［不包括 CN Ⅰ（嗅神经）和 CN Ⅱ（视神经）］为周围神经——感觉和运动神经，支配头部和颈部，包括各唾液腺和眼球特殊肌肉的自主神经（副交感神经）。每根神经在功能上都是独一无二的。

中脑水平

- CN Ⅲ，动眼神经——它支配掌管眼球移动的几条眼外肌。还有一个单独的部分，称为动眼神经副交感核，发出副交感神经纤维至瞳孔，调节晶状体的肌肉。
- CN Ⅳ，滑车神经——支配一条眼外肌。

脑桥水平

- CN Ⅴ，三叉神经——主要核团负责面部、头皮和头部结构（例如，鼻旁窦和脑膜）的感觉功能。较小的核团发出运动纤维至咀嚼肌。
- CN Ⅵ，展神经——支配一条眼外肌。
- CN Ⅶ，面神经——其中一个核负责面部表情肌运动，另一个核发出副交感神经纤维至两个唾液腺，第三个核负责来自舌的味觉传递。
- CN Ⅷ，前庭蜗神经——负责两种特殊的感觉传递，来自听觉器官的听觉（图 6.1）和来自前庭器官的平衡觉（图 6.8）。

延髓水平

- CN Ⅸ（舌咽神经）和 CN Ⅹ（迷走神经），可以考虑一起描述。其中一个核负责咽和喉的肌肉运动；它们的感觉神经纤维分布在同一区域。舌咽神经是一个唾液腺的副交感神经，迷走神经是胸部和腹部器官的主要副交感神经纤维。
- CN Ⅺ，副神经，支配颈部的一些肌肉。
- CN Ⅻ，舌下神经，支配舌肌。

关于每一对脑神经的更多细节内容将在图 3.4（感觉性脑神经核）和图 3.5（运动性脑神经核）讲述。

读者注意：这个分离的脑干是图 3.1 所示的示意图，在说明脑干不同方向的各种结构的插图中使用了大量的示意图，贯穿整本书。

临床联系

必须了解脑神经的功能和脑神经与脑干各部分的附着定位，这不但有助于了解脑干部分的神经解剖学，而且这些知识对确定病变和脑干区域损伤的定位是至关重要的（在第 3 部分和临床病例中进一步讨论）。

脑干的病变可能会中断一个或更多的感觉或运动神经通路，因为它们穿过脑干。由于与小脑关系密切，脑干病变也有可能影响小脑功能。

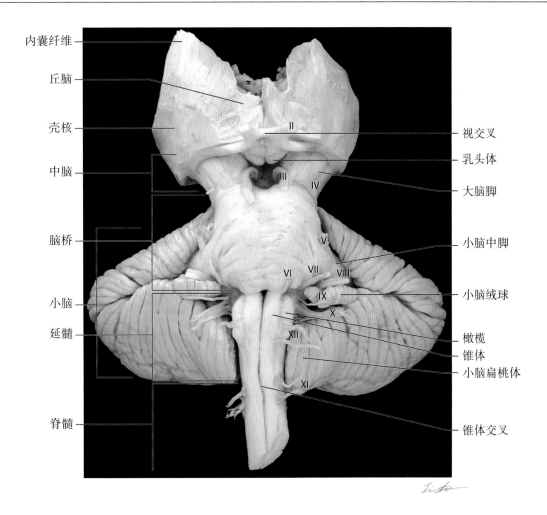

内囊纤维

丘脑

壳核

中脑

脑桥

小脑

延髓

脊髓

II

III

IV

V

VI VII VIII

IX

X

XII

XI

视交叉

乳头体

大脑脚

小脑中脚

小脑绒球

橄榄

锥体

小脑扁桃体

锥体交叉

图 1.8　脑干 A——脑干和脑神经：腹侧面（实物图）。Ⅱ：视神经；Ⅲ：动眼神经；Ⅳ：滑车神经；Ⅴ：三叉神经；Ⅵ：展神经；Ⅶ：面神经；Ⅷ：前庭神经；Ⅸ：舌咽神经；Ⅹ：迷走神经；Ⅺ：副神经；Ⅻ：舌下神经

图 1.9　脑干 B

脑干和脑神经：背侧面（后面，实物图）

上方图片是从背面或后面观察，这个标本包括脑干、间脑和基底神经节，后者与小脑相连。第三脑室（间脑的脑室）分离两侧丘脑（图 2.8、图 2.9A、图 2.10A；也可见图 1.7，该图为大脑正中矢状切面）。图 2.6 将讨论间脑。

中脑背侧可见有 4 个隆起，命名为丘（图 3.3）。上方隆起称为上丘，参与视觉系统的部分功能，是视觉反射中心（图 6.7、图 6.9）。下方隆起称为下丘，是听觉神经传导通路的中继核（图 6.1）。上、下丘形成顶盖（图 4.2C），这是常用术语，不经常使用的术语是四叠体。

松果体属腺体结构，悬挂于间脑的后方，位于上丘之间。

虽然这幅插图不能完全看到滑车神经（CN Ⅳ），但可看见滑车神经从中脑的后面下丘下方穿出（图 3.3）。

小脑隐藏在脑桥和延髓的后方，其中部分结构显示在下方插图（图片），另一部分结构显示在去除小脑的图片中（图 3.3）。

小　脑

小脑的表面很容易识别，它的皮质表面由狭窄的小嵴组成，称为小叶。小脑位于脑膜的厚壳——小脑幕的下方，大脑半球枕叶的下方（图 1.2、图 1.7 和图 7.6），颅后窝内。

小脑与运动控制有关，属于运动系统的一部分，影响姿势、步态和随意运动，参与调节运动（在第 2 部分运动系统有更详细的描述）。它的功能是协调各参与肌群动作一致，这往往被简单地说成是"平滑"运动行为（图 3.8 中将进一步讨论）。

在解剖学上，可以从多个方面来描述小脑的外形。人类小脑在原位有一个上表面（如上图所示）和一个下表面（如下图所示）。中央部分是小脑蚓，两侧部分被称为小脑半球。

沟将皮质表面的小叶分离，而更深的沟被称为裂。原裂位于小脑上表面，如上图所示。水平裂位于上下表面之间。使用这些沟和裂，小脑皮质传统上被划分成若干个不同的脑叶，但许多（大多数）没有独特的功能或临床重要性，所以当描述小脑时只有少数被提及（图 3.7、图 3.8）。

脑干和小脑：背侧（下面）观（实物图）

下图与上图是同一标本，但标本是倾斜的，以显示小脑的下部和延髓的后部。脑桥的后部被小脑遮盖，中脑的后部也不可见。背侧丘脑上端的末段仍在视野中。

小脑的水平裂现在清晰可见，它可被用作为小脑上、下表面的一个大致的分界线（图 3.7）。小脑蚓在小脑半球之间清晰可见，小脑蚓的下面是一个开放的空间——第四脑室（在第 3 部分脑室系统描述）。开口称为马让迪孔，位于脑内的脑室与脑外的蛛网膜下腔之间（在图 7.8 中讨论）。

紧邻马让迪孔下方的是脑干的延髓部分，图片显示的是它的后面或背侧。在这里看到的最显著结构是一个小的隆起，它代表一个重要的感觉中继核——薄束核，精细触觉传导通路的一部分，称为薄束（将在图 5.2 和图 5.5 中讨论这个神经传导通路的细节）。本图中观察不到楔束核（图 3.3）。这些核将在附录中的脑干横截面进行讨论（图 A.10）。在 C₁ 神经根出现处，延髓移行为脊髓。

毗邻延髓的小脑叶被称为小脑扁桃体（图 1.7 和图 1.8 中的小脑腹侧图）。小脑扁桃体恰好在枕骨大孔的上面（图 3.2）。（临床联系在图 3.2 中进行了讨论，并在第 3 部分的引言中做了进一步讨论，见图 7.1。）

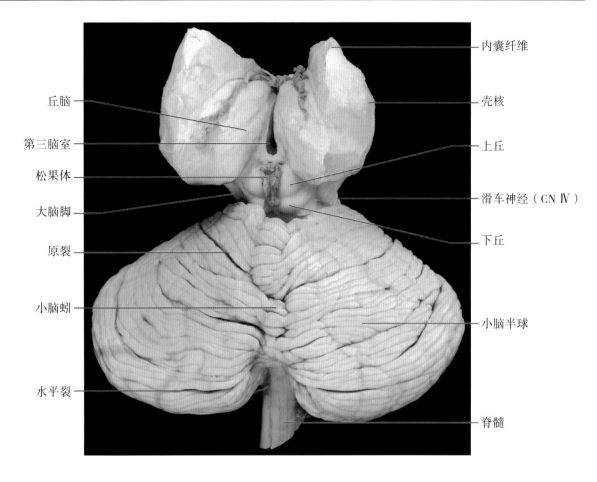

丘脑

第三脑室

松果体

大脑脚

原裂

小脑蚓

水平裂

内囊纤维

壳核

上丘

滑车神经（CN Ⅳ）

下丘

小脑半球

脊髓

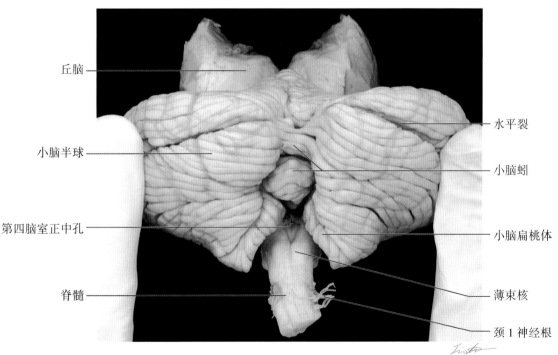

丘脑

小脑半球

第四脑室正中孔

脊髓

水平裂

小脑蚓

小脑扁桃体

薄束核

颈 1 神经根

图 1.9　脑干 B——脑干和小脑：背后观和下面观（实物图）

图 1.10　脊髓 1

脊髓：椎管（原位和 T2 磁共振成像扫描图片）

脊髓是低于颅脑水平的中枢神经系统的延伸。它是位于椎管内的细长结构，其外覆盖脑膜——硬脊膜、蛛网膜和软脊膜，被含脑脊液的蛛网膜下腔包围（图 7.3）。硬脊膜和脊椎之间的间隙称为硬膜外隙。这两个腔隙有重要的临床意义（在图 7.3 讨论）。

左图显示了原位脊柱（与椎体和椎间盘）和脊髓。右图显示了类似的椎管和脊髓的图像——T2 加权磁共振成像——正中矢状面。

标　本

插图上显示了脊柱的各个节段——颈段（$C_1 \sim C_7$）、胸段（$T_1 \sim T_{12}$）、腰段（$L_1 \sim L_5$）和骶段（S_1），而且显示了脊髓水平（两个插图之间）。注意脊髓水平与椎骨不是一一对应的，成人脊髓末端大约对应椎骨的 $L_1 \sim L_2$ 水平。

脊髓位于椎管内，空间狭小。它在腰椎区逐渐变细，形成圆锥形的末端，称为脊髓圆锥，脊髓圆锥下连接着许多"神经"，实际上是神经根（终池内）。

磁共振图像

脊髓被脑脊液包围，在 T2 加权图像中显示为白色。完整的脊髓标本在脊柱腰段变细，其下方为终池，充满脑脊液和神经根，为脑脊液的取样位置（腰椎穿刺；在图 7.3 讨论）。硬膜外隙位于硬脊膜和脊椎之间，在磁共振成像扫描图像中椎管上段很难辨别，但是在腰段通常充满脂肪（图 7.3）。

脊髓，尽管它的大小与大脑的其余部分相比相对较小，但对我们的正常功能至关重要。它是中枢神经系统与我们身体之间（除头部以外）的连接器。感觉信息传递方面，从皮肤、肌肉和内脏传来的信息向中枢神经系统报告周边发生了什么，这个信息"上传"到脑部的更高级中枢（感觉神经传导通路在第 2 部分描述）。

对于运动信息传递方面，神经离开脊髓后控制肌肉。虽然脊髓内有信息整合功能，但这些脊髓神经元通过几个下行神经传导通路听从更高级中枢的"指令"，包括大脑皮质，这使我们能够进行正常活动，包括正常行走和随意活动（运动神经传导通路在第 2 部分描述）。

脊髓也有运动传出神经到内脏器官和腺体，是自主神经系统的一部分（图 3.9）。

发育方面

在早期发育过程中，脊髓和椎管等长，进入和离开的神经根在相对应的椎骨水平。在胎儿发育第二个阶段，身体和椎骨继续生长，但脊髓生长得慢。出生后，脊髓末端达到椎管第二腰椎水平（也见于磁共振扫描图片）。脊髓末端以下的空间是终池，充满脑脊液。

因此，脊髓节段不与椎体节段一一对应，神经根必须向下到达相应的椎体之间的入口或出口，所以下方有更多的脊髓根，这些神经根总称为马尾，位于终池内（图 1.11 中可见马尾）。

临床联系

4 个脊椎节段——颈椎、胸椎、腰椎和骶椎，在插图上已经标出。脊髓节段也已在两张图片上标出。必须注意讨论脊髓损伤时该使用哪个参考点——脊椎还是脊髓。

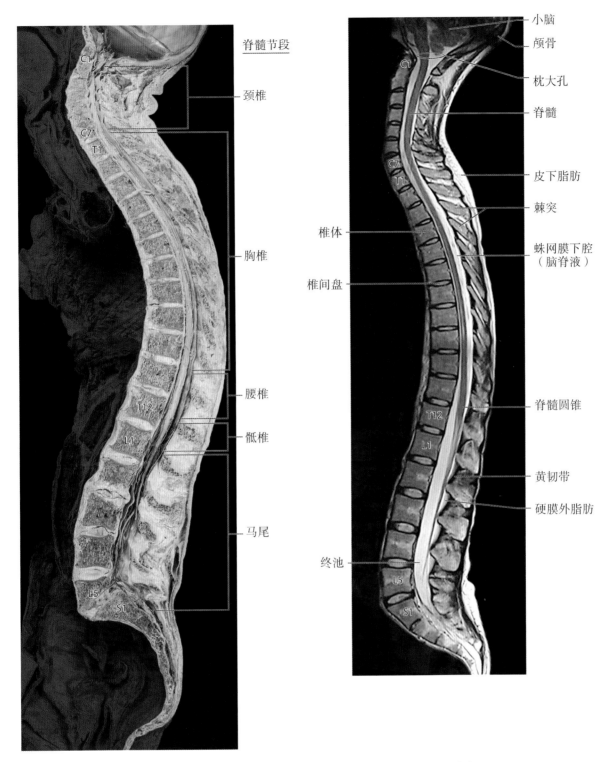

图 1.10 脊髓 1——脊髓：椎管（原位和 T2 加权 MRI 图像）

图 1.11　脊髓 2

脊髓：纵面观和马尾（实物图）

这是一个从椎管取出的脊髓图像。硬脊膜、蛛网膜已打开，且可见脊髓的前面和神经根——腹侧根（运动）和背侧根（感觉）；从前面来看，大部分看到的是腹侧根（即运动根）；腹侧根和背侧根之间可见齿状韧带和部分延伸的软脊膜（图 8.7）。

脊髓根据神经支配的区域被分为颈段（8 对颈神经）、胸段（12 对胸神经）、腰段（5 对腰神经）、骶段（5 对骶神经）和尾段（1 对尾神经）。

神经根将脊髓与皮肤和肌肉连接，表现出节段性分布，节段性分布保持着身体胚胎发育早期的特点。某一皮肤区域由某条特定神经支配——每一个皮肤区域被称为皮节（例如臂部和手的内面由 C_8 神经支配；脐部由 T_{10} 神经支配），相邻神经分布区之间存在重叠。肌肉通常由两个相邻的脊髓节段支配，称为肌节（例如，上肢的肱二头肌由 C_5 和 C_6 神经支配；下肢的股四头肌由 L_3 和 L_4 神经支配）。这种已知的模式在临床应用中非常重要（见后文）。

脊髓有两个膨大——颈膨大，形成臂丛分布于上肢；腰骶膨大，形成腰骶丛分布于下肢。脊髓下段逐渐变细，末端称为脊髓圆锥（如图所示）。

马尾（图片）

这是脊髓的最低段（骶段）的高倍放大图像。脊髓的锥形末端为脊髓圆锥，脊髓的下段大概对应于骶段脊椎。

在成人的第 2 腰椎水平以下的椎管内是众多的神经根，包括腹侧根和背侧根，统称为马尾。这些神经根从相应的椎间孔离开脊髓（图 7.3）。这些神经根位于充满脑脊液的终池内，蛛网膜下隙的扩大部分（图 7.8）。神经根漂浮在终池内的脑脊液中。图 1.12 将进一步讨论神经根。

软脊膜在脊髓圆锥末端聚集为韧带样结构，称为终丝，在椎管末端附着于硬脊膜 – 蛛网膜，是硬脊膜鞘的末端，位于骶椎 S_2 水平。这 3 层脊膜向下延续附着于尾骨形成尾骨韧带。

临床联系

具备脊髓节段性分布与皮区和肌肉的神经支配关系的知识使得经验丰富的医生经过详细的神经系统检查后，能够对损伤或疾病（称为病变）在脊髓水平进行准确的定位。

脊髓也可以受肿瘤的影响，不论肿瘤在脊髓内（髓内）还是脊髓外（髓外）。硬脊膜外有一个大静脉丛，是盆腔（包括前列腺）肿瘤可能的转移点。随着肿瘤长大，引起脊髓压迫症状，可导致多种神经通路功能障碍(第 2 部分)。

脊髓外伤性损伤通常发生在机动车、自行车和驾驶事故。椎间盘突出可以影响脊髓功能。其他外伤损伤包括枪击和刀伤。如果脊髓完全横断（即完全切断），则所有神经传导束都会中断。对于上行神经传导通路，这意味着外周的感觉信息不再进入大脑；对于运动神经传导通路，所有的运动指令不能被传递给前角细胞——运动系统最后的共同通路。因此，人在损伤平面以下感觉信息和肌肉的随意运动完全丧失，也失去了对肠和膀胱的控制。

图 8.7 和图 8.8 讨论脊髓的血管。

发育方面

脊髓在胚胎期是一个大小均匀的神经管。在支配四肢（肌肉和皮肤）的脊髓节段中，所有的神经元已经成熟，然而，在发育过程中，因为缺乏所要支配的外周组织，大量的细胞程序化死亡。因此，在成人脊髓有两个"膨大"——颈膨大对应上肢，腰骶膨大对应下肢，每个膨大分别发出神经丛至上肢和下肢。

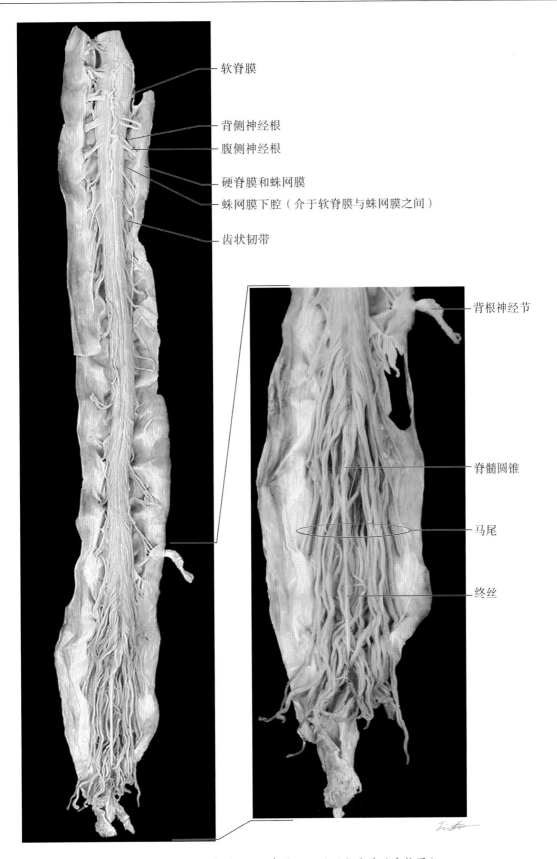

软脊膜

背侧神经根

腹侧神经根

硬脊膜和蛛网膜

蛛网膜下腔（介于软脊膜与蛛网膜之间）

齿状韧带

背根神经节

脊髓圆锥

马尾

终丝

图 1.11 脊髓 2——脊髓：纵面观和马尾（实物图）

图 1.12　脊髓 3

神经根（T2 加权磁共振成像）

两组神经根连接脊髓与周围组织。4 幅插图显示了神经根的位置及其与椎骨的关系。

后　根

后根是感觉神经，传递周围的感觉信息到中枢神经系统。这些纤维进入脊髓背侧与后角相连（图 4.1、图 5.1）。

这些神经的细胞体位于脊神经节，位于椎骨之间的空隙。神经的外周部分可以很长，从脊髓（在成人）延伸到脚趾。神经的中枢部分进入脊髓（在适当的水平），其中一些纤维与脊髓内神经元发生突触（疼痛和温度——前外侧纤维束在图 5.3 探讨），其他纤维继续在脊髓内上行（精细触觉、关节位置和振动觉——后索在图 5.2 讨论）。

前　根

前根是前角运动神经元的轴突，即支配肌肉的神经。如图 1.11 所示，它们通过一系列的小神经根向前离开脊髓。

后根和前根在越过脊神经节后结合在一起，被称为（混合）脊神经（图 7.3）。

神经根在椎骨之间离开或进入椎管，特别是在椎弓根之间，此位置在解剖学教材中被称为椎间孔，神经放射学医师称为神经孔。

注意：背根神经节位于神经孔。

图 1.12A（左上图）

这是包括前、后根和脊神经节的纵向视图，显示它们与椎骨的关系，并从椎间隙穿出。腰段的神经根下行到适当水平的神经孔离开椎管。

图 1.12B（右上 T2 加权磁共振成像图）

同一水平的纵向视图显示离开脊髓的神经根和脊神经节，如图所示。

图 1.12C（左下 T2 加权磁共振成像图）

神经根通过颈椎椎间孔的轴向观。

脊髓的被膜层次在第 3 部分讨论（图 7.3）；脑脊液在 T2 加权磁共振图像上呈白色。可见后根附着在各自对应的脊髓上，它们在同一个平面上延伸，在适当的水平离开椎管。请注意，硬脊膜"鞘"延伸到混合脊神经形成处。充满脑脊液的蛛网膜下腔也延伸至此（图 7.3）。

图 1.12D（右下 T2 加权磁共振成像图）

腰椎水平的脊髓轴位图显示了脑脊液中大量的马尾神经根。这些是下降到较低水平离开椎管的神经（如图所示）。

临床联系

椎间盘"突出"或退行性疾病使得神经根易受伤害。

较低平面的末端神经根中，存在于 $L_4 \sim L_5$、L_5 至 S_1 节段的是参与成人背部疼痛最常见的神经根。学生应该熟悉腰部椎间盘退行性疾病的症状和体征。成年人经常发生背部下方和腿后侧疼痛（"坐骨神经痛"），如何更好地处理这类疾病仍有争议。

通过在神经根附近注射局部麻醉剂可以使其麻痹。其中一个注射位置是硬膜外隙。分布至会阴区的感觉神经根在骶部进入脊髓，分娩时常在硬膜外隙麻醉它们。这个操作需要熟练的麻醉医师完成。

偶尔，在神经功能缺陷患儿可见终丝牵拉脊髓，称为脊髓栓系综合征。如果在临床上不能确诊，有必要做进一步成像检查，并且在某些情况下，必须手术切除终丝，以减小脊髓的紧张度。

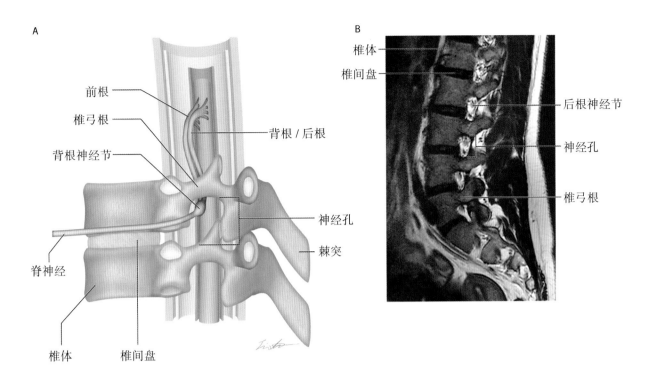

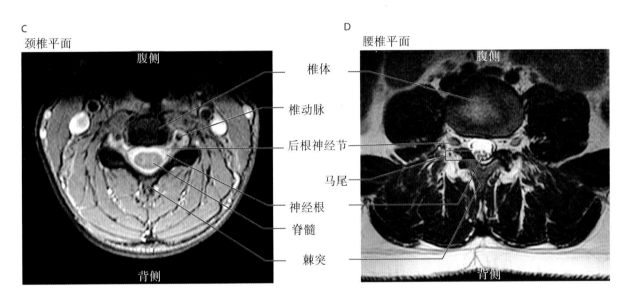

图 1.12　脊髓 3——神经根（T2 加权 MRI 图像）。▨ 硬脊膜；▨ 蛛网膜；▨ 软脊膜

—————————— 第 2 章 ——————————

内部结构——大脑半球

本章将重点介绍脑不同部位的内部结构。

图 2.1A　脑室 1

脑室：侧面观（附轴位 CT 影像图）

大脑半球的深部结构包括脑室、白质和基底神经节，其中，脑室中充满脑脊液。脑脊液的分泌、循环和分布详见第 3 部分的图 7.8。

脑室指脑内的腔隙，是胚胎期神经管的残余物。胚胎时期，神经系统的神经元和胶质细胞来源于紧邻神经管的生发层，该处的细胞增殖并迁移，最终形成神经核（包括基底神经节）和大脑皮质；随着神经系统的发育，脑内不断出现大的团块状结构，神经管的管状形态逐渐消失，进而神经系统内出现形态各异的腔隙。

因此，将两侧大脑半球之间神经管发育后残余的腔隙定义为侧脑室（也被称为第一、第二脑室）。本图为侧脑室的侧面观，呈反向 "C" 形，向后弯曲，下极伸入颞叶中。侧脑室可分为：

- 前角，伸入额叶。
- 中央部或体部，位于顶叶深面。
- 房部或三角部，此处变宽、曲度变大，向下移行为下角。

另外，侧脑室可能延伸至枕叶、枕角或后角，为枕叶膨大的腔隙，此处形态多变（侧脑室的侧面观解剖图详见图 9.4）。

侧脑室与位于中线上的第三脑室通过室间孔相通（第三脑室详见图 1.9 和图 3.1，室间孔详见图 1.7）。大脑冠状位和水平位切面可见室间孔（图 2.9A、图 2.10A），相应的磁共振影像图也可显示室间孔（图 2.9B、图 2.10B）。脑室系统继续移行进入脑干，本图脑干内的脑室系统显示不清楚（脑干详细结构见图 3.1~3.3）。脑室内脑脊液的循环详见第 3 部分（图 7.8）。

脑室：水平观（轴位图 CT 扫描）

基于临床应用的需要，常选择 CT 水平扫描影像图来描述相应的结构。CT 影像可显示颅骨和大脑的位置关系。脑表面可见脑皮质上的脑回和脑沟，但没有 MRI 图像清楚（MRI 图详见图 2.9B 和图 2.10B），脑内部结构的影像可见白质呈灰色模糊斑点状，亦可清楚显示基底神经节、背侧丘脑和内囊。

水平面 CT 影像可清楚显示脑室系统，尤其是侧脑室前角。

脑脊液呈灰色。3 个扫描层面均可见侧脑室，其形态基于扫描基线的不同而表现各异。侧脑室内的脉络丛也可清楚地显示（图 7.8、图 9.4）。

小脑及小脑叶可清楚显示，但小脑和大脑之间的界限不清晰。

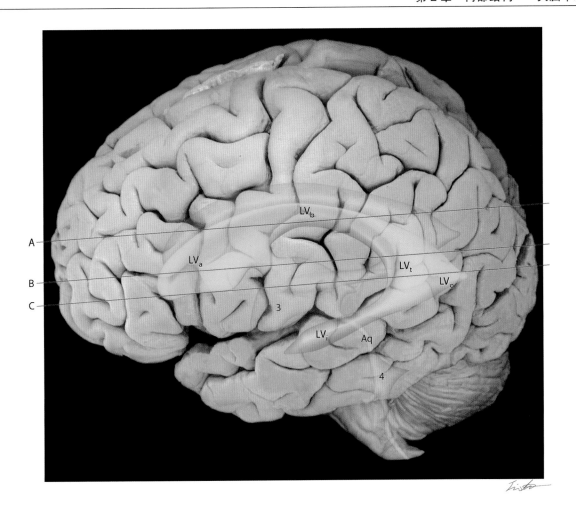

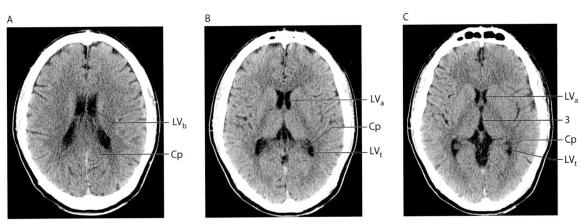

图 2.1A　脑室 1——脑室：侧面观（轴位 CT 影像图）。 LV$_a$：侧脑室前角；LV$_b$：侧脑室体；LV$_t$：侧脑室三角部；LV$_o$：侧脑室枕角；LV$_i$：侧脑室下角；3：第三脑室；4：第四脑室；Aq：中脑导水管；Cp：脉络膜丛

图 2.1B 脑室 2

脑室：前面观（附 CT 冠状位影像图）

本图为脑室的前面观，显示每侧大脑半球内的侧脑室，侧脑室呈现反向"C"形，其主干朝向外侧，深入颞叶。

经额叶沿冠状位切开，冠状面上可见侧脑室的前角和小部分下角（可复习图 2.1A；也可见图 2.8、图 9.5A、图 9.5B）。

读者注意：本图阴影部分分别是第三脑室、中脑导水管和第四脑室，这部分结构详见图 3.1。

脑室：前面观（CT 冠状位影像图）

冠状位 CT 影像图的侧脑室呈现黑色，侧脑室的前角、体部和房部的形态大小各不相同。

生理条件下，一小块组织突入侧脑室前角内，该突起物为尾状核头（图 2.5A、图 2.5B），该结构也可在脑的水平切面上观察到（图 2.1A、2.1B）。

冠状位亦可见颞叶和侧脑室下角，下角形似新月。本例影像图中可见海马伸入到侧脑室的下角（图 9.4、图 9.5A、图 9.5B）。

可见穿过切口的脑室内部组织（位于最右端），这是侧脑室的脉络丛，产生脑脊液的部位（亦可见图 9.4；图 7.8 将进一步讨论）。

阴影部分显示的是间脑之间和脑干内部的脑室系统，该部分结构将在图 3.1、图 3.2、图 3.3 和图 7.8 中详细讨论。

读者注意：冠状位 CT 影像图也被用来显示大脑半球其他的内部结构，如基底神经节和背侧丘脑（图 2.8）。

临床联系

头部的 CT 平扫常用于显示颅腔内的脑组织，该项检查用时少，美国和加拿大的大多数医院将此项检查列为常规检查，而偏远地区并非如此（如北部地区）。

CT 扫描是一项先进的检查方法，常用于诊断脑部疾病。例如，CT 影像中血液（脑出血引发）呈现"亮"影，专业术语为"高密度"影；无血供的脑区因动脉发生梗死，其 CT 影像表现为低密度影（详细内容在第 3 部分中讨论）。在诊断骨病变或脑膜瘤时，CT 检查应优先于 MRI。

向患者静脉中注入适量的碘化物，此时进行 CT 扫描，即 CT 增强扫描，常用于检查血脑屏障的完整性（血脑屏障损伤可见于许多脑肿瘤和血管性脑病，如动脉瘤或动静脉畸形）。

诊断时常利用 MRI 检查的磁信号和无线电波（非 X 线）等信息为 CT 检查提供进一步信息，MRI 影像反映的是颅腔中脑组织的水和脂肪含量。

补充说明

最右边的 CT 影像可诊断为脑皮质萎缩，其影像学特点是颅骨与脑之间的间隙明显增大，脑沟和脑回分离，此类型的影像可见于老年痴呆症患者。因此，依据患者上述影像表现并结合其他检查即可确诊。

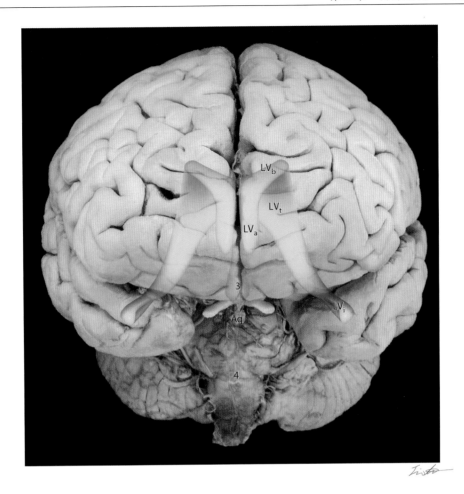

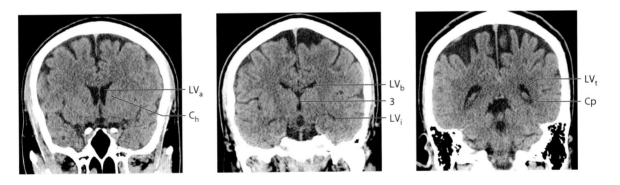

图 2.1B　脑室 2——脑室：前面观（CT 冠状位影像图）。LV_a：侧脑室前角；LV_b：侧脑室体；LV_t：侧脑室房部（三角部）；LV_i：侧脑室下角；3：第三脑室；4：第四脑室；Aq：中脑导水管；Cp：脉络膜丛；C_h：尾状核（头部）

图 2.2A 白质 1

胼胝体：上面观（实物图）

人类大脑皮质存在大量的神经元，且神经元之间的神经联系广泛，此为脑皮质主要特点之一。大脑对信息加工和处理后，形成感觉和意识，中间神经元在此起着不可或缺的作用。这种神经信息交流网络的形成体现在脑皮质内神经元之间存在的巨量轴突联系及神经元与中枢其他部位之间的神经联系。

皮质神经元的轴突、与皮质联系的神经纤维及其相应神经元的轴突分布于大脑的深面，这些轴突应用福尔马林固定后呈现白色，因此该区域被命名为白质（图 2.2B、图 2.3）；脊髓中的白质被命名为纤维束，大脑中的白质可分为：

- 连合纤维：通过中线联系两侧大脑半球。
- 联络纤维：联系同侧大脑半球的脑皮质（图 2.3）。
- 投射纤维：联系大脑皮质和皮质下结构的白质，包括基底神经节、丘脑、脑干和脊髓（图 2.4），主要集中于内囊。

上述大脑白质的纤维联系均为双向联系，包括投射纤维。

本图为脑上表面的俯视图（图 1.3、图 7.1），纵裂已打开，可见大脑半球之间的大脑镰已切除（大脑这个硬脑膜形成的厚鞘使两个半球在颅腔内保持原位；详见图 7.4 和图 7.5）。位于大脑纵裂之间深面的白色结构即为胼胝体。

胼胝体为脑内最大的连合纤维，进化中出现最晚，是两侧大脑半球保持信息联络的必需结构。胼胝体纤维来自皮质底层神经元，左右相互投射，联系双侧大脑半球同源区。实际上，胼胝体的结构在大脑内侧面观图中已叙述过，该图亦可见额叶、顶叶和颞叶（图 1.7）。胼胝体在此图中被分开了。

本例标本可见营养大脑半球内侧面的血管（详细描述见第 3 部分的图 8.5）。此外，脑室位于胼胝体的下方（图 1.7、图 2.9A 和图 2.9B）。

有关胼胝体临床方面的知识将在图 2.2B 中讨论。

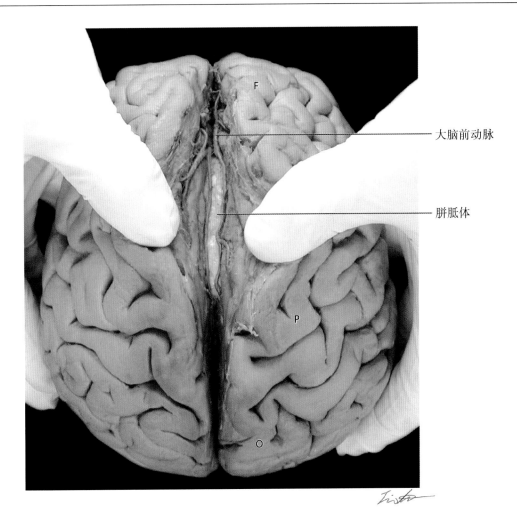

大脑前动脉

胼胝体

图 2.2A　白质 1——胼胝体：上面观（实物图）。F：额叶；P：顶叶；O：枕叶

图 2.2B 白质 2

胼胝体内侧面观（实物图）

本例标本的解剖方式有必要解释一下。本图为脑的内侧面观（图 1.7 亦为内侧面观，本图的左侧为脑的前方），内侧面可清楚显示胼胝体。标本内侧面的透明隔已移除，胼胝体下方的侧脑室清晰可见，尾状核头部伸入侧脑室前角，脑表面的皮质已被钝性分离法清除干净。若脑解剖得恰当，则可完全显示脑的胼胝体和其他白质纤维束（图 2.3），这些纤维束和其他纤维束交织在一起，共同组成脑深部的白质。

胼胝体是脑内最大的连合纤维，它穿过中线联系两侧大脑半球的同源皮质区。正中切面实物图可见，胼胝体前面较厚部称为胼胝体膝部，后面较厚部称为胼胝体压部。

本实物图显示的是胼胝体白质及皮质。

近距离观察本标本，可见"U"形条索状的纤维束连接相邻脑回，这些纤维束是联络纤维的一部分。

临床联系

尽管胼胝体的纤维联系易辨认，但生理条件下胼胝体的功能较难描述。临床上可见少数生后无胼胝体的病例，称之为胼胝体发育不全。这些病例有成年人和儿童，若无特殊检查，这些病例很难从解剖学形态上与正常人区分。

有些难治性癫痫患者，在使用多种抗惊厥药物治疗无效后，可进行胼胝体切断术以控制异常放电的发生。此种手术治疗癫痫的基础是阻断异常放电从患病侧大脑半球向另一侧大脑半球的传播。总之，若患者符合胼胝体切断术的手术适应证，采取手术治疗后，可有效抑制癫痫的发生和发展，同时术后患者脑功能并无太大影响。

对此类患者脑功能的研究将有助于理解胼胝体的生理作用。在试验条件下，可能可以观察到胼胝体切断术后患者两侧大脑半球各自的功能，每侧大脑半球对不同刺激的反应亦不相同，患者的临床表现揭示了两侧大脑半球之间的信息交换中断后的临床症状。

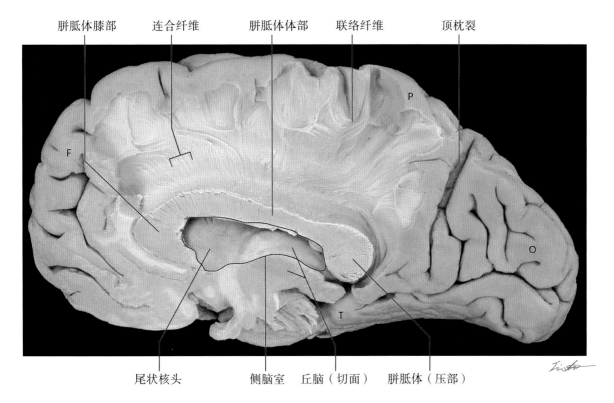

胼胝体膝部　　连合纤维　　胼胝体体部　　联络纤维　　顶枕裂

尾状核头　　　侧脑室　　丘脑（切面）　　胼胝体（压部）

图 2.2B　白质 2——胼胝体内侧面观（实物图）。 F：额叶；P：顶叶；T：颞叶；O：枕叶

图 2.3　白质 3

联络纤维：侧面观（实物图）

本实物图为脑的背外侧面观（图 1.3），外侧裂已打开，下方为颞叶，可见外侧沟深面的岛叶（图 1.4）。

脑皮质下方是白质（图 9.4 也可见），图中的脑白质为钝性分离的纤维束。也能用钝性工具解剖纤维束（如木质压舌板），但较困难。从功能角度讲，一些纤维束是连接同侧大脑半球不同部位脑区的联络纤维（脑白质的分类见图 2.2A）。

本例标本已解剖出一侧大脑半球的两种联络纤维——上纵束和钩束（中枢内神经轴突组成的束状结构定义为纤维束）。上纵束联系同侧大脑半球后部脑叶（如顶叶）和前部脑叶；其他的联络纤维联系脑皮质其余不同区域，就神经系统总论而言，这些纤维束不是十分重要，因此不必介绍这些纤维束的名称，除非有必要。相邻脑回间存在短的联络纤维（图 2.2B）。

这些纤维束对脑持续性处理来自不同脑区的信息十分重要，从而完成信息整合（如将感觉与运动和边缘系统信息整合）。脑内联络纤维的主要功能之一可能是将信息传递至额叶，尤其是前额叶，这部分脑区为脑功能活动的"司令官"（图 1.3、图 6.13）。

另一个重要的联络纤维——钩束，联系两个语言区。在大脑优势半球（左脑），钩束优先连接"Broca"区和颞叶上极的"Wernicke"区（图 4.5）。

临床联系

钩束因梗死或肿瘤导致损伤，可引起特殊的语言障碍，称之为传导性失语症。失语症是机体语言障碍的总称。传导性失语症患者脑皮质语言区（管理理解功能的"Broca"区域和管理语言流利的"Wernicke"区）的结构和功能均正常。此疾病唯一的语言功能缺失的表现为：患者不能重复自己听过的内容。通常对此类患者的临床检查方法是让患者重复其不易理解的简单字或短句（例如："no ifs, ands, buts" or "the quick brown fox jumped over the lazy dog"）。这些症状的出现不能确定是否由钩束单独损伤引起。

磁共振检查某些疾病（多发性硬化症）的结果显示白质呈现高信号灶。有证据表明，不同脑功能区之间的联系中断会导致脑功能的严重紊乱。

上纵束

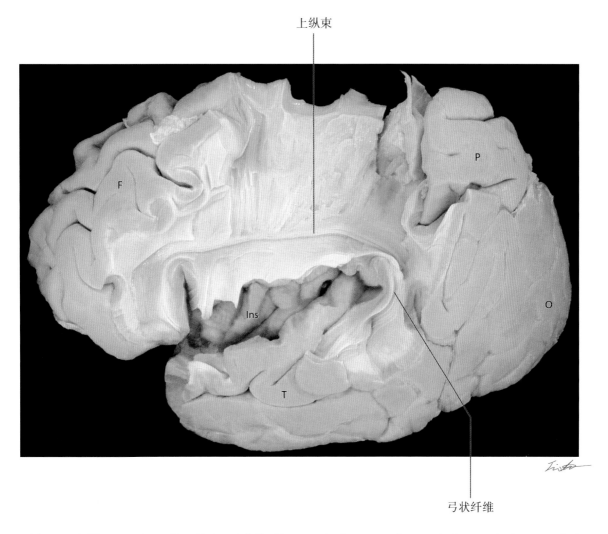

弓状纤维

图 2.3　白质 3——联络纤维：侧面观（实物图）。F：额叶；P：顶叶；T：颞叶；O：枕叶；Ins：岛叶

图 2.4　白质 4

投射纤维（弥散张量成像图）

　　本图为弥散张量成像图（diffusion tensor imaging，DTI），通常被误称为神经束成像，该图是一种新的成像模式，目前尚未应用到临床检查当中（截止本书书写时）。图像中可见脑半球白质中数量众多的纤维束，这些纤维包括连合纤维和投射纤维。

　　大脑皮质与其余脑区存在纤维联系。终止于脑皮质的神经纤维传导感觉，主要来自丘脑（图 5.5）和基底神经节（图 5.14），有时也将这些纤维束称之为上行纤维束。发自脑皮质，终止于低级中枢的运动性纤维束有皮质 – 脊髓束和皮质 – 延髓束（图 5.9、图 5.10），这些纤维束也称之为下行纤维束。这些纤维束总称为投射纤维。

　　脑白质（辐射冠，中图）内可见发自或终止于脑皮质的投射纤维（上图），该纤维聚集成管状形成内囊（下图）。

　　脑的水平视图（实物图和磁共振成像；见图 2.10A、图 2.10B）可显示众多发自或终止于脑皮质的纤维束穿过内囊，图 4.4 也会解释。

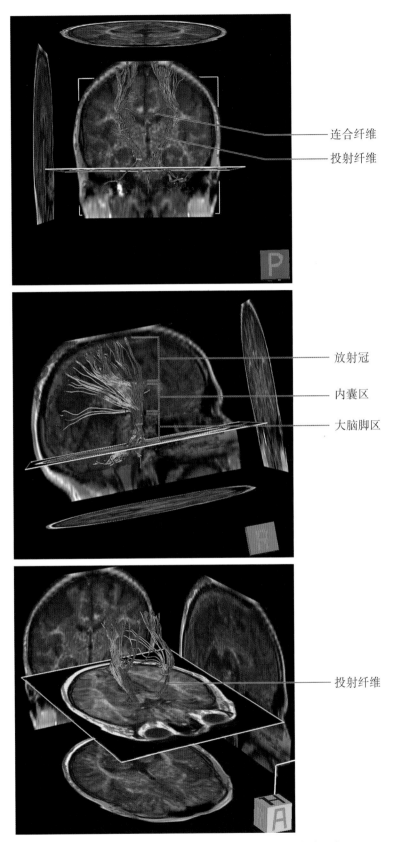

连合纤维

投射纤维

放射冠

内囊区

大脑脚区

投射纤维

图 2.4　白质 4——投射纤维（弥散张量成像图）

图 2.5A　基底神经节 1

基底神经节：位置

前面已经描述了脑白质和脑室。大脑半球中最大的灰质团块统称为基底神经节，这部分结构属于前脑。人们常用纹状体表示基底神经节，而神经解剖学不使用此术语。

我们对基底神经节的功能认识主要来源于基底神经节的神经元或其纤维联系病变。通常人脑基底神经节病变的症状之一为运动功能失调，称为运动障碍。本章主要描述基底神经节神经元与新皮质和边缘系统的神经纤维联系及其与之相关的脑功能。

描述基底神经节的文字很多。本图用于说明基底神经节的位置和有关术语。图 2.5B 显示了基底神经节的解剖结构和功能，有关基底神经节详细的神经联系和环路将在第 2 部分讲述（图 5.14、图 5.18）。

上　图

严格从解剖学角度来看，基底神经节由大脑半球内的神经元聚集而成。上图为部分大脑已切除的冠状面观，切线是额叶和颞叶之间的中线，显示了基底神经节的近端和部分远端的解剖位置。

本图可见尾状核、壳核和杏仁核（在颞叶；见图 2.9A 和图 2.10A）。尾状核和壳核也称为新纹状体，组织学上，它们是相同的神经元，但人类新纹状体内的神经元可被内囊的投射纤维分割（图 4.4）。随着人脑的发育，包括颞叶的进化，许多结构"迁入"含有侧脑室的颞叶内，尾状核随着侧脑室的弯曲延伸入颞叶（图 2.5B、图 9.7）。

下　图

如果切除基底神经节近端，可见远端的苍白球，苍白球也是基底神经节的一部分。图 2.5B 是人大脑半球的水平切面（图 2.10A、图 2.10B），可见壳核和苍白球在解剖结构上为一整体结构，形成类似透镜样结构，称之为豆状核。此核的命名依据为：两个核团聚集在一起，并且有相似的功能，但并非完全为一个核团。

杏仁核，也称杏仁核，为基底神经节的典型核团之一，为皮质下神经元聚集成的灰质团块（颞叶）。杏仁核的神经纤维主要与边缘系统联系（第 4 部分），杏仁核将在第 4 部分讨论（图 9.6A、图 9.6B）。基底神经节的其他功能区也非常重要，如伏隔核。伏隔核也与边缘系统存在神经纤维联系，具体内容将在第 4 部分讲解。其他前脑皮质下核团，尤其是基底前脑区，并未归为基底神经节，具体内容将在边缘系统详细叙述（第 4 部分）。

功能上，基底神经节作为脑皮质控制运动环路的环节之一发挥作用（详见第 2 部分的图 5.14，运动调节专题）。通常基底神经节传入信息大部分来自脑皮质，包括运动中枢及与之联系的脑皮质，也来自其他基底神经节核团。基底神经节与其余脑区之间的联系错综复杂，神经递质种类多样，其传出信号可通过丘脑传至中央前回上部、中央前回下部和额叶皮质（图 5.8、图 5.18）。

临床联系

帕金森病和亨廷顿舞蹈症患者的基底神经节不能正确地发挥作用，有关基底神经节灰质团块作用的证据主要来自这些临床病例的研究结果（图 2.9A）。这些患者表现为运动功能失调，如舞蹈症（跳跃运动）、手足徐动症（扭指运动）和震颤（节律运动）。

大多数情况下，帕金森病患者脑内有关运动功能的神经元均受影响，患者很难有自主运动，表现为面部无表情的"面具脸"、面部表情肌紧张、运动迟缓、静止时手指不断地无目的地"搓丸"样震颤（图 5.14）。一些患者表现为认知障碍，如幻觉和视觉空间障碍，有的则表现为焦虑和抑郁。

有的帕金森病患者也表现为肌肉强直，患者的伸肌和屈肌在被动运动时阻力增加，表现为肌肉的运动为非速度依赖型。

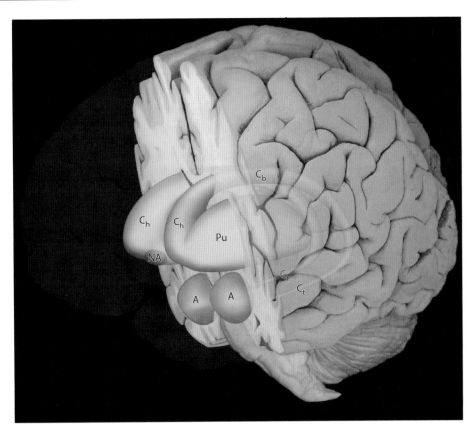

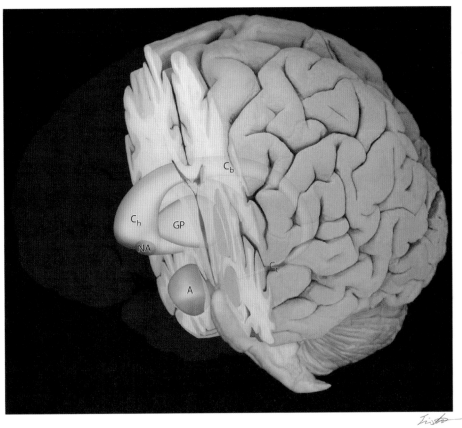

图 2.5A 基底神经节 1——基底神经节：位置。C_h：尾状核头；C_b：尾状核体；C_t：尾状核尾；NA：伏隔核；Pu：壳核；GP：苍白球；A：杏仁核

图 2.5B 基底神经节 2

基底神经节：核团及联系（磁共振 T1 加权像）

从功能神经解剖学角度讲，基底神经节包括 3 对主要神经核团（位于前脑）：尾状核、壳核和苍白球，不包括杏仁核。

尾状核有 3 部分：

- 头部，位于额叶深面。
- 体部，位于顶叶深面。
- 尾部，伸入颞叶。

从解剖位置上看，尾状核的每部分都邻近侧脑室，沿侧脑室呈弯曲状（图 9.7）。

一系列侧面观图可显示基底神经节结构，邻近的磁共振扫描图如图 2.5B 所示。

上 图

上图可清楚显示尾状核近端的不同部分——头、体和尾。尾状核与侧脑室的位置关系：尾状核头突入侧脑室前角（图 2.2B、图 2.9A、图 2.9B、图 2.10A 和图 2.10B），体部逐渐变细变小，位于侧脑室体旁，尾部随侧脑室下角进入颞叶。这是一组细长的神经元，很难在颞叶切片中识别（图 9.5A）。

侧面观上可见尾状核与外侧的壳核相连。尾状核和壳核内神经元种类相同，部分神经元具有相同的神经联系，因此，尾状核与壳核合称为新纹状体。尾状核与壳核之间可见少量条带状神经组织。尾状核头与壳核之间可见明显且功能重要的内囊（图 4.4）。内囊的纤维穿行于带状神经组织之间。

磁共振 T1 加权像为经室间孔平扫图，图 2.10A 为同一水平切面图及磁共振 T2 加权像（图 2.10B）。

中 图

中图显示壳核已去除，可见苍白球附着在壳核内侧面——基底神经节发挥重要作用的部分。脑冠状切面和水平切面可见壳核和苍白球（见下方的磁共振图；也可见图 2.9A 和图 2.10A），二者组成透镜状"核"——豆状核，基底神经节这两部分结构有必要应用不同的术语来描述（豆状核只是描述性术语），实际上外侧的壳核和内侧的苍白球功能上有明显的区别。豆状核位于大脑半球中央白质的外侧深面。

磁共振 T1 加权像显示经前连合水平切面图，可见尾状核头与壳核的连接处。

下 图

下图中近端的大脑半球内基底神经节已去除，以便从内侧面观察另一侧基底神经节。

可见豆状核由内侧的苍白球和外侧的壳核组成。实际上，苍白球也可分两部分，包括外侧的外段和内侧的内段（图 5.14、图 5.18）。

可见远端的尾状核与侧脑室相邻（提示：尾状核的颜色已变，因为绿色的尾状核与蓝色的侧脑室重叠）。

相应的冠状位磁共振 T1 加权像也是经前连合冠状切面图，可显示尾状核和壳核及两者之间的内囊（少量突入侧脑室前角）。因苍白球内存在大量白质，影像学上较难鉴别。

读者注意：底丘脑（间脑的一部分）和黑质（位于中脑）并不位于前脑，从神经核功能和神经纤维联系来看，应该将这两部分归类为基底神经节。这部分结构的神经联系将在运动系统部分详细讨论（图 5.14、图 5.18）。

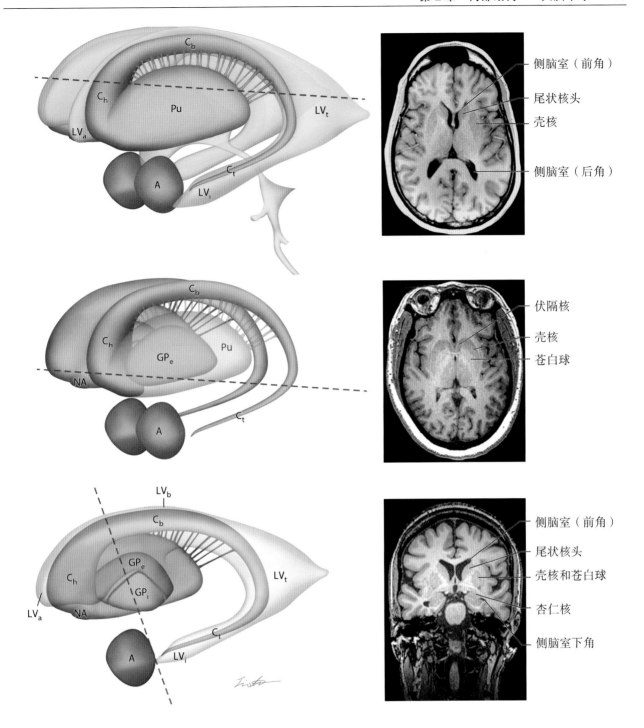

图 2.5B　基底神经节 2——基底神经节：核团及联系（T1 加权 MRI 图像）。LV$_a$：侧脑室前角；LV$_b$：侧脑室体；LV$_t$：侧脑室房部（三角部）；LV$_i$：侧脑室下角；C$_h$：尾状核头；C$_b$：尾状核体；C$_t$：尾状核尾；NA：伏隔核；GP$_e$：苍白球外侧；GP$_i$：苍白球内侧；A：杏仁核

图 2.6 间脑：丘脑

丘脑：位置

间脑意思为"脑之间"，为脑的另一结构。间脑包括丘脑、下丘脑和其他部分，位于脑的深面，脑干和端脑之间。

实物图（图 1.7~1.9）和模式图（图 3.1）显示间脑位于脑干的上方，体积膨大的端脑从周围完全包裹间脑，仅在下面可见少部分下丘脑（见垂体柄、乳头体，二者为下丘脑的一部分；见图 1.5 和图 1.6）。

本章图中丘脑呈块状，两侧各一（图 2.9A、图 2.10A），中间为连接两侧丘脑的神经组织——丘脑间黏合（图 1.7、图 2.10A）。第 3 章中描述了丘脑之间的第三脑室（图 2.10A、图 2.10B 和图 3.1）。

上　图

上图显示两侧半球内的丘脑，可见邻近的基底神经节，切断的胼胝体连接两侧大脑半球，胼胝体下方可见裂隙状的腔隙（黑色）。从头端观察可见阴影部分为丘脑，位于壳核的内侧（豆状核的一部分）。远端阴影部为尾状核和苍白球（前面已解释过）。

丘脑常被称为大脑皮质的门户（图 6.13），这样的描述不符合丘脑功能，大多数丘脑核的神经纤维投射至脑皮质，同样地，也接受大脑皮质的神经纤维，称之为往返神经联系。这种联系方式并非存在于所有丘脑核（见后文）。不同的丘脑核及其功能详见图 4.3。

下　图

本图一侧大脑半球的所有结构均被去除（包括基底神经节和丘脑），另一侧的丘脑是最靠近大脑纵裂的结构（图 1.7）。丘脑的形状和大小如同大杏仁。第二位从这个角度可见的结构是苍白球（图 2.5A 的下图和图 2.5B 的下图）。如前文所述，杏仁核存在于颞叶。

间脑的其他部分包括：

- 下丘脑——每侧大脑半球均有（图 1.7、图 3.2），由众多下丘脑核构成，调节机体内环境稳态，包括水的平衡。其结构详见第 4 部分的边缘系统。
- 松果体（在图 1.9 可见）——有时被认为是间脑的一部分（上丘脑）。主要调节人的昼夜节律。

丘脑下核位于丘脑的下方，此核团参与基底神经节神经环路的组成（图 5.14）。

临床联系

许多人使用松果体产生的褪黑素来调节睡眠周期，以克服因时差产生的不适。

补充说明

如图所示，间脑位于侧脑室体部下方，实际上，丘脑形成侧脑室体部的底（图 2.9A）。

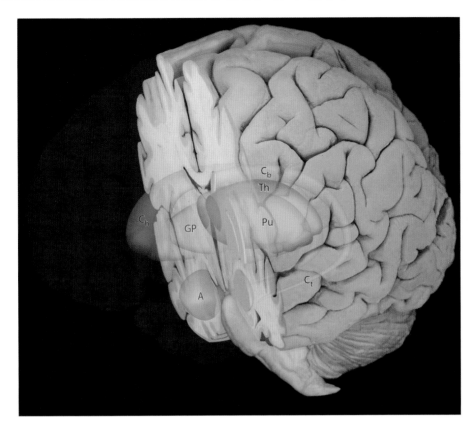

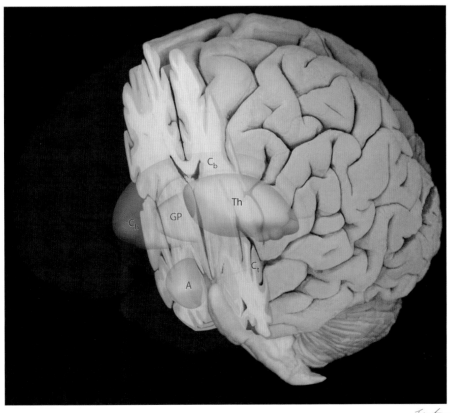

图 2.6　间脑：丘脑——丘脑定位。Th：丘脑；C_h：尾状核头；C_b：尾状核体；C_t：尾状核尾；Pu：壳核；GP：苍白球；A：杏仁核

图 2.7　丘脑与基底神经节的解剖学关系

解剖关系（FLAIR 与 T1 加权磁共振成像）

上　图

本图与图 2.5B 相同，均为侧面观，显示大脑半球内近端的基底神经节和脑室。图中被遮盖的结构为丘脑（位于豆状核内侧），距离中线最近。

FLAIR 模式磁共振图像显示的是经丘脑间黏合水平切面图（图 1.7），也可显示丘脑的结构（比较与之相似的切面图 2.5B）。

中　图

近侧面为了清楚显示丘脑，豆状核已去除，也显示了远端半球的部分丘脑。图 2.5B 显示了基底神经节的苍白球和壳核。

FLAIR 磁共振图像为经丘脑间黏合上部水平切面图（包括松果体），可见两侧丘脑及丘脑间的第三脑室。

读者注意：磁共振图为大脑半球水平切面图，在上图和中图（图 2.10B）中，两侧丘脑与基底节区的豆状核位于同一水平（图 2.10A）。丘脑和豆状核的位置关系详见内囊结构（图 4.4）。

下　图

下图显示远端大脑半球的丘脑，可见外侧的尾状核和侧脑室，豆状核被丘脑掩盖。因第三脑室位于丘脑之间的中线，标记丘脑的颜色重叠后发生变化。

右侧磁共振 T1 加权像为经室间孔水平切面图，可见丘脑形成侧脑室底。

观察大脑半球深面结构，可见丘脑内侧的大部分与第三脑室相邻，基底神经节的苍白球和壳核位于第三脑室的外侧。前面观可见尾状核头位于丘脑的前面（图 2.10A、图 2.10B）。内囊的纤维分割这些结构。

信息传递至特定脑皮质之前主要由丘脑核负责处理（图 4.3、图 6.13），这些信息包括除嗅觉信息外的感觉信息。粗触觉（包括痛觉）可能在丘脑形成，但位置觉，尤其是皮肤表面的两点辨别觉则在大脑皮质形成。同样的，作为运动调节的两个皮质下中枢——基底神经节和小脑，传递运动信息至大脑皮质之前，先将信息传递至丘脑（图 5.18）。另外，边缘系统环路的形成也有丘脑的参与（在第 4 部分讨论）。

其他的丘脑核团与大脑皮层的联络区（占大脑皮层很大一部分皮层）相联系，这些区域与特定的感觉和运动功能无关（如背内侧核和前额皮质，具体讨论结合图 10.1B；也可见于图 6.13）。一些丘脑核团，如板内核和网状核，与觉醒的维持和调节相关，也可能与注意力相关，属于上行激活系统的一部分（图 3.6A）。

补充说明

伏隔核是基底神经节之一，功能区别于其他核团，脑的内侧远端图可见伏隔核，位于尾状核头下方，与壳核相连（图 2.5B）。尾状核形成背侧纹状体的一部分，作为区分，伏隔核也就归为腹侧纹状体的一部分。伏隔核的作用将在边缘系统部分讨论（第 4 部分）。

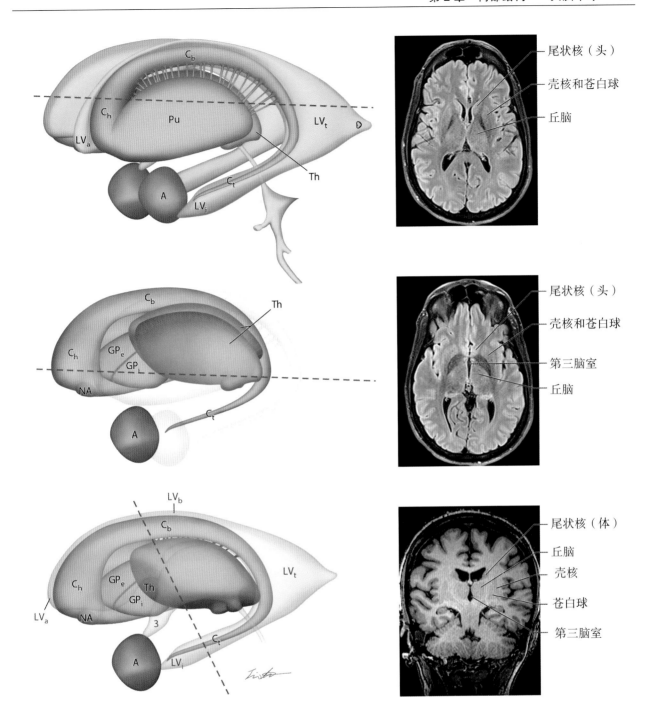

图 2.7　丘脑与基底神经节的解剖学关系——（FLAIR 和 T1 加权 MRI 成像）。LV$_a$：侧脑室前角；LV$_b$：侧脑室体；LV$_t$：侧脑室房部（三角部）；LV$_i$：侧脑室下角；3：第三脑室；C$_h$：尾状核头；C$_b$：尾状核体；C$_t$：尾状核尾；NA：伏隔核；GP$_e$：苍白球外侧；GP$_i$：苍白球内侧；A：杏仁核；Th：丘脑

图 2.8 大脑半球：内部结构 1

前面观：脑室、白质、基底神经节、丘脑

了解了大脑半球不同的结构，包括脑室系统、白质、基底神经节和丘脑，就易理解大脑半球的组成。大脑半球前面观时侧脑室的体积是其余方位观察时的 2 倍（图 2.1B）。观察到侧脑室位于大脑半球内及颞叶中。

前面已经介绍过脑室的另一部分结构——第三脑室，本图可显示第三脑室的位置。裂缝状的第三脑室位于丘脑之间的中线，有时第三脑室也指间脑内的腔隙（图 1.9、图 3.1）。

本图在大脑半球邻近中线处可见丘脑，位于侧脑室下方，与第三脑室中线相接。

双侧丘脑外侧的白质称为内囊。内囊为脊髓、脑干和丘脑与大脑皮质之间的往返神经纤维束穿行的通道（图 4.4）。内囊的外侧可见由内侧的苍白球和外侧的壳核组成的豆状核。

脑室系统将在脑干章节详细讨论（图 3.1~图 3.3），脑脊液循环将在第 3 部分详细讨论。

脑室、脑白质、基底神经节和丘脑将在下图显示，解剖学冠状切面、水平切面实物图见图 2.9A 和图 2.10A，影像图见图 2.9B 和图 2.10B。

读者注意：神经解剖学术语有关结构的命名是基于早期对脑功能的理解，这些术语主要是描述性的或来源于其他语言。例如，我们目前使用的一些有关神经联系和功能的术语很难准确描述其含义，但仍在使用。神经节严格地讲是指外周神经元聚集形成的团块，因此，对前脑内神经元解剖学上正确的命名应是神经核，但很少有文章这样描述。

大多数临床医生很难将神经节改为其他名词，因此，传统的名称也就保留下来。

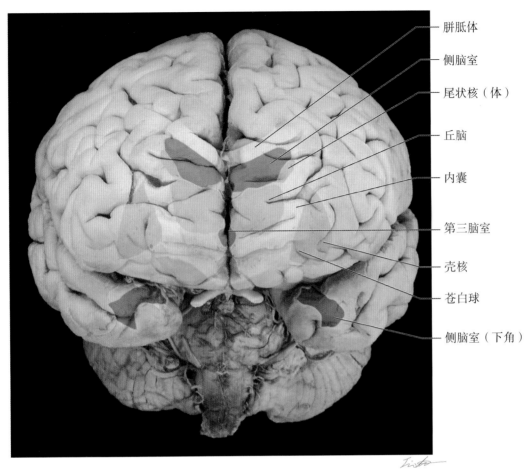

胼胝体

侧脑室

尾状核（体）

丘脑

内囊

第三脑室

壳核

苍白球

侧脑室（下角）

图 2.8　大脑半球：内部结构 1——前面观：脑室、白质、基底神经节、丘脑

图 2.9A 大脑半球：内部结构 2

大脑半球冠状切面图（实物图）

本图为脑的冠状切面图，可见脑的内部结构。左上方的小图为脑的背外侧面观，切面通过额叶和颞叶，可能也通过基底神经节。从内侧视角（右上方的小图）可见切面通过侧脑室体部（其上方为胼胝体）、丘脑前部、第三脑室、下丘脑、乳头体和视交叉。切面也通过中脑前部、大脑脚和脑桥前部末端。

作为大脑皮质的灰质位于脑半球外周，并沿脑沟界线伸入沟内，分布于脑的表面。本图可见胼胝体上方的大脑纵裂（未标记；见图 1.7 和图 2.2A），左半图可见大脑外侧裂及其深面的岛叶（图 1.4、图 6.3）。

皮质下方为脑白质，很难分清其属于何种神经纤维（图 2.3、图 2.4）。胼胝体下方有两个空腔，为侧脑室，属于侧脑室体部（图 2.1A、图 2.1B）。侧脑室两边的两块小灰质为尾状核体部（图 2.5A、图 2.5B）。由于本例标本切面不对称，因此实物图仅显示了右侧颞叶中的侧脑室下角。

观察冠状切面间脑区，可见第三脑室两侧的丘脑（图 1.9、图 2.8）。丘脑外侧、豆状核内侧可见内囊的一部分，为内囊的后肢（图 2.10A、图 4.4）。

本图可见部分豆状核及苍白球的内侧段和外侧段，因切面不对称，在右侧半球可清楚辨认苍白球的两部分。

颞叶内部的灰质是杏仁核，在图的左侧清晰可见（图 2.5A、图 2.6）。依据基底神经节的定义，杏仁核显然属于基底节之一。杏仁核及穹隆的功能将在边缘系统中一并介绍（参见第 4 部分）。

补充说明

豆状核的外侧可见一小条带状灰质，为屏状核（未标记，右上图更清楚；也可见图 2.10A 右上图，也未标记）。屏状核的作用尚不清楚。屏状核的外侧为岛叶，位于外侧沟的深面。

临床联系

其他主要影响基底神经节功能的疾病为遗传性亨廷顿舞蹈症，该病好发于中年人，可导致严重的运动障碍和认知缺失。著名的民间歌手 Woody Guthrie 就患有此病。目前，可应用基因检测手段来预测有亨廷顿舞蹈症遗传背景的人患病的可能性。

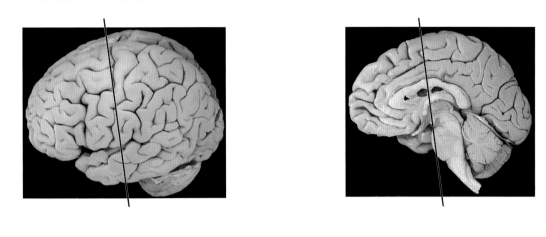

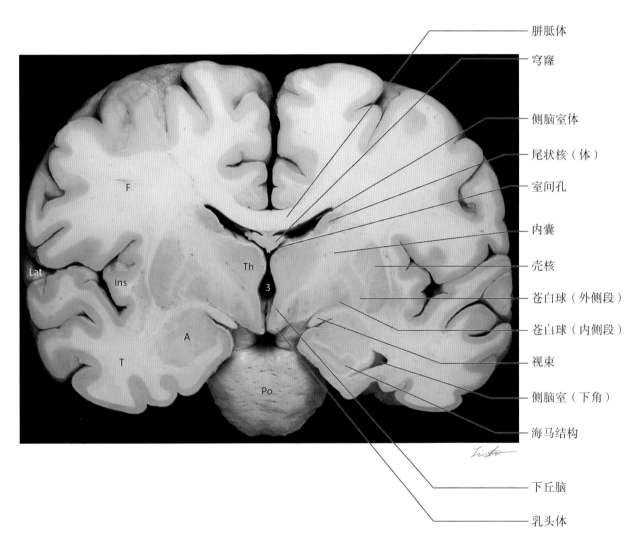

图 2.9A　大脑半球：内部结构 2——大脑半球冠状切面图（实物图）。F：额叶；T：颞叶；Lat：外侧裂；Ins：岛叶；3：第三脑室；Th：丘脑；A：杏仁核；Po：脑桥

图 2.9B 大脑半球：内部结构 3

大脑半球冠状切面图（磁共振 T1 加权像）

本图与脑切面图 2.9A 相似，为脑的冠状切面图，但切面稍靠前。本图为磁共振 T1 加权像，可见大脑皮质呈灰色，白质呈白色，脑脊液呈黑色。图中颅骨板呈灰色，内部的骨髓呈白色。硬脑膜清晰可见（图 7.1、图 7.2）。大脑纵裂之间的脑膜皱褶和大脑镰清晰可见（图 7.4、图 7.5）；在大脑镰上方，中线上可见上矢状窦。

灰色的大脑皮质和白色脑白质清晰可辨；胼胝体穿过中线，可见两侧侧脑室前角由透明隔分隔（图 8.6）。同样地，冠状切面通过室间孔，可见丘脑之间的第三脑室（图 7.8）。也可见突入侧脑室前角的尾状核头（图 2.2B）、豆状核及与第三脑室相邻的丘脑。

本图的切面也通过内囊的后肢（图 4.4），可见其纤维延续至大脑脚（图 1.6、图 1.8 和图 3.1）。本图的切面也通过大脑外侧沟和岛叶（图 2.5B、图 2.7），可见颞叶中的海马结构和侧脑室下角（图 9.5A）。

本图也包括中脑（大脑脚）、脑桥（腹侧部分）和延髓等脑干结构。小脑半球和大脑半球之间可见小脑幕（图 7.5、图 7.6）及其脑干水平的幕切迹（在脑疝章节讨论；见图 1.6）。

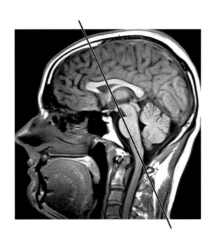

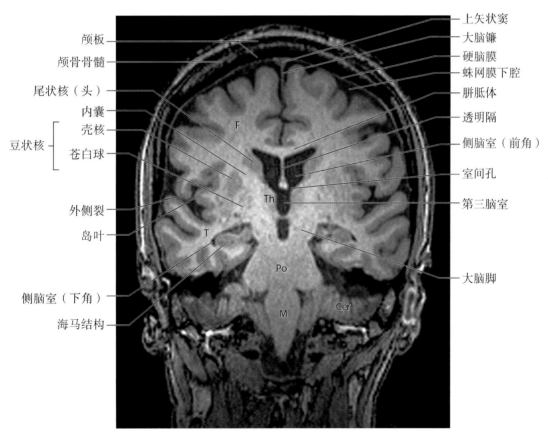

图 2.9B　大脑半球：内部结构 3 ——大脑半球冠状切面图（T1 加权 MRI 像）。F：额叶；T：颞叶；Th：丘脑；Po：脑桥；M：延髓；Cer：小脑

图 2.10A　大脑半球：内部结构 4

大脑半球水平切面（实物图）

这是一张脑水平切面的实物照片。从背外侧面（左上角的小图）看，切面水平在外侧沟的稍上方，且从前向后轻度向下倾斜。从内侧面（右上角的小图）观看，切面通过侧脑室前角、丘脑和大脑枕叶。

这个切面显露了大脑内的白质、基底核以及部分脑室系统。这些结构在临床上意义重大，因此该切面常被用于包括计算机断层扫描（CT；见图 2.1A）和磁共振成像（MRI；见图 2.10B）在内的神经影像学诊断。

在这张脑水平切面图上可以看到基底核（图 2.5B、图 2.7）。尾状核头突入到侧脑室前角（CT 扫描图；见图 2.1B 中间小图）。豆状核形似透镜，被前内和后内的白质分隔开来，这些白质即为内囊（图 4.4）。

因为壳核和尾状核的神经元在组织学（或发育）上相同，因此这两个核团都呈灰色。苍白球功能不同，它包含更多的纤维，因此颜色较浅。由于切面水平的不同，有时可能（在本例中是双侧）看到苍白球的两个部分，即内侧和外侧节段（在图 5.14 和图 5.18 中讨论）。

豆状核内侧的白质即为内囊（图 2.9A、图 2.9B 和图 4.4），分为前肢、后肢和膝。其中，内囊前肢分隔豆状核和尾状核头，后肢分隔豆状核和丘脑。一些位于内囊内的灰质条纹将尾状核和壳核连接起来（图 2.5B）。内囊形成的"V"字形的尖端指向内侧，称为内囊膝。

这张照片显示的是通过侧脑室前角最下部的切面，因此侧脑室前角只是一个小腔（图 2.1A）。该切面既通过两边侧脑室与第三脑室的连接处，即室间孔（又称 Monro 孔；见图 7.8），又通过侧脑室的房部或三角部（在这张图上左侧显示地更明显），该处为侧脑室向颞叶延伸从而形成侧脑室下角的移行区。另外，这个切面两侧都能看到沿着侧脑室内侧壁弯曲下行的侧脑室脉络丛（此处未标记；详见图 2.1B）。

两侧丘脑之间是第三脑室（图 2.8），松果体附着于该脑室后端，在松果体下方，可以看到一小部分小脑蚓（图 1.9）。

在这个切面上，侧脑室枕角不对称，左侧完全显露出来而右侧没有。在右侧，可以看到一束向后走行的纤维束，此为视觉纤维，称为视辐射（图 6.4、图 6.5）。在侧脑室房部的边缘还可以看到较小的尾状核尾（图 2.5A、图 2.5B 和图 9.7）。

临床联系

内囊后肢有从丘脑到大脑皮质的上行感觉纤维束及发自大脑皮质的下行运动纤维束通过（在第 2 部分中回顾；见图 4.4）。这张平面图常用于寻找内囊后肢小的梗死，即腔梗（在第 3 部分图 8.6 中讨论）。这些梗死多由大脑中动脉的小穿支（豆纹动脉）受阻所致（图 8.6）。

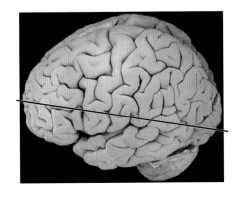
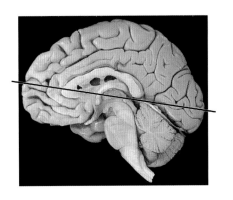

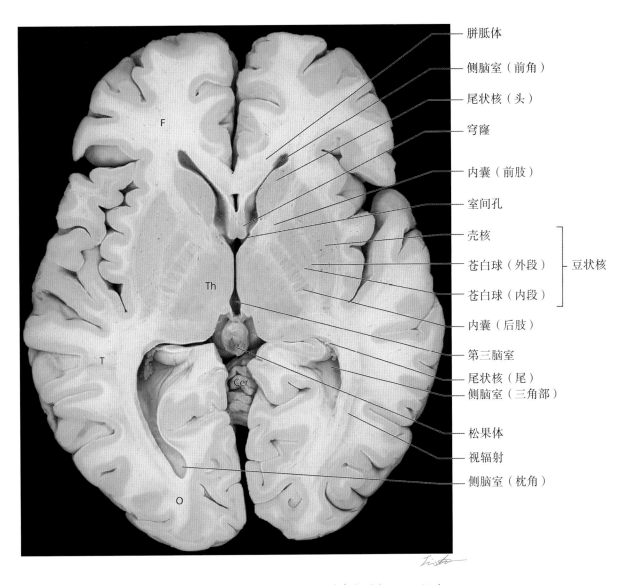

图 2.10A　大脑半球：内部结构 4——大脑半球水平切面（实物图）。F：额叶；
T：颞叶；O：枕叶；Th：丘脑；Cer：小脑

图 2.10B　大脑半球：内部结构 5

水平面观（T2 加权 MRI 扫描）

这张影像图与图 2.10A 中看到的解剖标本不完全在同一个水平面，影像图通常会有一个较小的倾斜角度，这样可以降低颅后窝致密的颅骨对观察周围结构（脑干和小脑）的干扰。在 T2 加权 MRI 图像上，脑脊液是白色的，大脑皮质及基底核是灰色的。

这张图上可见侧脑室前角，该平面通过 Monro 孔（图 2.10A、图 7.8），后部通过侧脑室房部或三角部，侧脑室在该处延伸至颞叶（图 2.1A、图 2.10A）。

大脑半球内部已经明确的结构是尾状核、壳核及内囊。正如前面讨论的那样，苍白球有时也可以在 CT 及 MRI 图像上辨认出来。第三脑室在中线上，位于两侧丘脑之间。在这张图的左侧还能看到视辐射（图 6.4、图 6.5）。

补充说明

脑脊液池位于中线上，脑实质之后（未标记），在其稍下方是上丘和下丘，又叫顶盖或四叠体板（图 1.9、图 3.3）。在正中矢状切面上可见四叠体池（图 1.7，未标记），内有脑脊液（图 7.8）。四叠体池向腹外侧延伸，形似"翅膀"，称为环池，是影像学的重要标志之一。

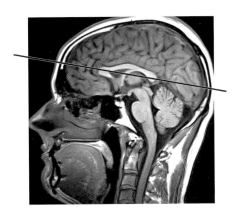

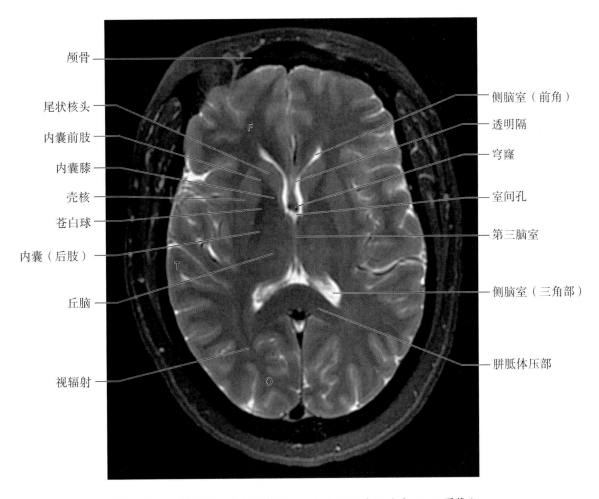

图 2.10B　大脑半球：内部结构 5——水平面观（T2 加权 MRI 图像）。
F：额叶；T：颞叶；O：枕叶

第 3 章

内部结构——脑干、小脑、脊髓

图 3.1　脑干 1

前面观（T1 加权 MRI 扫描）

分离的脑干和间脑示意图是根据图 1.8 绘制的，此图常被用来描述脑干的外形。此处，该图被用于以脑室系统作为开始的脑干内部结构的学习。

位于脑干内部的脑室偏向于脑干背侧。

脑干内的脑室系统从间脑延续而来。此处，第三脑室为一狭窄间隙，位于中线上，分隔两侧丘脑（图 1.9、图 2.8、图 2.9A 和图 2.10A）。第三脑室向下延续为脑干内部的脑室系统。其中，位于中脑内的部分狭窄，称为大脑水管、中脑导水管或 Sylvius 水管（图 3.2 的脑干正中矢状切面上可见这一狭窄的中脑导水管；也可参见图 A.3 和图 A.4）。

位于脑桥和小脑之间的脑室扩大成菱形——第四脑室（图 3.3），在第四脑室的下端，脑室又重新缩窄，形成中央管（在图 7.8 中讨论）。

从第四脑室开始，脑脊液（cerebrospinal fluid，CSF）会通过 3 个孔（图 3.2、图 7.8）离开脑的内部并流入蛛网膜下隙。

学习了脑室系统以后，接下来将学习脑干的其他结构（图 1.8）。

大脑脚

内囊中的下行纤维（图 4.4）进入脑干（图 3.1 下部 X 线影像 B、图 2.9B、图 9.5A 和图 9.5B）形成大脑脚（图 4.2C、图 A.3 和图 A.4），包括皮质-脊髓束（图 5.9）、皮质-脑桥纤维和皮质-延髓纤维（图 5.10、图 5.15）。

脑　桥

脑桥的突出部或膨隆部（图 3.2）由一组数量较大的核团——脑桥核组成（图 4.2B、图 A.6）。脑桥核属于大脑皮质到小脑传导通路上的中继核（图 5.10、图 5.15）。

锥　体

在水平切面上，锥体形似圆锥形（图 4.2A），由皮质-脊髓束纤维构成（图 A.8~A.10）。在延髓下方，皮质-脊髓束纤维交叉至对侧，形成皮质-脊髓侧束（图 5.9、图 6.12）。

橄　榄

延髓的髓核，更准确的名称是下橄榄核，该核体积大，从而形成橄榄外观上的膨隆（图 4.2A、图 A.9 和图 A.10）。下橄榄核是发出小脑传入纤维的核团之一（图 5.15）。

影像学

4 张 MRI 图片显示的是大脑半球、脑干以及小脑冠状切的 T1 加权 MRI 扫描图，脑干外形可在该图像中看到（也可见图 3.2）。在这里，脑脊液为黑色（位于大脑侧脑室中）。

图 C 和图 D 中可看到脑脊液腔及扩大的第四脑室。

随后将详细描述脑干中不同的核团。在第 2 部分中，将描述通过中脑的所有上行和下行传导通路（图 6.11、图 6.12），以及脑干与小脑的联系（图 5.15、图 5.17）。脑干更详细的资料见附录。

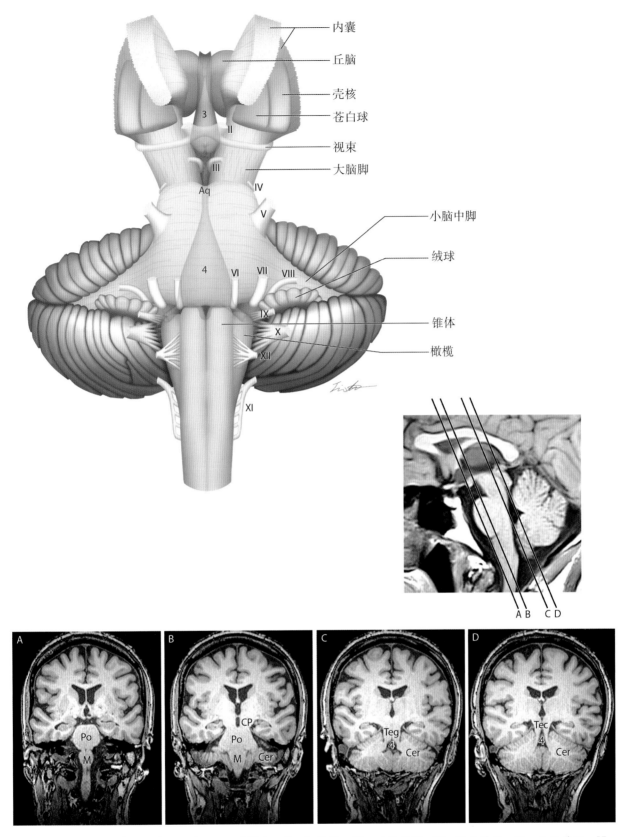

内囊

丘脑

壳核

苍白球

视束

大脑脚

小脑中脚

绒球

锥体

橄榄

图 3.1　脑干 1——前面观（T1 加权 MRI 图像）。Ⅱ：视神经；Ⅲ：动眼神经；Ⅳ：滑车神经；Ⅴ：三叉神经；Ⅵ：展神经；Ⅶ：面神经；Ⅷ：前庭神经；Ⅸ：舌咽神经；Ⅹ：迷走神经；Ⅺ：副神经；Ⅻ：舌下神经；3：第三脑室；Aq：中脑导水管；4：第四脑室；Po：脑桥；M：延髓；CP：大脑脚；Cer：小脑；Teg：脑桥被盖部；Tec：中脑顶盖

图 3.2　脑干 2

正中矢状面观（T1 加权 MRI 扫描）

图 3.2 中脑的正中矢状面图是图 1.7 的放大图。该切面通过大脑纵裂、胼胝体（图 2.2A）、第三脑室及脑干的中线。

在这张图上，丘脑和下丘脑被下丘脑沟分隔开来。下丘脑沟起自 Monro 孔（又叫室间孔，已在脑室的相关内容中讨论过；也可见图 2.9B 和图 7.8），终止于中脑导水管。视交叉位于下丘脑的前部，视交叉的后面是乳头体（图 1.5、图 1.6）。

组成脑干的 3 个部分——中脑、前面膨隆的脑桥及延髓，在这张图上可以清楚地辨认出来（也可参考图 1.8 和图 3.1）。中脑内狭窄的管腔为中脑导水管，容纳脑脊液。位于中脑导水管后面的结构包括上丘和下丘（图 1.9），统称为顶盖或顶盖板（图 3.3）。

中脑导水管连接第三脑室和第四脑室，其中第四脑室又分隔脑桥、延髓与小脑。脑脊液主要从第四脑室底的正中孔（图 7.8）离开脑室系统，脑室系统则向下延续为狭窄的中央管（图 7.8）。

小脑在第四脑室的后面（或上方），位于小脑中线上的小脑蚓部可被分成数个部分（图 1.9），尽管没必要对所有部分进行命名，但了解小舌和小结两个结构对后续小脑的学习会有帮助（图 5.17）。这个切面上还能看到小脑扁桃体（图 1.7、图 1.9 和图 5.16）。

小脑幕，硬脑膜的形成物之一，分隔小脑与大脑枕叶（在第 3 部分脑膜中讨论；见图 7.4~7.6）。在这张图上可以清楚地看到小脑幕上间隙（即大脑半球）与小脑幕下间隙、脑干及后颅窝内小脑之间的分隔。

影像学

下图是脑干正中矢状面的 T1 加权 MRI 扫描照片，具有非常重要的临床意义。

在这张图上，胼胝体和穹窿都清晰地显示出来，透明隔连于二者之间，将两边的侧脑室分隔开来。丘脑位于穹窿下方，两侧丘脑之间是第三脑室。脑脊液（黑色）可见于中脑导水管和第四脑室中。

脑干之外的间隙里也有脑脊液（在图 7.8 中解释），此间隙在某些部位扩大，称为池，位于小脑下方延髓后方的称为小脑延髓池。

临床联系

如果颅后窝有占位性病变（如肿瘤、出血），小脑会被向下推移。这将挤压小脑扁桃体进入枕骨大孔，从而压迫延髓。如果延髓受压严重，可能导致位于延髓的重要中枢受损（在图 3.6A 中讨论）。

典型的表现就是小脑扁桃体疝。这是一种危及生命的情况，可能会导致心脏骤停或呼吸停止，或两者并存（这部分内容将在第 3 部分引言中的颅内压部分和图 7.1 中进一步讨论）。

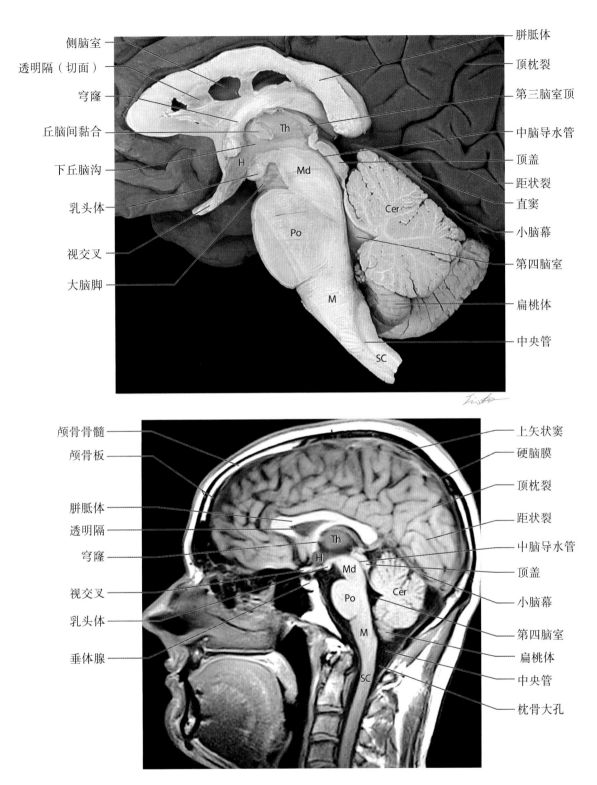

侧脑室

透明隔（切面）

穹窿

丘脑间黏合

下丘脑沟

乳头体

视交叉

大脑脚

胼胝体

顶枕裂

第三脑室顶

中脑导水管

顶盖

距状裂

直窦

小脑幕

第四脑室

扁桃体

中央管

颅骨骨髓

颅骨板

胼胝体

透明隔

穹窿

视交叉

乳头体

垂体腺

上矢状窦

硬脑膜

顶枕裂

距状裂

中脑导水管

顶盖

小脑幕

第四脑室

扁桃体

中央管

枕骨大孔

图 3.2　脑干 2——正中矢状面观（实物图及 T1 加权 MRI 成像）。Th：丘脑；H：下丘脑；Md：中脑；Po：脑桥；M：延髓；Cer：小脑；SC：脊髓

图 3.3　脑干 3

背面观：小脑已去除

这张图是去掉小脑后从背面观察到的脑干和第四脑室。对脑干的这一观察方法在后面的一些图中也常用到（图 6.11、图 6.12）。这种背面观有益于理解脑神经核与脑干内不同传导通路之间的联系。

中脑水平

中脑的背面可见上丘、下丘（图 1.9）、第 Ⅳ 对脑神经——滑车神经以及大脑脚的后面。

脑桥水平

由于小脑已经去掉，这张图上可以看到脑桥的背面。分隔脑桥与小脑的间隙为第四脑室。第四脑室的顶由于小脑的剥离而缺失，但其上部仍覆盖有一薄层神经组织——上髓帆，在上髓帆外侧是联系小脑的小脑上脚（在图 5.17 和图 6.11 中讨论）。通常位于第四脑室顶下部的脉络丛（图 7.8）在这里也被去掉了。

从这个角度看，第四脑室有一个底。值得注意的是，靠近中线的两侧有两个大的隆起，称面神经丘。在面神经丘深面，面神经（CN Ⅶ）折返向腹侧走行，从而形成内膝（在图 6.12 和图 A.7 脑桥部分进行讨论）。

没有小脑的遮盖，这张图上还能看到小脑中脚和小脑下脚。小脑脚是联系脑干与小脑的结构，共有 3 对（图 5.15）。其中，小脑下脚联系延髓与小脑，而粗大的小脑中脚则将来自脑桥的信息传入小脑。这两对小脑脚在脑干腹侧面上都能看到（图 1.8）。有关它们的详细资料将在运动系统中有关小脑功能的部分描述（图 5.15）。小脑上脚穿过第四脑室顶和中脑，将来自小脑的信息传递给丘脑，并在丘脑换元（图 5.17）。小脑上脚仅能从脑干背侧面观察到。

三叉神经（CN Ⅴ）从小脑中脚穿出（图 1.8、图 3.4）。

延髓水平

第四脑室下部分隔延髓与小脑（图 3.2）。位于第四脑室下方、中线两侧的两个隆起，分别为薄束核和楔束核，为上行躯体感觉传导通路上的中继核（在图 1.9、图 5.2、图 6.11 和图 A.10 中讨论）。

这张图上能看到前庭蜗神经（CN Ⅷ），在它前面，舌咽神经（CN Ⅸ）和迷走神经（CN Ⅹ）出现在延髓侧面、下橄榄核的后方。

下面的脊髓典型断面也是从这张背侧面图上观察到的。

补充说明

第四脑室底有从前庭蜗神经和膨大的蜗神经核（在此图的左侧；见图 6.1）延续而来的交叉纤维（未标记），这些纤维是听辐射的一部分，称背侧听纹（图 6.1）。这些前庭蜗神经中的听觉纤维在上升至中脑下丘之前，先在脑桥下部换元。

中脑中还可以看到红核（在图 4.2C 和图 5.11 中描述；也可参见图 A.3）和下丘臂两个结构。下丘臂连接下丘和内侧膝状体，属于听觉传导通路的一部分（完整的描述见图 6.1 和图 6.2）。

内侧和外侧膝状体（核）属于丘脑（图 4.3），外侧膝状体（核）是视觉传导通路的一部分（图 6.4）。

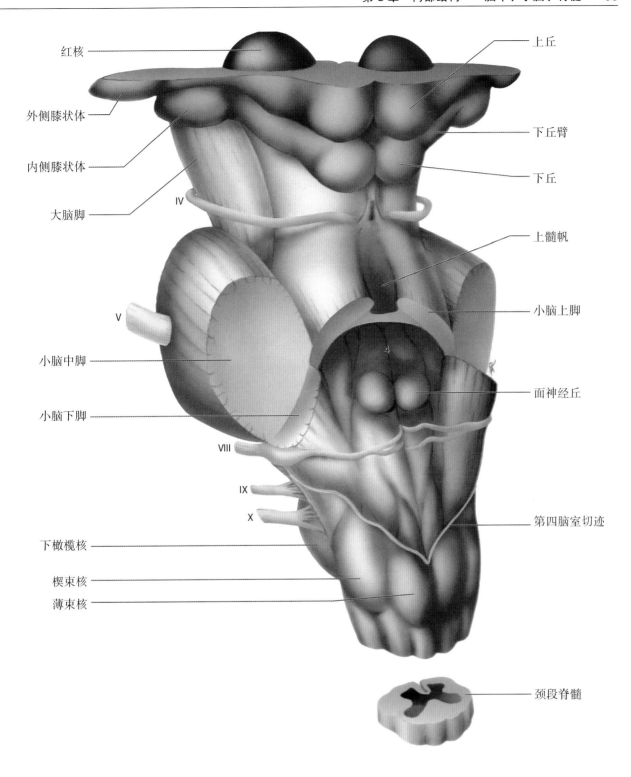

红核

外侧膝状体

内侧膝状体

大脑脚

IV

V

小脑中脚

小脑下脚

VIII

IX

X

下橄榄核

楔束核

薄束核

上丘

下丘臂

下丘

上髓帆

小脑上脚

4

面神经丘

第四脑室切迹

颈段脊髓

图 3.3　脑干 3——背面观：小脑已去除。Ⅳ：滑车神经；Ⅴ：三叉神经；Ⅷ：前庭蜗神经；Ⅸ：舌咽神经；Ⅹ：迷走神经；4：第四脑室底

图 3.4 脑干 4

脑神经核：感觉性

感觉性脑神经核将在这张图中讨论（也可参见图 A.1）。嗅神经（CN Ⅰ）和视神经（CN Ⅱ）未与脑干相连，因此这里暂不讨论。

来自头、颈部的感觉信息包括以下几方面。

- 躯体传入：一般感觉，包括触觉（精细触觉、粗触觉）、痛觉和温度觉。这些传入纤维通过三叉神经（CN Ⅴ）的分支传递来自于头、面部皮肤和黏膜的感觉信息。
- 内脏传入：感觉信息来自咽、颈部维持身体稳态的感受器，以及胸、腹腔脏器。这类感觉信息大部分由迷走神经（CN Ⅹ）传递，小部分经舌咽神经（CN Ⅸ）传递。
- 特殊感觉：前庭蜗神经（CN Ⅷ）传递听觉和平衡觉，面神经（CN Ⅶ）和舌咽神经（CN Ⅸ）传递味觉。

这张图展示了感觉性脑神经核的位置（仅一侧核团），这些核是叠加在脑干腹侧面观图上的。另外，在图 6.11 中也可以从背侧面看到这些核。有关脑神经核的具体位置将在附录中讨论。

CN Ⅴ：三叉神经

头部的绝大部分感觉信息通过三叉神经的三大分支（眼神经、上颌神经和下颌神经）传递。其感觉性神经节称为三叉神经节，位于颅内。三叉神经管理头皮和面部的皮肤、眼和眼球的结膜、牙齿以及头部的黏膜（包括舌表面的黏膜，但不包括味觉，见后文）。

三叉神经感觉核分布于脑干的不同平面（图 5.4、图 5.5 和图 6.11 中三叉丘系通路部分）。

- 三叉神经主核，传递精细触觉，位于脑桥中部，临近三叉神经运动核。
- 传递痛、温觉信息的一长列细胞组成三叉神经脊束核，又称三叉神经降核。该核穿

过延髓，一直延伸到上部颈髓。

- 另一群细胞延伸至中脑，形成三叉神经中脑核。这群细胞在外观上与脊髓背根神经节相似，因此被认为是咀嚼肌的本体感觉神经元。

读者注意：三叉神经核在脑干内部的位置与脑干表面三叉神经根的附着部位并不是准确对应的。

CN Ⅷ：前庭蜗神经

- 蜗神经核：来自耳蜗螺旋神经节的听觉纤维经前庭蜗神经传入中枢，这些感觉纤维在延髓的最上端进入脑干时与蜗神经核形成第一次突触（图 6.1）。听觉传导通路的相关内容将在第 2 部分（也可见图 6.2 和图 6.3）讨论。
- 前庭神经核：前庭传入纤维也经前庭蜗神经传入中枢。前庭神经核分 4 群：前庭内侧核和前庭下核位于延髓；前庭外侧核位于延髓 – 脑桥交界处；小的前庭上核则位于脑桥下部。前庭传入纤维终止于这些核团。有关前庭神经核的内容将在第 2 部分运动系统（图 5.13）和特殊感觉（图 6.8）中进一步讨论。

内脏传入和味觉：孤束核

来自舌表面的特殊味觉经面神经和舌咽神经传递，它们的传入纤维在延髓终止于孤束核（图 A.8）。

临床联系

三叉神经痛在三叉丘系通路中讨论（图 5.4）。

补充说明

孤束核也接受来自咽、喉以及内脏器官的经舌咽神经和迷走神经传递的内脏感觉信息（图 A.8）。

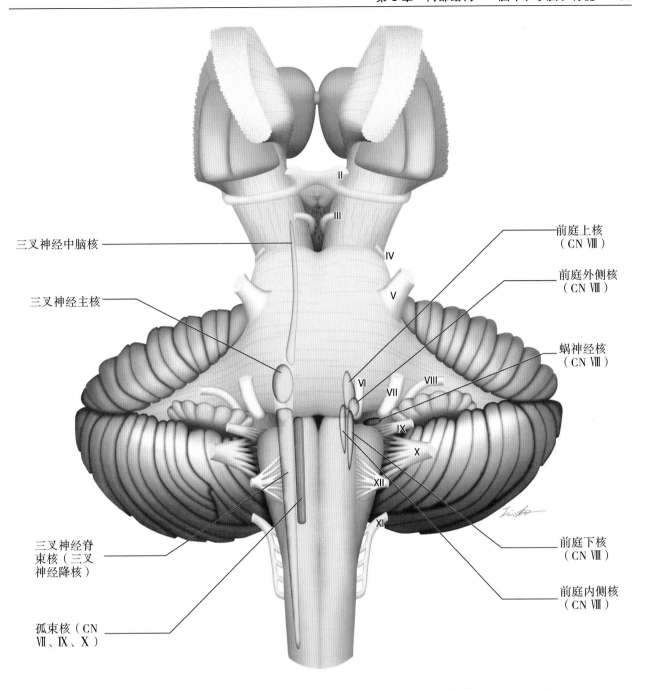

图 3.4 脑干 4——脑神经核：感觉性。Ⅱ：视神经；Ⅲ：动眼神经；Ⅳ：滑车神经；Ⅴ：三叉神经；Ⅵ：展神经；Ⅶ：面神经；Ⅷ：前庭蜗神经；Ⅸ：舌咽神经；Ⅹ：迷走神经；Ⅺ：副神经脊髓支；Ⅻ：舌下神经

图 3.5　脑干 5

脑神经核：运动性

每一对脑神经都是独特的，含有一种或几种纤维成分。现在，我们来复习运动性脑神经核。

主要有两种形式的运动：

1. 绝大多数神经解剖学教材将肌节衍化的骨骼肌（由动眼神经、滑车神经、展神经和舌下神经支配）与腮弓衍化的骨骼肌（由三叉神经、面神经、舌咽神经和迷走神经支配）做了区分。本图谱中没有用这种方法对肌肉进行分类。以上两种骨骼肌的运动属于第一种形式的运动。

2. 副交感核支配的平滑肌运动和腺体分泌属于第二种形式的运动。支配头颈部平滑肌运动和腺体分泌的脑神经有动眼神经、面神经和舌咽神经；支配胸、腹部脏器运动的脑神经是迷走神经。

这张图（也可参考图 A.1）展示了运动性脑神经核的位置，这些核是叠加在脑干腹侧面观图上的（仅一侧）。另外，在图 6.12 中也可以从背侧面看到这些核。脑干中脑神经核的具体位置将在附录中描述。

中脑水平

- CN Ⅲ：动眼神经，有运动和自主两种纤维成分。运动核位于中脑上部水平，支配绝大多数眼肌（图 A.3）。副交感核，又称 Edinger-Westphal（E-W）核，支配瞳孔括约肌（参与瞳孔对光反射）和睫状肌（调节晶状体曲度），这两块肌肉都属于调节反射的组成部分（在图 6.7 中讨论）。
- CN Ⅳ：滑车神经，仅支配一块眼肌，即上斜肌的运动。滑车神经连于中脑下部（图 A.4）。

脑桥水平

- CN Ⅴ：三叉神经，含有支配咀嚼肌的运动成分。三叉神经运动核位于脑桥中部，小的三叉神经运动根沿着小脑中脚，在此水平与脑干相连，旁边有较大的三叉神经感觉根（这里没有显示；见图 6.12）。
- CN Ⅵ：展神经，支配外直肌的运动神经。展神经核位于脑桥下部。
- CN Ⅶ：面神经，为混合性脑神经。运动核支配面部表情肌运动，位于脑桥下部。面神经中的副交感纤维则支配唾液腺和泪腺的分泌（见后面的补充说明部分）。

延髓水平

- CN Ⅸ（舌咽神经）和 CN Ⅹ（迷走神经）：都是混合性脑神经，它们起自疑核，分别支配咽肌和喉肌。另外，CN Ⅹ 中发自迷走神经背核的副交感纤维还支配胸、腹部脏器。这两个核贯穿延髓中下部（图 A.9、图 A.10）。
- CN Ⅺ：副神经脊髓根，起自上 4~5 个颈髓节段的细胞群。副神经支配颈部的大块肌肉（胸锁乳突肌和斜方肌）。副神经先入颅然后出颅，与脑神经一样，都从颅腔穿出。
- CN Ⅻ：舌下神经，支配所有舌肌。舌下神经核较大，位于延髓中线两侧。

读者注意：在这张图中舌下神经似乎是从疑核发出的，实际上这是一种错觉。图 6.11 和图 A.9 的水平切面上可以清楚地看到它们之间的关系。

补充说明

在脑的切面上，虽然上泌涎核和下泌涎核这两个小的副交感核能够显示出来，但不容易辨认。上泌涎核发出的纤维通常加入面神经（管理下颌下腺、舌下腺、鼻腔黏膜及泪腺的分泌），而下泌涎核发出的纤维加入舌咽神经（管理腮腺分泌）。

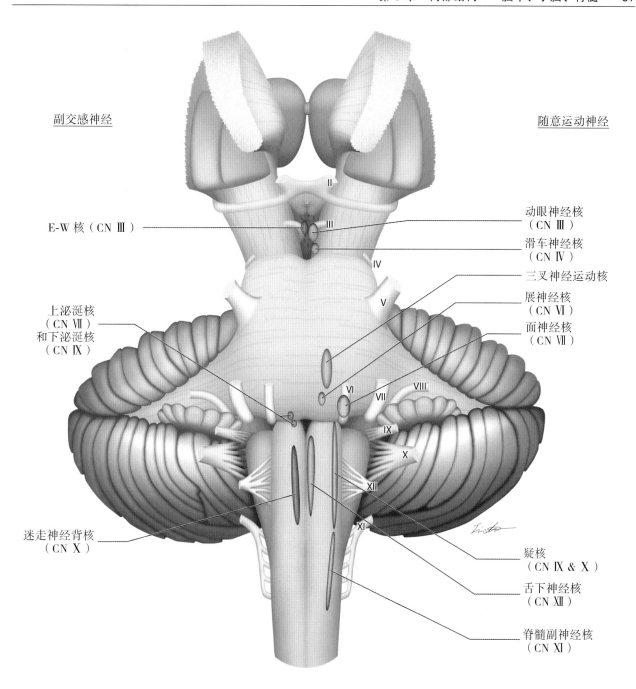

副交感神经

随意运动神经

E-W 核（CN Ⅲ）

动眼神经核
（CN Ⅲ）

滑车神经核
（CN Ⅳ）

三叉神经运动核

展神经核
（CN Ⅵ）

面神经核
（CN Ⅶ）

上泌涎核
（CN Ⅶ）
和下泌涎核
（CN Ⅸ）

迷走神经背核
（CN Ⅹ）

疑核
（CN Ⅸ & Ⅹ）

舌下神经核
（CN Ⅻ）

脊髓副神经核
（CN Ⅺ）

图 3.5　脑干 5——脑神经核：运动性。Ⅱ：视神经；Ⅲ：动眼神经；Ⅳ：滑车神经；Ⅴ：三叉神经；Ⅵ：展神经；Ⅶ：面神经；Ⅷ：前庭蜗神经；Ⅸ：舌咽神经；Ⅹ：迷走神经；Ⅺ：副神经脊髓支；Ⅻ：舌下神经

图 3.6A 　网状结构 1

网状结构：组成

网状结构（reticular formation，RF）是贯穿脑干的一群神经元的总称。从腹侧面观察，RF 占据了从中脑到延髓的脑干中心区，即被盖（图 A.2，也可参考附录中脑干水平切面图）。

这些神经元在进化上比较古老，且结构复杂似网状，因而得名为网状结构。RF 接收几乎所有感觉信息（图 3.6B），其传出纤维联系着神经系统的各级水平。

从功能上，可将 RF 分成几个亚群：

- 心 – 呼吸中枢：延髓和脑桥中的某些 RF 亚群能够调控心率和呼吸等重要生命活动，它们的重要性在临床突发事件和小脑扁桃体疝的相关内容中进行讨论（图 3.2、图 7.1 及第 3 部分引言中颅内压升高部分）。

- 运动区：延髓和脑桥中的某些 RF 核团可通过皮质 – 网状 – 脊髓系统对运动进行调控（在运动系统——第 5 章引言、图 5.12A 和图 5.12B 中讨论）。除此之外，这些核也可调节肌张力，具有重要的临床意义（在图 5.12B 中讨论）。

- 上行激活系统：RF 发出的纤维上行至丘脑并终止于丘脑的非特异性核团（如板内核；见图 4.3），中继后再广泛地投射到大脑皮质。整个系统能够维持大脑皮质的觉醒状态，又称上行网状激活系统（ascending reticular activating system，ARAS）。

- 小脑前核：RF 中还有很多向小脑投射的核团，这些核在 RF 的学习中一般很少讨论到。

从分布上，RF 的核团可被纵向分成 3 个群，在图的左侧显示。

- 外侧群包括一些小的神经元，这些神经元接收来自前外侧系统（痛温觉；见图 5.3）、三叉丘系通路（图 5.4）、听觉、视觉等的各种传入信息到 RF。

- 其次是内侧群，该群神经元较大，发出上、下行纤维。发自中脑的上行纤维与觉醒系统，即 ARAS 有关。内侧群的核团，特别是位于延髓和脑桥的巨细胞网状核，其尾侧（下）和吻侧（上）部分发出两条网状 – 脊髓束（在图 3.6B 中讨论；也可见图 5.12A 和图 5.12B）。

- 另一群核团占据了脑干中线区域，称中缝核。中缝核分泌 5- 羟色胺。中缝核中比较引人注意的是中缝大核，它在下行痛觉调节中起重要作用（在图 5.6 中讨论）。

除此之外，中脑导水管周围灰质（图 3.6B、图 A.3 和图 A.4）和脑桥上部的蓝斑核（图 3.6、图 A.5）也被认为是 RF 的组成部分（在图 3.6B 中讨论）。

总之，RF 与 CNS 各部分之间几乎都有联系。尽管 RF 能够广泛影响 CNS，但 RF 中仍有一些与特异性功能直接相关的亚系统存在。临床上最重要的有以下几部分：

- 延髓的心 – 呼吸中枢。
- 脑桥和延髓中调控运动和肌张力的下行系统。
- 脑桥上部与中脑的上行网状激活系统。
- 痛觉调节通路。

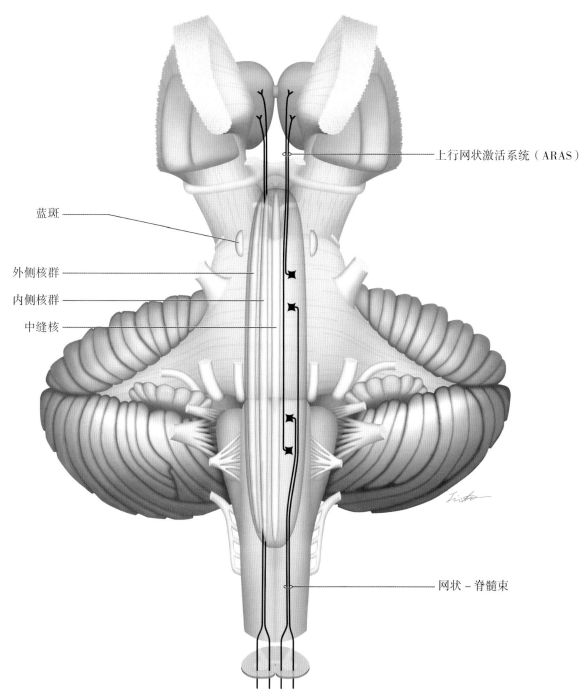

上行网状激活系统（ARAS）

蓝斑

外侧核群

内侧核群

中缝核

网状 – 脊髓束

图 3.6A　网状结构 1——网状结构：组成

图 3.6B　网状结构 2

网状结构：核团

这张图上的网状结构（RF）是从背（后）面观察到的（同图 3.3、图 6.11 和图 6.12）。该图标出了 RF 中功能明确的核团以及从某些核团发出的下行纤维束。

从功能上看，RF 中包括传入和传出两种核团。由于分泌的儿茶酚胺类神经递质的不同，核团中的神经元又分为 5- 羟色胺能神经元和去甲肾上腺素能神经元。RF 中的传入、传出核团包括：

- 接受不同的传入信息并将这些信息传递至 RF 的是外侧核群（在图 3.6A 中讨论）。这张图上，此处的神经元接受上行前外侧系的侧支（或终末支）传入，传递痛、温觉（图 5.3、图 5.4）。
- 内侧核群的神经元体积大，属于 RF 传出神经元。这些神经元发出上行或下行的轴突。其中，延髓的巨细胞网状核、脑桥尾侧及吻侧网状核发出的下行纤维组成内侧及外侧网状 – 脊髓束，它们属于间接自主或非自主运动系统（图 5.12A、图 5.12B）。
- 中缝核分泌 5- 羟色胺，其轴突投射至 CNS 的各个部分。研究显示，5- 羟色胺在维持情绪和调节睡眠方面有重要意义。位于延髓上部的中缝大核则在下行痛觉调节通路中起重要作用（在图 5.6 中描述）。

脑干中还有一些核团在功能上属于 RF，但不位于 RF 的核心区域。这些核团包括导水管周围灰质和蓝斑核。

- 中脑导水管周围灰质（关于位置，参考图 A.3 和图 A.4）是指围绕在中脑导水管周围的一群神经元（该图有描述，但未标记）。

它们接受传递痛、温觉信息的上行感觉系统，即前外侧系及三叉丘系通路的纤维传入，并且发出下行纤维到达脊髓，参与痛觉调节（图 5.6）。

- 蓝斑核是位于脑桥上部的一个小核（图 A.5）。在某些动物（包括人）切开的脑组织上，该处神经元密集，有色素沉着，易于观察（在组织学染色之前即可看到，见图 4.2B 中的脑桥照片）。该核发出的传出纤维投射至包括大脑皮质、皮质下结构、脑干、小脑、脊髓在内的 CNS 的各个部分。蓝斑核主要由去甲肾上腺素能神经元组成（多巴胺和去甲肾上腺素都属于儿茶酚胺类神经递质）。尽管目前该核的功能及电生理作用仍不清楚，但其在维持脑的警醒方面有一定作用。另外，该核还涉及多种 CNS 活动，如情绪、应激反应及自主活动等。

另一个区域，脑桥旁正中网状核（paramedian pontine reticular formation, PPRF），由一群控制眼球水平扫视运动的神经元组成。有关这些神经元的作用将与眼球运动一起讨论（图 6.8、图 6.9）。

大脑皮质向网状核投射的纤维组成皮质 – 延髓束的一部分（图 5.10）。网状核接受这些传入纤维，并发出纤维到脊髓，这些结构形成了间接自主运动系统，即皮质 – 网状 – 脊髓通路（在运动系统——第 5 章引言中讨论；见图 5.12A、5.12B）。该通路主要在肌张力的调节中发挥重要作用（在图 5.12B 中讨论）。

临床联系

大脑皮质向 RF 的传入通路受损将严重影响肌张力。在人类，这将导致肌张力升高，即肌肉强直，同时伴随肌腱（深）反射的异常增强，即腱反射亢进（在图 5.12B 中讨论）。

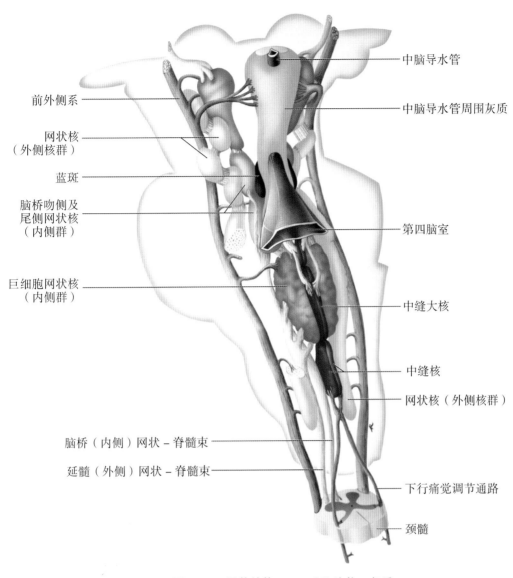

前外侧系

网状核
（外侧核群）

蓝斑

脑桥吻侧及
尾侧网状核
（内侧群）

巨细胞网状核
（内侧群）

脑桥（内侧）网状 – 脊髓束

延髓（外侧）网状 – 脊髓束

中脑导水管

中脑导水管周围灰质

第四脑室

中缝大核

中缝核

网状核（外侧核群）

下行痛觉调节通路

颈髓

图 3.6B　网状结构 2——网状结构：核团

图 3.7　小脑 1

组成：分叶

根据形态和表面的沟裂，可将小脑划分为以下几个部分（图 1.9）。小脑中间部形似蠕虫，称小脑蚓，两侧为小脑半球。水平裂位于小脑上表面和下表面的分界处。原裂较深，位于小脑上面，原裂之前为小脑前叶。其他需要注意的还有蚓部的小结和小舌，以及小脑扁桃体。

为了理解小脑的功能解剖及其在运动调控中的作用，有必要将小脑分为 3 个功能分叶，它们包括：

- 前庭小脑。
- 脊髓小脑。
- 新小脑或大脑小脑。

这种小脑分叶是依据小脑皮质、相关的小脑核以及其与其他脑区的纤维联系（传入和传出纤维）划分的。

我们通常是以小脑蚓的小舌和小结作为两个固定点，将小脑皮质展开到一个额状面上，以此来区分小脑的功能分叶（也可参考图 1.7）。

读者注意：要理解小脑的功能分叶，最好的方法是将小脑看作一本书。你可将书的装订边（代表水平裂）朝向自己。然后，左手手指放于封面（小脑上面）的边缘，右手手指放于封底（小脑下面）的边缘将书翻开，则封皮和封底（即小脑的上面和下面）展现在同一个额状面上。此时，小舌位于该平面的顶端，小结则位于下端。可在实验室用带有小脑的游离脑干标本获得图 3.7 所示的小脑展开图（视频网站上题为"间脑、脑干、小脑"的视频中展示了在标本上的操作方法）。

按照上面的方法将小脑展开后，现在来讨论小脑的 3 个功能分叶。

- 前庭小脑的主要作用是维持身体平衡和步态，包括绒球和小结两部分小脑皮质，又称绒球小结叶。绒球较小，位于小脑下面、小脑中脚的下方，呈水平方向（图 1.8、图 3.1）；小结为小脑蚓的一部分。

前庭小脑发出纤维至顶核，它是小脑核之一（图 3.8、图 5.17）。

- 脊髓小脑与肢体肌肉运动的协调有关，接受脊髓 – 小脑通路传递的来自肌肉的感觉信息（图 5.15、图 6.10）。脊髓小脑包括 3 个区域：
  - 小脑前叶，位于小脑上面，原裂以前（图 1.9）。
  - 小脑蚓的绝大部分（除外前面提到的小结；见图 1.9）。
  - 小脑蚓两侧的条带称为蚓旁部或中间区。蚓旁部边缘没有明显的沟裂。

脊髓小脑发出的纤维主要投射至中间核，包括球状核和栓状核（图 3.8）。它们的作用是将来自大脑皮质的运动指令与实际执行的结果进行比较。

- 新小脑是除了小脑蚓及其相邻的蚓旁部之外的小脑，包括原裂以后及小脑下表面（图 1.9）。新小脑是小脑 3 个功能分叶中最大的一个，在进化上出现最晚。由于该部主要与大脑皮质相联系（图 5.15），所以又称大脑小脑。

新小脑的传出纤维投射至齿状核（图 3.8、图 5.17）。新小脑能够协调自主运动和运动计划。

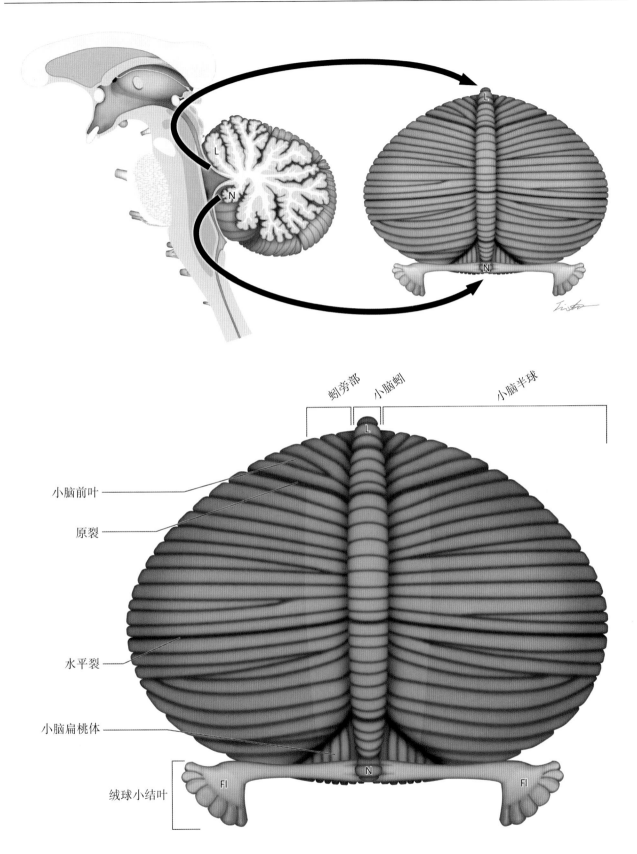

图 3.7　**小脑 1**——组成：分叶。L：小舌；N：小结；Fl：绒球；▨ 前庭小脑；▩ 脊髓小脑；▧ 新小脑

图 3.8 小脑 2

小脑内部（小脑深部）核：（T2 加权 MRI 扫描）

此图为脑干腹侧面观，其后方有小脑附着（同图 1.8、图 3.1、图 3.4 和图 3.5）。该图显示了位于小脑深面的小脑内部核，或小脑深部核。

共有 4 对小脑深部核，即顶核、中间核（球状核和栓状核）以及外侧核或齿状核。每一对核都与相应的小脑功能分叶相联系。它们是小脑与中枢神经系统其他脑区联系的中继核（在图 5.17 中讨论）。

- 顶核（内侧核）紧邻中线。
- 球状核和栓状核在稍外侧，合称中间核。
- 齿状核的边缘不规则，位于最外侧，也是 4 个核中最大的一个（图 4.2A）。

这些核团位于小脑深面、延髓与脑桥交界水平。因此，该水平切面上（图 A.8）应该包含所有这些小脑内部核。然而，在脑干与小脑的水平切面标本上，只有齿状核能够辨认出来。

图中显示了两种传入纤维，即皮质 – 脑桥 – 小脑纤维和脊髓 – 小脑纤维（在图 5.15 中将进一步描述）。需要注意的是，皮质 – 脑桥 – 小脑纤维要交叉至对侧。所有传入纤维在抵达小脑皮质之前，均发出兴奋性侧支到小脑内部核。

因此，这些核团中的神经元始终维持一个活动状态。

读者注意：前庭外侧核也可以看作是小脑内部核，因为它的传入纤维来自前庭小脑（图 5.16、图 5.17），传出纤维进入脊髓非自主运动系统（图 5.13）。

影像学

下面这张脑水平切面的 MRI 扫描图（T2 加权）显示了小脑半球的薄叶状脑叶以及小脑中脚。图中第四脑室（脑脊液呈白色）将小脑与前方的脑桥分隔开来。齿状核的轮廓清晰可见。

补充说明

此断面可见前庭蜗神经（在 X 线影像的左侧该神经的两个组成部分都可见到）及水平骨半规管（内充满液体）。

功能方面

尽管很难用语言解释小脑在运动调节中的作用，但是小脑的损伤将引起日常活动的显著变化（在图 5.17 中讨论）。小脑损伤会导致复杂运动被分离成互不协调的单个动作，因此动作不再平稳与协调。小脑损伤还会引起震颤，这种震颤多在企图执行某种动作时发生，称为意向性震颤。

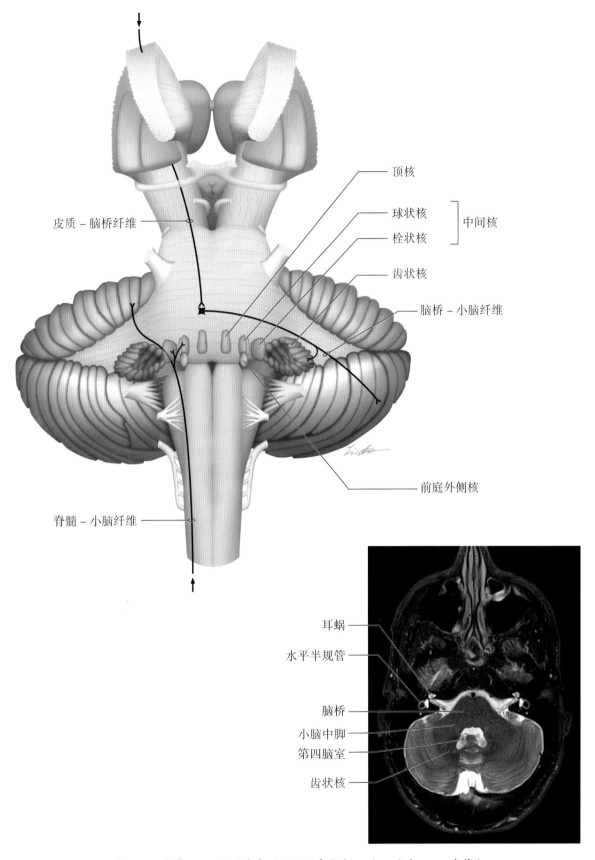

图 3.8 　**小脑 2**——小脑内部（小脑深部）核：（T2 加权 MRI 成像）

图 3.9　脊髓

脊髓：水平面观（实物图和示意图）

实物图

在该图左侧的小图中，从上向下依次显示了人脊髓的颈部、胸部、腰部、骶部4个水平断面。在这些切面上，灰质位于脊髓内部，含有神经核，白质位于灰质周围，内有通过脊髓的上、下行纤维束，它们将脊髓与脑干、大脑皮质等脑的高级中枢联系起来。

灰质的外形像蝴蝶，或者字母"H"。灰质内有功能不同的细胞群，如神经核（图 A.11）。右上图展示了脊髓灰质的划分。尽管该切面上灰质不同部分之间界限不清，但它们纵贯脊髓全长。

后部的灰质为背角/后角，接受后根感觉纤维的传入，与感觉有关。这些感觉纤维的胞体位于背根神经节（图 1.12、图 4.1 和图 5.1）。在颈丛和腰丛相连的脊髓节段，由于有大量的肢体感觉纤维传入，因而后角粗大且明显。

前部的灰质为腹侧角/前角，是灰质中的运动区。前角中含有大的运动神经元，即前角细胞，它们的轴突经前根到达肌肉（图 1.12、图 5.7）。由于这些神经元的位置在脑下方的脊髓，因此称下运动神经元（位于大脑皮质中的神经元位置较高，称上运动神经元；在图 5.8~5.10 中讨论）。在颈丛和腰丛，由于大量运动神经元要支配四肢的肌肉运动，因此该处脊髓前角也较其他平面更加明显。

前、后角之间的区域为中间灰质，内有功能不同的细胞群。

支配胸、腹、盆腔脏器自主运动的神经元也位于脊髓。

- 交感神经节前神经元在脊髓灰质上形成的明显突起称侧角，见于 T_1 至 L_2 脊髓节段。换元后形成的节后纤维支配胸、腹、盆腔脏器的运动。
- 副交感神经节前神经元位于骶髓，脊髓圆锥所在区域（最下面的小图）。该处神经元未形成单独的角。它们在大脑皮质等高级中枢的调控下管理肠及膀胱的运动。

支配胸、腹腔脏器运动的副交感神经来自迷走神经（图 1.8、图 3.5）。

脊髓中央管（标本中不易观察）位于灰质连合的中央，是胚胎时期神经管的残留，容纳脑脊液（图 7.8）。成人的脊髓中央管常闭塞。

这些脊髓断面（骶髓除外）的组织学切片在附录中展示（图 A.11）。脊髓的血供在第 3 部分中讨论（图 8.7、图 8.8）。

示意图

本图右侧部分的小图是为了突出脊髓的某些特征（如胸髓的侧角），依据实物标本而绘制的脊髓横断面示意图。

白质内有上行和下行纤维束。白质围绕在灰质周围，被分成具有不同功能的区域，称为索（在腰髓示意图中标出）。其中，后索位于两侧后角之间，外侧索位于前、后角之间，前索位于前角和前正中裂之间。白质中的纤维束及其功能将在第 2 部分中描述，这些纤维束学完之后将有一个包含所有纤维束的总结图（图 6.10）。

读者注意：左侧颈部和腰部的两张照片（已去掉神经根）在第 2 部分中常用于传导通路的学习。

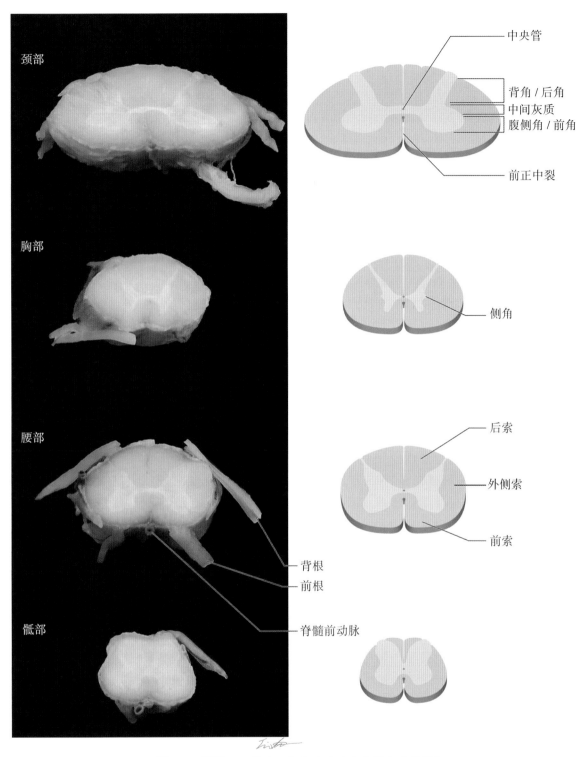

图 3.9　脊髓——脊髓：水平面观（实物图与示意图）

第 2 部分
功能系统

这部分内容揭示了神经系统处理感觉信息以及执行动作的方式。中枢神经系统（central nervous system，CNS）各部分的详细资料有助于临床医生对 CNS 病情的判断。通常，对 CNS 疾病的判断也需要神经学家的参与。

功能神经系统在不同的层次发挥作用。感觉纤维，又叫传入纤维，通过周围神经进入脊髓，通过脑神经进入脑干（一些特殊的感觉信息将单独讨论），这种感觉信息在到达大脑皮质之前先经过包括丘脑在内的中继核的加工。在大脑皮质，第一感觉区负责接收感觉信息，联络区将原始感觉信息组合成较复杂的知觉，其他区域则对各种感觉信息进行整合。

运动纤维，又叫传出纤维，起自脑干和脊髓的运动神经元。这些运动神经元受脑干和大脑皮质中的运动中枢控制，而这些运动中枢又受其他大脑皮质区域、基底核以及小脑的影响。

一些简单的动作及反射能够在脊髓完成，最值得注意的是骨骼肌受到牵拉伸长时的反应——牵张反射，也称为肌张力反射（在图 5.7 中讨论）。该反射只有一个突触（属于单突触反射），又称腱反射，常被用于临床检测，具有重要的临床意义。除此之外，其他一些简单的动作往往也是反射性的，例如肢体受到伤害性刺激的屈曲反射以及足底受刺激后的跖反射，它们还需要脊髓、脑干、丘脑及大脑皮质等处的中间神经元对信息的加工和处理。

除了简单反射外，感觉和运动信息的加工还涉及一系列神经元之间的联系，这种联系构成了功能系统。该系统包括位于脊髓、脑干以及丘脑内的一些中枢神经核，人类几乎所有的功能系统，还包括大脑皮质。在功能系统中，联系神经核的轴突往往走行在一起，形成一束

明显的纤维束，称为束或通路。这些束依据其走行方向命名（如，脊髓 - 丘脑束是从脊髓到丘脑的纤维束；皮质 - 脊髓束为大脑皮质到脊髓的纤维束）。在传导过程中，这些轴突还会发出侧支到达 CNS 的其他部位。

内容组成

第 4 章利用第 1 部分（第 1~3 章）所学内容，将神经系统各组成部分，即系统组件，组合在一起，从而有利于学习通路（或纤维束）。这些系统组件包括脊髓、脑干、丘脑、内囊及大脑皮质。图 4.6 为神经通路的标准图。

在第 5 章中，我们主要关注感觉通路及其在 CNS 中的纤维联系，运动通路及运动相关脑区，包括网状结构和前庭系统。本部分包括基底核及小脑对运动的调节。

第 6 章包括对特殊感觉（听觉、视觉及前庭感觉）的描述、所有传导通路的总结以及它们与大脑皮质的纤维联系。

网站提示（www.atlasbrain.com）：第 5 章中的所有传导通路以及相关的动画演示在网站上均可看到。在详细学习了传导通路的文本和插图之后，学习者应该查看网站上的对应图片，以便更好地理解整个传导通路的组成、突触传递以及纤维交叉等知识。纤维交叉在左图展示，传导通路的位置在右侧脊髓和脑干的水平切面上显示。

临床联系

由于疾病或损伤造成的 CNS 神经核以及传导通路的损毁将导致神经系统功能的丧失。那么，医生（神经学家）将如何诊断问题呢？

对神经系统结构和功能的全面了解是临床

神经学的基础。神经科医生的任务是分析患者的病史、症状与体征；判断是否属于神经系统疾病；并将患者的主诉与查体结果相结合，分析病变部位（定位）；最后，查明病因（是什么，病因学）。实验室检查和成像研究，如计算机断层扫描（CT）、磁共振成像（MRI）和其他专业成像技术常被用来明确病变部位及辅助诊断。在此基础上，医生将提出适当的治疗方案，并将疾病的预后及其对工作、生活及家庭可能带来的影响（社会心理学问题）告知患者及其家属。

利用字母"W"，可以简单地帮助我们记忆神经系统疾病诊断的基本步骤。

- Whether：在详细的病史询问和完整的神经学检查基础上，判断患者的症状与体征是否符合神经系统疾病。
- Where：神经系统病变部位在哪里，即定位。
- What：疾病的病因及病理生理学机制是什么。

经验丰富的临床专家能够根据患者的描述（例如，血管病变发病突然而肿瘤发病缓慢）、年龄、可能涉及的病变部位以及病程演变等信息，识别一些常见的神经系统疾病。当个别患者的临床表现与预期不符时，专家们则会运用更详细的诊断方法，正如《整合神经系统》中推荐的那样。

《整合神经系统》中记载了神经系统不同部位疾病的病例分析（书中和网站上均有，网站上有超过 40 个病例）。这些病例分析运用了书中提及的系统分析方法。

如果患者是儿童，对疾病的诊断则更加复杂，要充分考虑到儿童的年龄因素。因为婴儿期和儿童期的神经系统还处于发育阶段，一些疾病能够阻断神经系统发育或干扰其发育模式。因此，了解神经系统正常的生长发育规律，对从事儿科神经病学研究具有重要的意义。

读者注意：需要注意的是，所有的传导通路都越过中线交叉至对侧（交叉），不同的传导通路交叉部位也不相同。交叉的临床意义在于传导通路的损伤可能会影响到对侧肢体，这主要取决于损伤部位与交叉水平的位置关系。

—— 第 4 章 ——

系统组成

图 4.1　脊髓

腰部和颈部脊髓（T2 加权 MRI 扫描）

在本图谱前面的章节中已对脊髓进行了简单介绍（第 1 部分的图 1.10、图 1.11 和图 3.9）。脊髓由位于中央的"H"形或"蝴蝶"形灰质以及围绕在灰质周围的白质组成。

灰质的后角与感觉信息的传入有关，其内的核团将在感觉系统中进行描述（图 5.1）。

灰质的前角与传出性运动纤维有关，前角内的核团将在运动系统中加以描述（图 5.7）。

灰质周围的白质可分为 3 个索，索内主要包括上行和下行纤维束（图 3.9）。

颈段脊髓和腰段脊髓分别用于显示脊髓上、下部的结构及影像学特征。

腰部脊髓切面（脊髓下段示意图和 MRI 扫描图）

在第 2 部分中，也用到此节段的脊髓断面来显示各种纤维通路。由于都发出支配上、下肢的神经，所以此断面在外观上类似于颈部脊髓断面（图 3.9）。

然而，白质的构成比例在腰部明显少于颈部。在腰部脊髓，因为大部分下行纤维束在较高的脊髓节段已终止，所以下行纤维束的数量明显少于颈部。同理，上行纤维束少于颈部是因为此节段内只有传导下半身感觉的纤维束加入。

影像学

此 T2 加权图像来自下胸部椎体区，其显示的脊髓为腰髓（图 1.10）。

不同于传统的脊髓断面的绘图方向，影像的方向与其相反：腹侧在上方，背侧在下方。

在图中，脊髓的灰、白质区分明显，脊髓周围可见大量下行的神经根（表现为脊髓周围脑脊液中的一些黑色点状物），当这些神经根下行到相应出口后，经出口离开椎管。

颈部脊髓切面（脊髓上段示意图和 MRI 扫描图）

此切面来自颈膨大，也被用来显示脊髓内的各种纤维束。后根（传入纤维）与灰质后角的一组核团相关（图 5.3）。来自上肢皮肤，特别是手部及手指的大量感觉纤维进入后角，造成了此节段后角较大。一般认为颈膨大发出的臂丛管理上肢，因为支配上肢的神经元数量很大，特别是手部肌肉，因此，脊髓前角的灰质也很大。

颈膨大的白质构成比例较腰部多，原因是所有上行的纤维束（来自下半身及上肢）均出现在此节段。此外，还因为所有下行的纤维束都要经过颈段并且大部分将终止于颈段。当然，还有部分纤维束并没有下降到颈部以下节段。

影像学

此 T2 加权图像来自颈部椎体区，其显示的脊髓为颈髓（图 1.10）。

影像学图片的放置方向与腰部相同。

在图中，脊髓的灰、白质区分明显（图 3.9），神经根（表现为黑色线条，图片的右侧明显）从同一水平的椎间孔离开椎管。

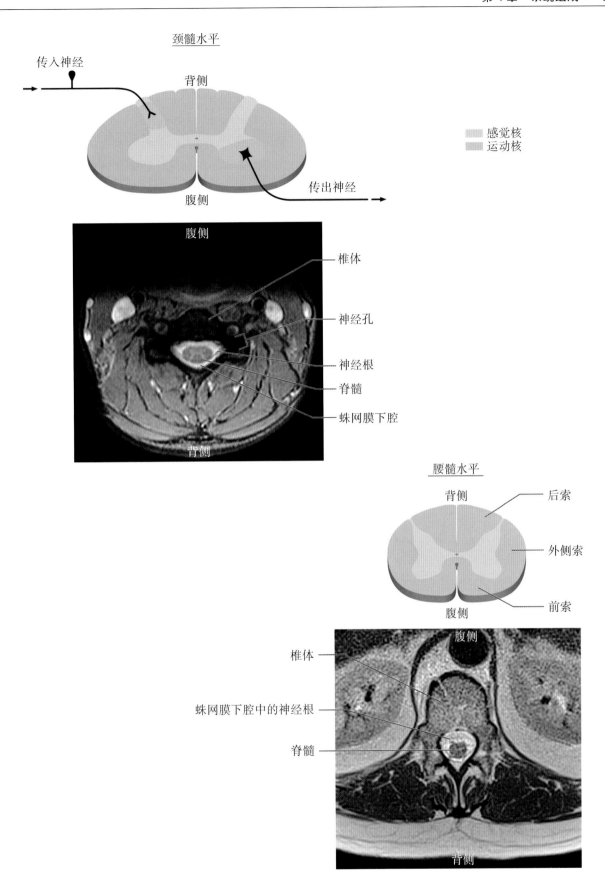

图 4.1　脊髓——腰部和颈部脊髓（T2 加权 MRI 图像）

图 4.2A　脑干 A

延髓（实物图及相应的 T2 加权 MRI 图像）

对于脑干断面的描述遵循统一的"断面规则"（附录的引言部分和图 A.2）。因为锥体和下橄榄核的存在（图 1.8、图 3.1），这部分脑干的外形独特。

腹侧面的锥体为位于前正中裂两侧的一对隆起，其内含有起自于大脑皮质运动中枢的皮质 – 脊髓束（图 5.9、图 5.10）。在水平切面上，橄榄（深面为下橄榄核）的轮廓为扇贝形（图 A.8～A.10）。由于下橄榄核体积较大，在延髓外侧面形成了一对非常明显的膨大，其纤维与小脑相联系（图 5.15）。

延髓被盖内含有脑神经核、网状核、上行纤维束和下橄榄核。

舌咽神经（CN Ⅸ）、迷走神经（CN Ⅹ）和舌下神经（CN Ⅻ）附着于延髓，因此上述脑神经相关的脑神经核也位于延髓。此外，还包括了前庭蜗神经（CN Ⅷ）的部分核团（图 3.4、图 3.5）。网状核位于延髓被盖的中央。

较大的内侧丘系和略小的前外侧系构成了被盖内的重要上行纤维束，它们都传导身体对侧的感觉信息。传导同侧面部和口部痛温觉的三叉神经脊束和三叉神经脊束核贯穿延髓全长。传导内脏感觉和味觉的孤束和孤束核也位于延髓。

在延髓背侧的下部，有脊髓后索内上行纤维束的中继核：薄束核和楔束核（图 3.3、图 A.10）。第四脑室位于被盖的后方并把延髓和小脑隔开（图 3.2），临近脑室顶下部有脉络丛（图 7.8），脑脊液通过此处的开口流向蛛网膜下隙的枕大池（图 3.2、图 7.8）。

延髓中部（断面照片）

这是一张延髓中部断面的放大图，背侧有小脑相连（图 1.7、图 1.8）。左上方和右上方的小图分别为延髓的前面和脑的内侧面。大体标本上所见的大多数结构的详细构造见附录中的组织学切片。

图中可见延髓的主要形态特征，例如腹侧面的锥体以及位于锥体外侧、具有扇贝形轮廓的下橄榄核。在两侧下橄榄核之间的脑中线两旁，可见致密的内侧丘系，其为主要的感觉传导束（图 5.2）。内侧纵束（图 6.8、图 6.9）和位于延髓后外缘的小脑下脚在此断面亦清晰可见（图 5.15）。

延髓后方的空隙为第四脑室，其在下部变窄（图 3.1、图 3.3）。此断面看不到第四脑室顶部，似乎恰好经过了第四脑室正中孔（图 7.8）。

小脑依然连于延髓，此断面上可见突起的蚓部和较大的小脑半球。其中与延髓相连的小脑叶为小脑扁桃体（图 1.9）。广阔的小脑白质和位于外层的较薄的小脑皮质清晰可见。

在附录中，典型的延髓断面有 3 个：
- 延髓上部：此断面包含双侧的前庭蜗神经及其相连的核团（图 A.8）。
- 延髓中部：此断面内可见与舌咽神经、迷走神经和舌下神经相连的核团（图 A.9）。
- 延髓下部：此断面的位置最低，经过延髓背侧的薄束核和楔束核（图 A.10）。

影像学（轴位）

此图下部的 T2 加权 MRI 扫描图类似于标本断面的镜像，因此在阅图时，腹侧面在上，小脑及其表面的叶片朝下，其间为呈白色的第四脑室脑脊液。延髓的外周被蛛网膜下隙内的脑脊液环绕。

需要注意的是，此断面延髓较小，典型特征为锥体形成的膨大以及后外侧处紧邻的下橄榄核形成的膨隆。

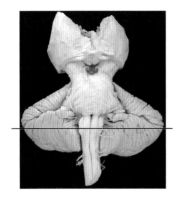
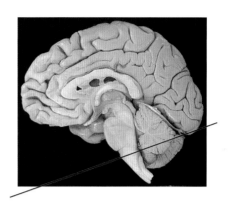

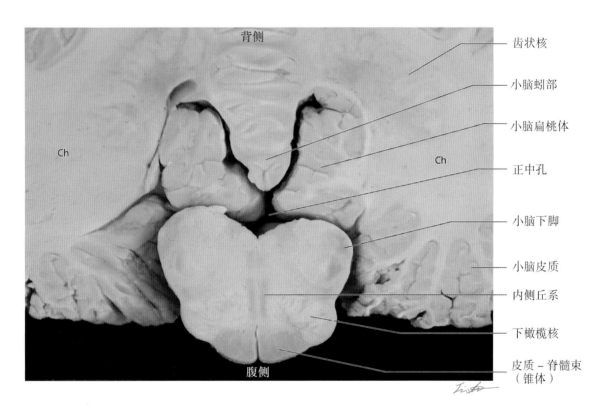

背侧

Ch　　　　　　　Ch

腹侧

齿状核

小脑蚓部

小脑扁桃体

正中孔

小脑下脚

小脑皮质

内侧丘系

下橄榄核

皮质 – 脊髓束
（锥体）

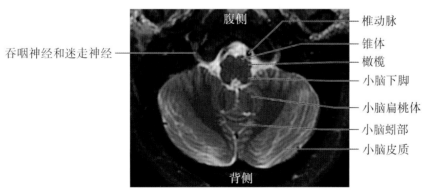

腹侧

吞咽神经和迷走神经

椎动脉

锥体

橄榄

小脑下脚

小脑扁桃体

小脑蚓部

小脑皮质

背侧

图 4.2A　脑干 A——延髓（实物照片及相应的 T2 加权 MRI 图像）。Ch：小脑半球

图 4.2B　脑干 B

脑桥（实物图及相应的 T2 加权 MRI 图像）

脑桥的特征为其腹侧面形成明显的膨隆，为脑桥本部，又称脑桥基底部（图1.8、图3.1）。左上图显示了经过脑桥中上部断面的水平高度（前面观），右上图为内侧面观。此大体标本上所见的大多数结构的详细构造见于附录中的组织学切片。

脑桥基底部含有脑桥核，为皮质脑桥束的中继核（图5.10、图5.15）；脑桥核发出的脑桥 – 小脑束交叉到对侧，经巨大的小脑中脚进入小脑。与脑桥核混杂存在的是一些散在的皮质 – 脊髓束纤维（图5.9）。

脑桥被盖，位于脑桥基底部后方，明显受到基底部推挤。其内含有脑神经核、网状核和绝大部分的上、下行纤维束。三叉神经（V）连于脑桥中部；展神经（CN Ⅵ）、面神经（CN Ⅶ）和部分前庭蜗神经（CN Ⅷ）的纤维连于脑桥下部；面神经（CN Ⅶ）的纤维在展神经核表面形成内膝（图6.12、图A.7）。面神经和前庭蜗神经的纤维在小脑脑桥三角处互相毗邻（图1.8、图3.4）。

脑桥被盖内的上行纤维束主要包括内侧丘系和前外侧系，这些上行纤维束传导躯体和面部的感觉信息（图5.2、图5.3）。

蓝斑为脑桥上部一个重要的核团，细胞内含色素（图3.6B、图A.5）。脑桥内的网状核依然位于被盖内（图3.6A、图3.6B）。

第四脑室脑桥部为中脑导水管扩大形成，向下逐渐增宽，在脑桥和延髓交接处最宽（图3.1、图3.3）。在此，第四脑室分隔前方的脑桥、延髓和后方的小脑（图3.2）。

第四脑室顶的后上方为小脑，此处无脑桥核。小脑的叶片容易辨认，内部为小脑白质形成的条带，条带的一侧与小脑皮质的薄层灰质相接。

脑桥中部和上部（轴位）

这是一张脑桥中上部断面的放大图，背侧连于小脑。左上方和右上方的小图分别为脑干腹侧面观和正中矢状面观。

蓝斑核为此断面上的特殊核团，其细胞内含色素（图A.5），类似于中脑的黑质致密部。这些内含色素的核团经过组织学处理后色素通常会消失。

脑桥腹侧部的脑桥核清晰可见，核间分布着皮质 – 脊髓束和皮质 – 脑桥束纤维。脑桥被盖部被周围其他结构明显推挤。组织切片中央的空腔为第四脑室，并逐渐增宽，后方的小片白质为上髓帆和小脑上脚（图3.2、图3.3）。小脑的叶片容易区分，内部为小脑白质形成的条带，条带的一侧与小脑皮质的薄层灰质相接。

在附录中，典型的脑桥断面有 3 个：

- 脑桥上部：此断面平蓝斑高度（图A.5）。
- 脑桥中部：此断面平三叉神经根处，可见较大的小脑中脚（图A.6）。
- 脑桥下部：此断面在脑桥与延髓连接处的上方（图A.7），可见与展神经、面神经和部分前庭蜗神经相连的核团。

影像学（轴位）

此图下部的 T2 加权 MRI 扫描图类似于标本断面的镜像，因此在阅图时，腹侧面向上，小脑及其表面的叶片朝下，其间为呈白色的第四脑室脑脊液。脑桥腹侧或者脑桥基底部容易辨认。三叉神经比较明显，但蓝斑核却看不到。脑桥被蛛网膜下隙的脑脊液围绕，腹侧（图中的上方）中线旁的黑点为基底动脉（图8.1），此断面亦可见大脑颞叶和颈内动脉。

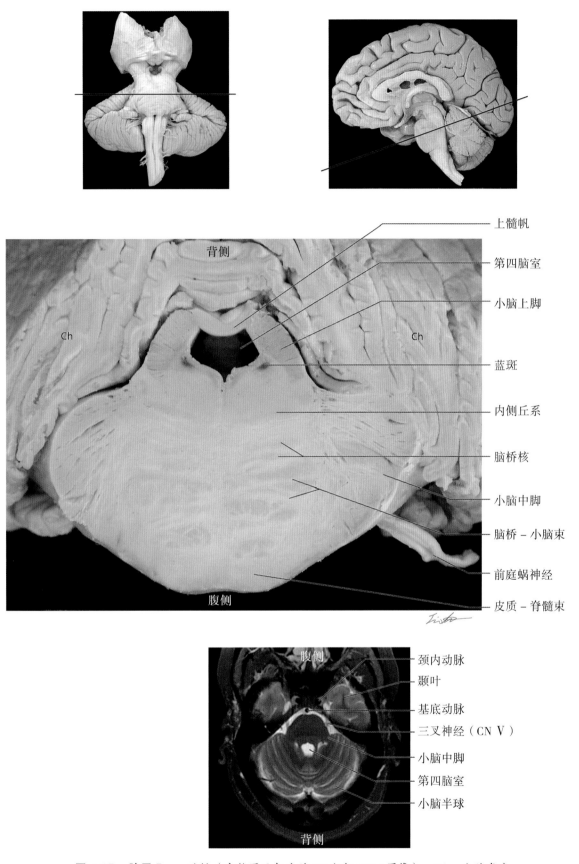

图 4.2B　脑干 B——脑桥（实物图及相应的 T2 加权 MRI 图像）。Ch：小脑半球

图 4.2C 脑干 C

中脑（实物图及相应的 T2 加权 MRI 图像）

中脑是脑干 3 个部分中最小的一部分，在脑的前面观和下面观中，扩展的大脑半球颞叶掩盖了中脑（图 1.1、图 2.8）。在分离的脑干标本前面观中，中脑很容易辨认（图 1.8、图 3.1）。

中脑腹侧包括位于前面的较大的大脑脚，左、右大脑脚之间为脚间窝。大脑脚含有轴索，其为来自内囊的纤维束的延伸（图 2.4、图 4.4），纤维束有自大脑皮质下行到达脑干的皮质 – 延髓束、到达脑桥的皮质 – 脑桥束（图 5.10）以及到达脊髓的皮质 – 脊髓束（图 5.9）。

中脑被盖内含动眼神经核和动眼神经副核（Edinger-Westphal 核，简称 EW 核），这两个核团与动眼神经相关，其中前者管理大部分眼外肌；还有与滑车神经相连的神经核（滑车神经核），只管理一条眼外肌。此外，还有与运动调节有关的两个核团：黑质和红核。

黑质贯穿整个中脑，位于大脑脚的后方，名称来源与其细胞内富含黑色素颗粒有关（不是所有物种都有），在新鲜的标本中可见大脑脚后方的黑色区即为黑质（也可见图 1.5）。在组织学切片过程中，这些色素沉着往往褪去（在图 A.3 中讨论），黑质的功能与大脑的基底核有关（图 5.14、图 5.18）。

红核名称的来源与新鲜中脑标本中此核团略微发红有关，发红的原因可能是其内有丰富的血管分布，因此示意图中的红核通常染成红色。红核位于中脑上丘水平，其功能将在运动调节系统中讨论（图 5.11）。

中脑导水管有助于确定中脑的断面（图 3.2、图 7.8）。围绕在中脑导水管周围的导水管周围灰质被认为是中脑网状结构的一部分（图 3.6B），因此其作为 ARAS 系统的一部分，在维持大脑皮质觉醒中具有重要作用（图 3.6A）。此外，中脑导水管作为下行控制系统的一部分，参与了痛觉调节（图 5.6）。网状结构位于中脑被盖的中央区域。

中脑导水管的后方为两对突起（上、下丘），在分离的脑干标本背面观中更加明显（图 1.9、图 3.3），其内的 4 个核团共同组成顶盖，又称盖板或四叠体板。

顶盖前区位于上丘的前方并略微向上，是瞳孔对光反射的核团（图 6.7）。

中脑上部（轴位）

这是一张中脑上部断面的放大图。左上方的小图为脑干在大脑脚水平的切面，右上方小图则为脑的内侧面观，显示了该切面通过中脑上丘水平。在此大体标本上所见的大多数结构的详细构造见附录中的组织学切片。

此为中脑前面观的典型特征，可见腹侧大脑脚的轮廓及左、右大脑脚之间的脚间窝。大脑脚深面可见一灰黑色条带，为黑质致密部，其细胞富有黑色素。被盖区的红核可以帮助确定此断面的高度为上丘水平。标本中位于中线且临近背侧的狭窄管腔为中脑导水管，周围被导水管周围灰质围绕，"脑室"周围灰质的背侧为上丘。

在附录中，典型的中脑断面有两个：
- 中脑上部：此断面内可见动眼神经相关的核团及上丘（图 A.3）。
- 中脑下部：此断面内可见滑车神经相关的核团、下丘以及小脑上脚交叉（图 A.4）。

影像学（轴位）

此图下部的 T2 加权 MRI 扫描图类似于标本断面的镜像。阅片时，腹侧面向上，而且通常看不到中脑导水管内的脑脊液（呈白色）。

中脑外形独特，腹侧面可见凸出的大脑脚以及位于其间的脚间窝，脚间窝的外侧缘有第 III 对脑神经出脑（图 1.8、图 3.5）。

中脑被蛛网膜下隙内的脑脊液包围，中脑后方（图中下部）可见一扩大的脑脊液聚集区，为四叠体池，该结构可作为重要的影像学标志。

此 T2 MRI 加权扫描图中还可见大脑颞叶及其深部的杏仁核和侧脑室下角。此外，还能看到视交叉、乳头体（图 1.5、图 1.6）及大脑中动脉（第 3 部分）。

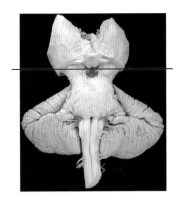
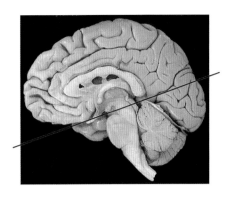

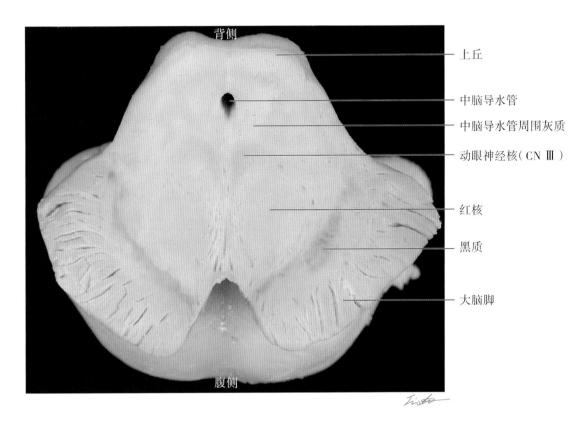

背侧

上丘

中脑导水管

中脑导水管周围灰质

动眼神经核（CN Ⅲ）

红核

黑质

大脑脚

腹侧

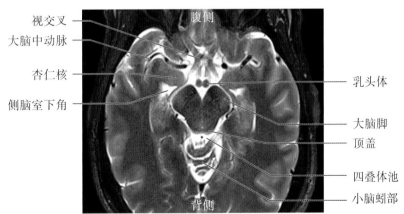

视交叉

大脑中动脉

杏仁核

侧脑室下角

腹侧

乳头体

大脑脚

顶盖

四叠体池

小脑蚓部

背侧

图 4.2C　脑干 C——中脑（实物图及相应的 T2 加权 MRI 图像）

图 4.3　丘　脑

组成及核团

为了更好地理解感觉和运动传导通路的功能组成(第5章),首先必须熟练掌握丘脑的核团、核团的组成及名称。

通常可从丘脑的形态和功能两方面对核团进行分类。

形态构造

丘脑内的白质组成内髓板,呈"Y"形。丘脑被此内髓板分为外侧核群、腹下部相关核团、内侧核群和前核群。

功能分类

根据功能,丘脑内核团分为 3 类:

- 特异性中继核团:这类核团是感觉性信息和反馈性运动信息的中继核团,经中继后纤维投射到大脑皮质特定的感觉区或运动区。这些核团还包括内、外侧膝状体,它们分别是听觉和视觉传导通路的中继核。此外,从基底核和小脑返回的运动性调控信息也在丘脑的前核群中继。
- 联络性核团:这类核团与大脑皮质的广泛区域——联络区相联系,其中最重要的核团之一为内侧核群的背内侧核,其纤维投射向大脑额叶。
- 非特异性核团:这类核团散在分布于丘脑,纤维联系广泛,与大脑皮质、基底核、丘脑内其他核团、脑干和脊髓都有联系。位于内髓板内的称为板内核,有些核团参与构成网状结构上行激动系统,以维持大脑皮质的觉醒状态(在图3.6A 中讨论)。丘脑外侧的网状核也是此功能系统的一部分。

下面更加详细的分类就是基于上述功能分类,但只有知晓了中枢神经系统的功能系统后才能对此分类理解透彻(见读者注意)。

特异性中继核团(和功能)

此类核团与大脑皮质的相互纤维联系详见传导通路章节,以下为注解。

VA- 腹前核(运动)↔ 运动前区和补充运动区。

VL- 腹外侧核(运动)↔ 中央前回和运动前区。

VPL- 腹后外侧核(躯体感觉)↔ 中央后回。

VPM- 腹后内侧核(头面部感觉)↔ 中央后回。

MGB- 内侧膝状体核(听觉)↔ 颞叶。

LGB- 外侧膝状体核(视觉)↔ 枕叶。

联络性核团(和其皮质联络区)

这些核团与皮质联络区相互联系。

DM- 背内侧核 ↔ 前额叶皮质。

AN- 前核 ↔ 边缘叶。

P- 枕 ↔ 视觉皮质及其他区域。

LP- 后外侧核 ↔ 顶叶。

LD- 背外侧核 ↔ 顶叶。

非特异性核团(构成弥散性投射纤维)

IL- 板内核。

CM- 中央中核。

Mid- 中线核。

R- 网状核。

补充说明

用模式图呈现丘脑内的核团非常有用,在这一点上多数教科书也用到类似的方式。没有组织切片的原因是经过丘脑的组织学切片比较难以获得,况且其内容不在本基础课程要求的范围之内。

读者注意:此时介绍丘脑是因为它与脑的绝大多数研究有关联。读者首先应该理解丘脑的大体构成,熟悉其核团的名称。在随后大脑皮质章节的学习中,建议读者随时查阅此丘脑模式图。凡是涉及传导通路的每个特异性中继核团也将在功能系统章节中再次讲述,同样需要学生复习此图。丘脑和大脑皮质间详细纤维联系的总结见第6章(图6.13)。此外,有些核团在功能上从属于边缘系统(第4部分)。

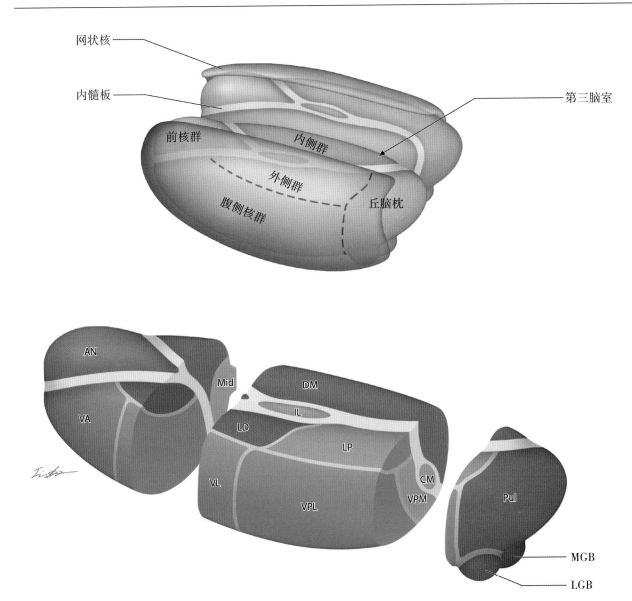

图 4.3 丘脑——组成及核团。AN：前核；DM：背内侧核；Mid：中线核；IL：板内板；CM：中央中核；LD：背外侧核；LP：后外侧核；VA：腹前核；VL：腹外侧核；VPL：腹后外侧核；VPM：腹后内侧核；Pul：丘脑枕；MGB：内侧膝状体；LGB：外侧膝状体

图4.4　内　囊

投射纤维

白质纤维束在途经部分基底核与丘脑之间时汇聚在一起，构成内囊。内囊内的纤维为投射纤维，包括去往大脑皮质或离开大脑皮质的纤维束（图2.4）。内囊的定义为大脑半球内尾状核头、豆状核（图2.10A）至丘脑（图2.10A、图2.10B和图9.4）之间所做平面中能看到的一组纤维束。

内囊可分为3部分：

- 内囊前肢：一组纤维把新纹状体的两个部分：尾状核头和壳核分隔开。这些纤维束包括来自大脑皮质到脑桥的皮质 – 脑桥束，此束在脑桥中继后到达小脑皮质。此外还有在丘脑中继后到扣带回（图10.1A）和前额叶皮质（图10.1B）的纤维束。

- 内囊后肢：位于丘脑以内、豆状核以外的纤维束构成了内囊后肢，这些纤维束传导3种重要的信息。

  - 从丘脑到大脑皮质的感觉性信息以及大脑皮质到丘脑的返回性信息。

  - 绝大多数下降的纤维束的信息，例如终止于脑干的皮质 – 延髓束，终止于脊髓的皮质 – 脊髓束。此外，还有从大脑皮质其他区域下降到脑桥，经脑桥核中继后止于小脑的纤维束。

- 内囊膝：在水平切面上，每侧的内囊外形类似于"V"字形（图2.10A）。内囊前肢和后肢前文已经描述过，"V"形弯曲部即为内囊膝，其尖端朝向内侧（图2.1A的CT影像和图2.10B的MRI影像）。

在大脑内侧面观中，切除部分丘脑后即可看见内囊（图2.7、图9.1B）；相反，在大脑半球切面的外面观中，也能看到紧邻豆状核内侧的内囊纤维（图9.4）。

内囊下临中脑，内囊的下行纤维束进入中脑（图5.15、图9.5A；也可见图2.9B和图9.5B中的MRI冠状扫描图），位于中脑的大脑脚内（图1.8、图4.2C以及图A.3脑干的水平切面）。

总之，内囊内既含有丘脑到大脑的上行纤维束，也含有从大脑皮质广泛区域到丘脑、脑干、小脑和脊髓的下行纤维束。这些上、下行纤维束构成了大脑的投射纤维。投射纤维的外观似漏斗，大脑皮质构成了漏斗的上部，大脑脚构成漏斗颈部。漏斗上部的宽阔纤维是投射纤维的最上段，称为辐射冠（图2.2B、图2.4）。内囊似缩窄的漏斗颈底部，大脑脚为漏斗嘴。重要的是，这些上、下行纤维束在空间上受到周围组织的限制，因此集中位于内囊。

读者注意：许多学生对于内囊的概念和位置难以理解，一个好的办法是可以把投射纤维看作是一条繁忙的双车道公路，内囊即为这条公路中最狭窄的一段小路。

临床联系

内囊后肢是一个极易发生小血管病变的区域（在图8.6中讨论），小血管的阻塞可以导致内囊后肢纤维的损坏。由于内囊区域是上、下行投射纤维最集中的区域，小的损伤往往会造成很多上、下行投射纤维的中断。内囊血管病变是脑血管疾病（cerebrovascular accidents，CVA）中最常见的类型之一，常称为腔隙性脑卒中（此区域的详细血供见图8.6）。

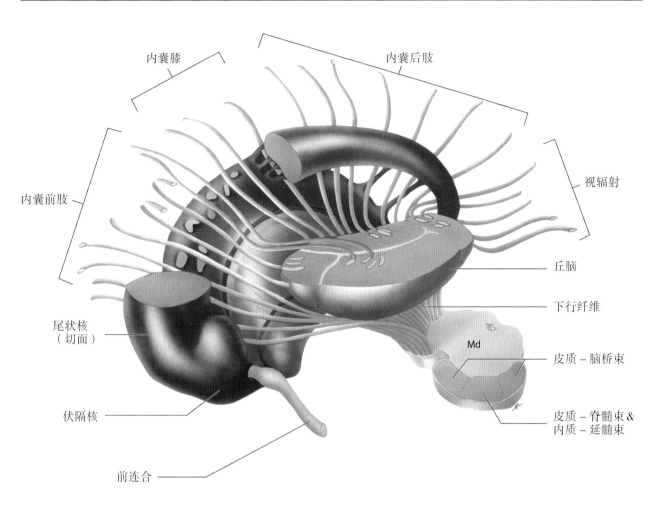

图 4.4 内囊——投射纤维。Md：中脑

图 4.5　大脑皮质

功能分区

背外侧面（实物图）

　　这张照片与图 1.3 来自于同一个脑，中央沟（又称 Rolando 沟）把前方的额叶和后方的顶叶分隔开，较深的外侧沟也非常清楚。

　　有些皮质区域直接与感觉或运动传导通路相联系，称为第一区。中央沟前方的脑回为中央前回（4 区），属于第一躯体运动区，特异性控制着躯体骨骼肌的随意运动（图 5.9、图 6.13）。侧 / 前运动区（6 区）位于中央前回的前方，与第一躯体运动区共同控制随意运动（图 5.8）。额叶中有一块控制眼球运动的区域，称为额叶眼区（8 区；见图 6.9）。中央沟后方的脑回为中央后回（按 3 区、1 区、2 区的顺序；见图 5.2、图 6.13），为第一躯体感觉区，接受来自皮肤和关节的感觉性信息（其他感觉区将在相应章节介绍）。

　　身体各部在大脑皮质投影区的大小与各部形体大小无关，而取决于身体该部的功能重要性与复杂程度。例如，手，特别是大拇指，无论是感觉还是运动在大脑皮质都有较大的投影区。身体各部在大脑皮质的投影形似侏儒（这样的特点在《整合神经系统》中有专门介绍）。

　　那些与感觉和运动功能没有直接关联的大脑皮质为联络区。额叶的最前部在进化中出现最晚，称为前额叶，位于额叶眼区的前方，这个广阔的大脑皮质似乎是整个大脑的主管部门。顶叶与感觉性信息的传入有关，特别在对多种不同形式感觉信息的整合方面具有重要作用。在顶叶内有两个特殊的脑回：缘上回和角回，非优势半球的这两个脑回与视觉 – 空间活动密切相关。

　　左、右半球间的皮质功能存在差异，通常一侧大脑半球被认为是执行某些功能的优势半球。例如多数人的语言中枢位于左侧半球，在这张左侧半球的照片中显示了两个语言中枢：Broca 区（运动性语言中枢）和 Wernicke 区（用以理解文字和语言，临近听觉中枢）。

　　外侧沟（又称 Sylvius 沟）把上方的额叶、顶叶与下方的颞叶分开，其向后的延长线为顶叶和颞叶之间的分界线。颞叶外侧面除与听觉和语言相关的脑区外（图 6.2、图 6.3），其剩余大部分属于联络区，具体功能尚在研究。而颞叶的其他部分，包括下部（图 1.5）和内侧部则属于边缘系统（第 4 部分）。

　　图中显示了顶枕沟的位置，它把顶叶和枕叶分开，在大脑半球内侧面观中非常清晰（图 1.7 和下一段）。

内侧面（实物图）

　　大脑半球内面观也可见于图 1.7。第一躯体运动区和第一躯体感觉区皮质延伸到大脑半球之间的裂隙——大脑纵裂内（图 2.2A），此处的皮质是下肢运动和感觉的管理区。运动区的前方为补充运动区，与运动的计划有关（图 5.8）。

　　前额叶皮质可延伸到大脑半球内侧面和下面（称为眶回，见图 1.5、图 1.6；在第 4 部分边缘系统也有讨论），颞叶的下面也有明显扩展。

　　枕叶与视觉信息的处理有关，因此视觉中枢位于枕叶距状沟上、下的皮质（图 6.5）。

　　枕叶的下方有小脑，两者之间隔以硬脑膜形成的小脑幕（图 7.4~7.6，未标注）。

临床联系

　　大脑皮质的功能定位非常重要，可以帮助理解临床上大脑不同区域损伤（包括脑局部缺血，临床上又称脑卒中）后，患者所表现出的临床症状。临床医生在检查中往往需要借助于现代影像学技术，包括 CT 和 MRI。

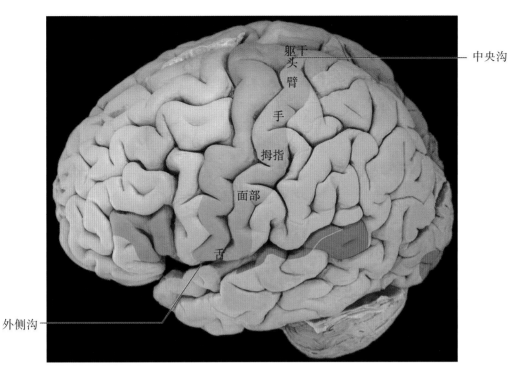

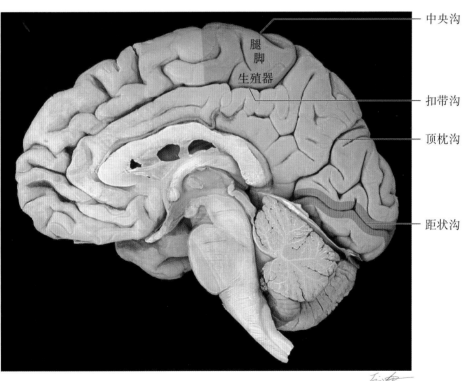

图 4.5　大脑皮质——功能分区，背外侧面（实物图）。运动区：▨ 第一躯体运动区，▨ 额叶眼区，▨ Broca 区；感觉区：▨ 第一躯体感觉区（感觉中枢），▨ 初级听觉皮层（听觉中枢），▨ Wernicke 区，▨ 初级视皮质（视觉中枢）

图 4.6 传导通路和断面

图的构成介绍

本章节中感觉和运动传导通路的图片均按传统标准绘制。

左侧图中所示为中枢神经系统，包括了脊髓、脑干、丘脑和大脑的冠状切面，顶部的两张小图从内、外侧面显示了所涉及的大脑皮质。

大脑的冠状切面类似于第 3 章中已描述过的一个经过豆状核的切面（图 2.8、图 2.9A）。需要注意的是，这张图中的基底核、丘脑、内囊和脑室没有再次标注，其主要目的是显示整个传导通路的概况和纤维交叉的平面。

读者注意： 符号 ✳ 代表传导通路中继核内形成的突触；符号 ↬ 代表传导通路中纤维的交叉（从一侧交叉到另一侧）。

右侧为一系列脑干和脊髓的典型断面，左侧线条示意该断面在脑干和脊髓中的准确水平。在所有的 5 个断面中，3 个通过脑干，2 个通过脊髓。

脑干和脊髓的断面包括以下 5 个：

- 中脑上部。
- 脑桥中上部。
- 延髓中部。
- 颈段脊髓。
- 腰段脊髓。

纤维束在断面中的准确位置已标示。

脑干和脊髓的断面与附录中所显示的一样。

在附录的断面中，详细显示了脑干和脊髓的组织构成。我们把附录命名为"神经病相关的神经解剖"的原因是图中精确的传导束位置有助于临床确定疾病发生或损伤的部位，这也为临床初学者提供了详细的资料。

临床联系

本章节为重要的基础知识，可以帮助学生理解传导通路的解剖位置、功能与损伤、血管病变以及其他疾病所引起的临床表现之间的关系。

学习计划

学习传导通路的要点是必须使其直观化，这对多数学生来说有一定难度。现在学习的传导通路要么是起自脊髓和脑干上行至丘脑和大脑的感觉性纤维束，要么是起自大脑皮质下行至脑干和脊髓的运动纤维束，都纵贯中枢神经系统。在多数教科书和图谱中，示意图，特别是彩图甚至动画（见 http：//www.atlasbrain.com）对于帮助学生直观理解传导束非常有用。

读者注意： 在学习传导通路概要图之前，建议学生翻回到大脑皮质相关章节（图 1.3、图 4.5），复习大脑皮质中感觉中枢和运动中枢的具体位置。这有助于学生整理归纳前面已学到的知识点。除此之外，复习丘脑与各传导通路的关系也很重要（图 4.3、图 6.13）。最后，图 6.10 是脊髓中各传导通路的总结，有必要进行学习。

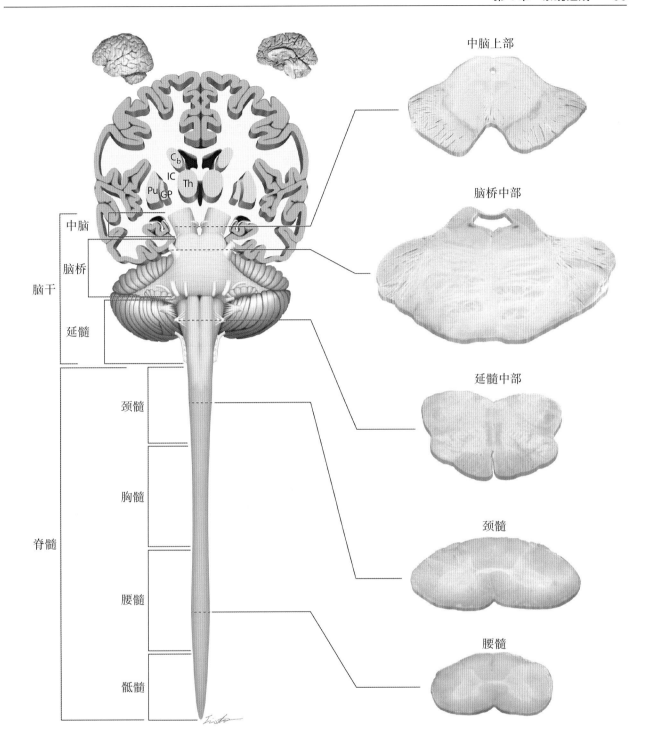

中脑上部

脑桥中部

延髓中部

颈髓

腰髓

脑干 ┤ 中脑 / 脑桥 / 延髓

脊髓 ┤ 颈髓 / 胸髓 / 腰髓 / 骶髓

C_b / IC / Th / Pu / GP

图 4.6　传导通路和断面——图的构成介绍。C_b：尾状核（体）；Pu：壳核；GP：苍白球；IC：内囊；Th：丘脑；⚡突触；↯交叉

第 5 章

感觉和运动传导通路

感觉系统

引　言

感觉系统具有一些共同特征。所有感觉系统均起自感受器，这些感受器可以是一些游离的神经末梢，也可以是其他高度特化的结构，例如皮肤的触觉小体、震动觉感受器、耳蜗的毛细胞以及视网膜中的视杆细胞和视锥细胞等。这些感受器激活特定感觉系统的周围感觉纤维。周围神经的细胞体位于感觉神经节内，后者属于周围神经系统。传导颈部以下躯干、四肢感觉的神经节位于椎间孔，称为背根神经节（图1.12）。三叉神经系传导头、面部感觉，其神经节位于颅内。上述外周神经元的中枢突进入中枢神经系统后在相应的神经核内形成突触。

一般来讲，对于进化上古老的传导系，无论外周还是中枢，其所涉及的是一些直径较小、无髓或薄髓的神经纤维，因此传导速度较慢。这些通路中的感觉信息由当前纤维经突触传递给下级纤维，这些纤维还通过侧支建立了多突触联系，使得信息的传导扩大化，然而其缺点是传导速度较慢且存在某种程度的不确定性。

此分类范畴中包括多种形式的感觉，例如痛觉、温觉和痒觉甚至还有欣快感或性快感。

- 临床医生使用（洁净、无菌）大头针的尖端或钝的一端轻轻刺激患者皮肤，通过患者的回答来检查痛觉传导通路是否完好。
- 温觉的检查比较困难，需要用冰的物体（例如金属）或温暖的物体（水）来刺激皮肤。

进化中出现较晚的传导系，它们的神经纤维较粗，包以较厚的髓鞘，因此传导速度较快。另外，纤维之间多是直接联系，侧支较少，所以信息传导更加可靠和专一。

此分类范畴的重要感觉包括以下形式：

- 辨别觉：属于精细触觉，例如闭眼感知衣物或纱织品的质地，但不能与一些需要大脑皮质综合判断的感觉相混淆，例如立体觉、两点辨别觉和皮肤书写觉。
- 立体觉：只利用触觉信息判断是何种物体的感觉。例如在美国和加拿大，可让患者辨认 10 美分的硬币。
- 两点辨别觉：对同时受到刺激的两个点的辨别（手部有较多的感受器，辨别能力比背部强）。
- 皮肤书写感觉：对在皮肤书写（用钝的物体）的数字或文字的感知能力。同理，感受器分布多的区域，皮肤的感知能力较强。
- 关节位置觉：检查中，医生使患者的关节被动运动（患者闭眼），随后让患者说出关节运动的方向。
- 震动觉：检查时，将一个震动的、256Hz 的音叉放置于患者的关节上（手和脚的指间关节、腕关节或踝关节），关节囊上的特化感受器将刺激转化成神经冲动，经外周神经传入中枢。这些外周神经纤维为粗纤维，外层包以厚髓鞘，此类信息传导速度很快且具有很高的保真性。

由于人类的直立姿势，因此感觉系统的信息向上传导，最终到达大脑皮质，又称上行系统。感觉信息在上传过程中需要经过沿途一些神经核的处理。3 个传导系均与皮肤和关节的感觉传导有关，其中 2 个传导躯干和四肢的感觉；1 个传导头、面部的感觉。

- 后索 – 内侧丘系：较新的通路，传导躯干、四肢的辨别觉、关节位置觉和震动觉。

- 前外侧系：古老的通路，传导躯干、四肢的痛、温觉和粗略触觉，以前把它分称为脊髓 – 丘脑侧束和脊髓 – 丘脑前束。
- 三叉丘系：传导头、面部感觉（包括痛温觉、辨别觉等），涉及感觉的古老通路和新通路。

所有的感觉通路（包括除嗅觉以外的其他特殊感觉）进入大脑前都要在丘脑进行中继（图5.5、图6.13）。而嗅觉在一定程度上被认为属于边缘系统（第 4 部分）。

临床联系

感觉功能检查的目的是确定某个外周神经管理区域的皮肤，或身体某水平面以下皮肤（一般为脊髓或脑干受损）全部或部分感觉的功能是否完好，通常躯体两侧都需要检测。

补充说明

传统观点认为开始于外周的感觉系统（包括头部）是由一系列神经元串联而成。

- 一级神经元：对于传导躯干、四肢感觉的外周神经纤维，神经元的胞体位于背根神经节（dorsal root ganglion，DRG）内；传导头、面部感觉的三叉神经，其胞体形成的神经节位于颅内。上述神经元的中枢突分别进入脊髓和脑干，髓鞘由少突胶质细胞构成；而在外周，形成髓鞘的则是施万细胞。
- 二级神经元：这些神经元位于中枢，其轴突继续向上传递信息。在后索 – 内侧丘系通路，二级神经元位于脑干的最下部（图5.2）；在前外侧系通路，它们则位于脊髓（图5.3）。对于三叉丘系通路，二级神经元位于脑桥或脑干下部（图5.4）。需要注意的是，神经冲动通过突触中继（换元）后传递给突触后的二级神经元。上述感觉系统的二级神经元发出的纤维越过中线，交叉到对侧后上升到丘脑，不同感觉系统神经纤维交叉所在的平面不同。
- 三级神经元：位于丘脑的中继核内，发出的轴突投射到相应的大脑皮质（图4.3、图6.13）。

感觉系统这样的分析不适用于特殊感觉，因此对于视觉、听觉和嗅觉，需要单独进行分析总结。

图 5.1　脊髓横断面

感觉：神经核与传入纤维

这是一个颈段脊髓的典型断面，重点显示了感觉的传入（图 3.9、图 4.1）。因不同脊髓节段传入纤维的数量不同，因此不同节段的神经核大小不一，但是不同脊髓节段内感觉传递的组织模式是一致的。

脊髓灰质后角内含有一些与感觉（包括痛温觉和粗略触压觉）传递相关的神经核（上图）。最靠背侧的核团为后角边缘核，部分感觉传入纤维终止于此核。第二靠近的核团为较明显的胶状质，由一些体积较小的神经元构成，许多痛觉传入的纤维终止于此区。胶状质腹内侧为后角固有（感觉）核，痛觉传入纤维在此核中继，后角固有核发出的纤维越过中线交叉到对侧上升，构成前外侧束（见下述内容及图 5.3）。

传递痛温觉的部分纤维束在脊髓内上升或下降几个节段，称为背外侧束（Lissauer 束）。

背核（Clarke 核）为小脑传入纤维的中继核（图 5.15、图 6.10）。

图中显示，后索纤维和前外侧系纤维这两种感觉通路从不同水平进入脊髓。然而，这两种感觉通路的第一级神经元的胞体都在背根神经节内（图 1.12）。

上　图

图的左侧可见传递辨别觉、位置觉和震动觉的神经纤维进入后角后立即上行，部分侧支进入灰质的中间带。这些上行的神经纤维髓鞘较厚，传导速度快，在左、右灰质后角之间的后索内形成两个纤维束（图 6.10）。这个通路的第一次换元发生在延髓下部平面（图 5.2）。

下　图

同样在左侧，传递痛温觉和粗略触压觉的神经纤维进入脊髓灰质后角，并在后角的神经核内换元，这类纤维较细、无髓或有薄髓覆盖，传导速度慢。换元后二级神经元发出的轴突越过中线经白质（位于灰质前连合前方）交叉到对侧，形成前外侧系（脊髓 – 丘脑束）上升（图 5.3、图 6.10）。

临床联系

由于上述两个感觉系统在脊髓的路径不同，因此一侧脊髓损伤后对两个感觉通路的影响也不同。后索传递的感觉的丧失位于损伤同侧，而痛温觉的消失则位于损伤处的对侧（由于此纤维是交叉过的纤维），此现象被称为感觉分离。

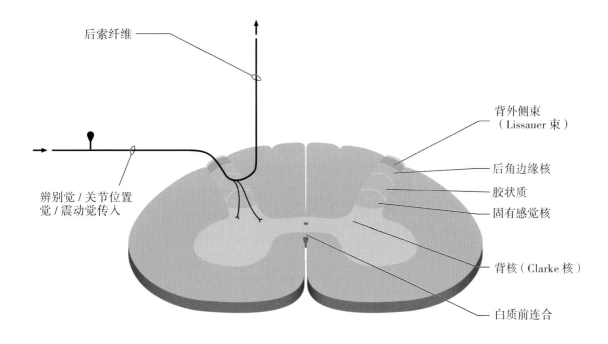

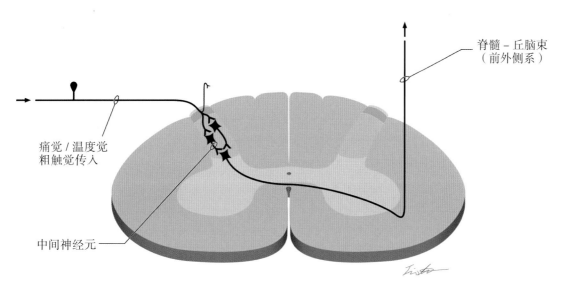

图 5.1　脊髓横断面——*感觉：神经核与传入纤维*

图 5.2 后索 – 内侧丘系通路

辨别觉、位置觉和震动觉

该通路传导躯体的辨别觉、关节位置觉和人为制造的震动觉，感受器为分布于皮肤和关节囊的特化的神经末梢。

传入纤维进入脊髓后上升（不换元；见图 5.1），脊髓 T_6 节段以下的这些纤维组成薄束，T_6 节段以上进入的纤维（尤其是来源于上肢的纤维）位于薄束的外侧，组成楔束。薄束和楔束在脊髓两侧后角之间上升，构成后索（图 6.10）。

此传导通路的第一次换元位于延髓下部的两个核团：薄束核和楔束核（图 1.9、图 3.3 和图 A.10）。这两个核团的神经元与体表特定部位严格关联，这意味着当体表某部位受刺激时，核团中只有与此体表部位相对应的神经元才能被激动。

经过某种神经生理处理后，这两个核团发出纤维越过中线交叉到对侧汇聚成内侧丘系上升。交叉的纤维称为内弓状纤维，在染色的延髓下段切面上非常清楚（图 6.11、图 A.10）。内侧丘系经脑干上升，途中未发出侧支到脑干网状结构。在经过脑桥和中脑时，内侧丘系的位置和内部纤维的排列有所不同（图 6.11、图 A.6 和图 A.10）。

内侧丘系终止于丘脑的腹后外侧核（ventral posterolateral nucleus，VPL），并在此换元（图 4.3、图 5.5 和图 6.13），换元后神经元发出的纤维经内囊后肢（图 4.4）到达第一躯体感觉中枢（中央后回 1 区、2 区、3 区；见图 1.3、图 4.5 和图 6.13）。身体各部在大脑皮质投影区的大小与各部形体大小无关，例如手指，特别是大拇指，在大脑皮质有着比躯干还大的投影区，身体各部在大脑皮质感觉区的投影形似侏儒（图

4.5）。同理，下肢在感觉中枢的投影面积较小，位于半球的内侧面。

神经病相关神经解剖学

在脊髓内，此传导束位于左、右后角之间的白质内，由富含髓鞘的粗纤维构成，称为后索（图 4.1、图 6.10）。纤维在后索的排列有一定规律，来自下半身和下肢的纤维位于后索内侧（胸部水平），构成薄束；而来自上半身和上肢的纤维位于后索的外侧（颈部水平），形成楔束。在延髓下部，上升的后索纤维在相应的中继核换元（图 1.9、图 3.3），换元后的纤维交叉（内弓状纤维；见图 A.10）到对侧形成内侧丘系。在髓鞘染色的脑干断面上，可见明显的、浓染的内侧丘系纤维。这些富含髓鞘的纤维最初位于下橄榄核之间，沿中线呈背腹排列，然后随着内侧丘系的上升，其位置逐渐向背外侧移动并转变方向。其内纤维的排列同样具有一定规律，管理下肢的纤维远离中线，管理上肢的纤维靠近中线。在脑桥上部，三叉丘系和前外侧系加入内侧丘系共同上升（图 5.5、图 6.11）。

临床联系

此感觉传导通路的损伤会造成其所传导感觉的丧失。脊髓后索的损伤会引起同侧躯体深感觉和精细触觉的丧失。需要注意的是脊髓后索的血供由脊髓后动脉供给（图 8.7）。在脑干下段交叉后，纤维形成内侧丘系，因此内侧丘系的损伤会造成身体对侧深感觉和精细触觉的丧失。中脑和内囊的损伤会同时影响到前外侧系、内侧丘系和三叉丘系的纤维（图 5.3、图 5.4）。但大脑皮质病变时，躯体中感觉丧失的范围取决于中央后回受累的部位和面积大小（图 4.5）。

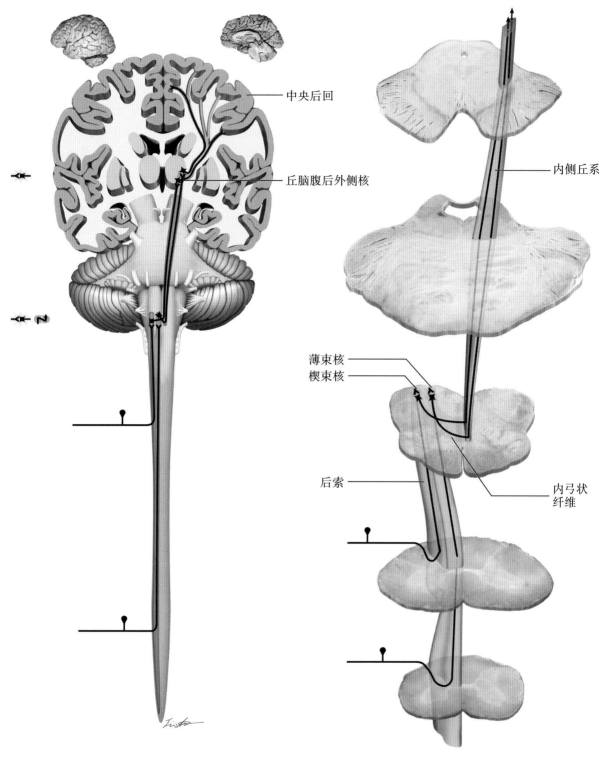

中央后回

丘脑腹后外侧核

内侧丘系

薄束核
楔束核

后索

内弓状
纤维

图 5.2　后索 – 内侧丘系通路——*辨别觉、位置觉和震动觉*

图 5.3   前外侧系

痛、温觉和粗略触觉

此通路传导痛、温觉和粗略触觉以及痒觉等感觉（如欣快感或性感觉）。其感受器多为简单的游离神经末梢，无特化结构。

进入脊髓后角的纤维来自第一级神经元，进入脊髓后在后角换元（图4.1、图5.1），还发出一些侧支用于实现脊髓内的保护性反射（图5.7）。在脊髓后角内，虽然各节段接受纤维的神经元不尽相同，但最终都有一类神经元（通常被认为是第二级神经元）接受进入的纤维后，再发出轴突在脊髓内上升。在上升前，该轴突需要通过白质前连合交叉到对侧，通常交叉需要经过 2~3 个脊髓节段才能完成。换言之，完成交叉的纤维所处平面要比进入脊髓的最初平面高 2~3 个脊髓节段。

这些上升的纤维束构成前外侧系，位于脊髓白质的前外侧。传统观点认为，前外系包括两个部分：传导痛温觉的脊髓 – 丘脑侧束和传导轻（粗略）触觉的脊髓 – 丘脑前束，现多将这两个传导束合称为前外侧系。

此传导束在脊髓不同节段内位置不变（图6.10），但在脊髓内有着明确的纤维排列关系。随着传导上半身痛温觉和粗略触觉的纤维加入到此束的内侧，使得较早进入脊髓的传导下半身感觉的纤维移向外侧。此束内纤维的性质为无髓或薄髓，其在途经脑干时发出一些侧支进入脑干网状结构，具有重要意义（图3.6B）。部分纤维向上终止于丘脑的腹后外侧核（通常被认为是此通路的第三级神经元），有些终止于丘脑的非特异性核团——板内核（图4.3、图5.5、图6.11和图6.13）。一般认为上述感觉信息（包括部分粗略触觉及痛觉）在丘脑内不只是简单的中继，还有一些复杂的信息处理过程。

一般来讲，急性痛可包括两种不同的通路。旧通路（又称旧脊丘系）传导的是报告性质的急性痛或难以定位的弥散性痛。此通路在外周和中枢均为无髓纤维，而且在中枢内联系广泛，主要终止于丘脑的非特异性核团，最终影响大脑皮质的广泛区域。新通路（又称新脊丘系）无论在外周还是中枢均为薄髓纤维，主要终止于丘脑腹后外侧核，中继后投射到中央后回的感觉中枢，此通路的特征为对痛觉定位准确。这两种痛觉通路的常见例子为皮肤被一些物品例如纸张划伤，人们能马上感知划伤的部位在哪里，紧接着几秒钟后又感知到划伤周围区域的一种定位不准确的弥散性痛。

神经病相关神经解剖学

在脊髓，前外侧系位于白质前外侧区内多种纤维束之间（图4.1、图6.10），其自身的两部分之间、这两部分与周围其他纤维束之间均不易区分，因此将其称为前外侧系。在脑干，此纤维束较小，同样不能轻易辨认：在延髓内其位于下橄榄核的背侧，在脑桥上部和中脑，则加入内侧丘系（图5.5、图6.11）。

临床联系

前外侧系是交叉后上升的纤维，因此其受损后患者身体对侧的痛、温觉和粗略触觉丧失。临床上可以通过大头针测试痛觉来准确判断损伤发生的部位。建议在检查患者时使用新的、安全的大头针，在检查完一个患者后应立即丢弃（检测者应当知晓检测过程会给患者造成一定程度的不适）。

在脊髓节段内任何影响痛、温觉纤维交叉的损伤都可造成此节段内上述纤维所管理区域皮肤的痛、温觉丧失。脊髓空洞症是一种不常见的脊髓疾病，表现为中央管病理性、囊性扩张，被称为鸣管（一种希腊笛类），病因虽不太明确，但早期脊髓的外伤史往往是一个重要的原因。扩大的中央管影响了其前方白质前连合内正在交叉的痛、温觉纤维。通常脊髓空洞症发生于颈髓，患者主诉为包括手部在内的上肢感觉丧失，又称为"披肩样"感觉丧失。扩大的中央管可通过 MRI 检查看到。

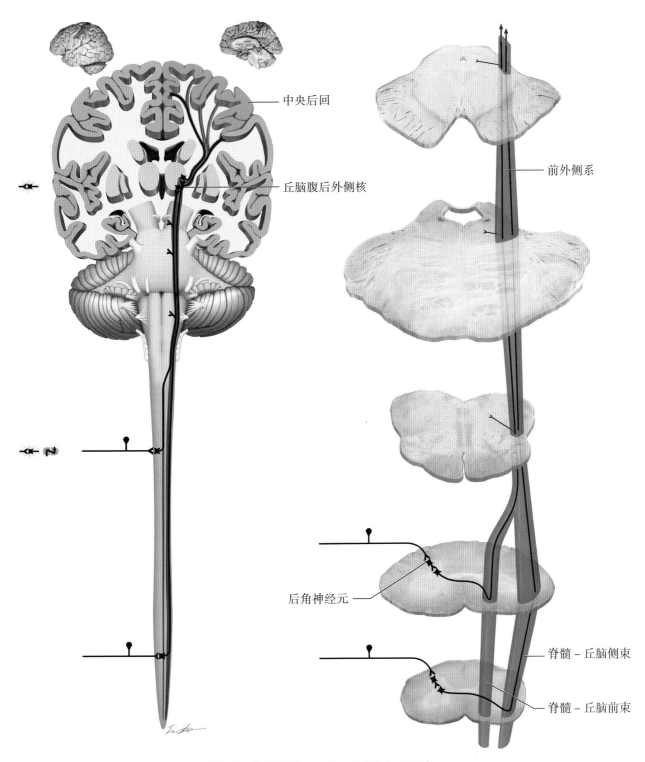

中央后回

丘脑腹后外侧核

前外侧系

后角神经元

脊髓 – 丘脑侧束

脊髓 – 丘脑前束

图 5.3　前外侧系——痛、温觉和粗略触觉

图 5.4 三叉丘系通路

辨别觉和痛、温觉

三叉神经传递面部，特别是口唇、口腔黏膜、舌黏膜、牙齿、鼻旁窦和眼结膜等处的感觉（包括痛、温觉和辨别觉）。纤维的粗细和髓鞘化程度类似于颈部以下传递上述感觉的纤维，第一级神经元胞体位于颅内的三叉神经节内。

纤维沿着小脑中脚先进入脑桥（图 1.8、图 3.4）。在脑干内，不同的感觉有着不同的传导路径，类似于脊髓内上述感觉的传递。

传导辨别觉的三叉神经纤维在脑桥中部的三叉神经感觉主核（低于三叉神经进入脑桥的水平）内中继（图 A.6），中继后的纤维越过中线随内侧丘系上升，终止于丘脑腹后内侧核（图 4.3）。丘脑腹后内侧核再发出纤维经内囊后肢投射到中央后回的面部管理区（图 4.5）。其中，口唇和舌的管理区面积较大。

传递痛、温觉的纤维在脑干内同侧下降，形成了一个上起脑桥中部，经髓质下降至脊髓颈部的纤维束（图 A.8 ~ A.10），称为三叉神经下降束或三叉神经脊束（图 3.4）。紧邻此纤维束内侧的核团为三叉神经脊束核，此束纤维在三叉神经脊束核内中继，中继后发出的纤维交叉到对侧上升（图 6.11）。这些纤维没有汇聚成一束交叉，而是分散在延髓和脑桥的不同平面内交叉到对侧，并发出侧支终止于脑干网状结构。这些传导痛、温觉的纤维和传导触觉的纤维在脑桥中部汇合，形成三叉丘系通路。类似于前外侧系，三叉丘系纤维终止于丘脑的腹后内侧核和一些其他核团（图 5.5），在脑桥上部，它们也加入内侧丘系（图 6.11）。

神经病相关神经解剖学

脑桥中部可见三叉神经感觉主核，延髓外侧可见三叉神经脊束，三叉神经脊束核位于最内侧。痛温觉纤维在不同高度交叉到对侧后加入内侧丘系，一般认为此纤维为完全交叉（交叉平面多位于脑桥下部以下），并发出侧支终止于脑干网状结构。

临床联系

三叉神经痛是一种不明原因的三叉神经某一分支管理区严重的"闪电样痛"。疼痛发作常有诱因，常由下颌活动或面部皮肤某一区域受刺激所触发，持续数分钟。患者常有三叉神经受伤史，例如牙齿或面部外伤；某些患者是由于异常的基底动脉形成动脉环压迫三叉神经所造成。三叉神经痛患者疼痛剧烈，对其治疗也比较困难。手术切除可以去除病因的患者可考虑手术治疗，但多数患者通过内科治疗后就能控制病情。

供应延髓外侧部的血管梗死可造成下降的痛温觉纤维（三叉神经脊束）受损，从而导致同侧面部痛温觉丧失，而传导面部辨别觉的纤维完好。此损伤被称为延髓外侧综合征（瓦伦贝格综合征），还包括一些其他症状（图 6.11、图 A.9）。脑桥以上内侧丘系的损伤会波及传导对侧面部感觉的三叉丘系。内囊和大脑皮质的损伤会引起包括对侧面部在内的一系列三叉感觉障碍。

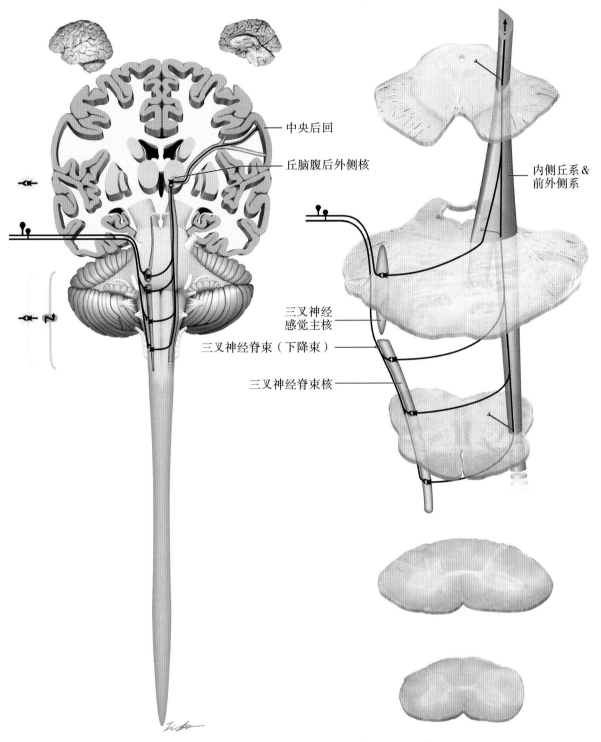

中央后回

丘脑腹后外侧核

内侧丘系&
前外侧系

三叉神经
感觉主核

三叉神经脊束（下降束）

三叉神经脊束核

图 5.4　三叉丘系通路——辨别觉和痛、温觉

图 5.5 感觉系统和丘脑

丘脑及感觉通路

该图（背外侧观，同图 1.9 和图 3.3）显示了所有的躯体感觉通路（后索 – 内侧丘系通路、前外侧系通路和三叉丘系通路）经过中脑、丘脑进入大脑皮质的过程。

内侧丘系通路传导躯干、四肢的辨别觉、关节位置觉和震动觉，头、面部传导此感觉的纤维发自脑桥中部的三叉神经感觉主核（位于脑桥中部）。前外侧系通路传导躯干、四肢的痛温觉，在脑桥中部加入内侧丘系共同上升（图 6.11）。同样，三叉丘系通路中的痛、温觉纤维在上升过程中也同三叉丘系通路的深感觉纤维相混合。

上述不同的感觉通路在中脑内形成一组粗纤维束（见下方断面图，方向为背侧）。在中脑下部水平，这些纤维束临近脑表面，位于黑质的背侧，在上升中移向更深层的红核的背侧（图 A.3、图 A.4）。

传递精细触觉、位置觉和震动觉的两个通路终止于丘脑的特异性中继核团（图 4.3、图 6.13）。

- 内侧丘系终止于腹后外侧核。
- 三叉丘系终止于腹后内侧核。

感觉信息和局部定位信息在丘脑的核团内继续存在，并在丘脑接受一些生理性处理，某些感觉的最终感知可能发生在丘脑水平。

在丘脑中继后，形成的丘脑皮质辐射经过丘脑与豆状核之间的内囊后肢投向大脑皮质（图 2.10A、图 2.10B 和图 4.4）。这些纤维束位于大脑半球的白质内，投向大脑中央后回（图 5.5 上方显示的小图），又称 S1 区。准确定位和两点辨别觉在大脑皮质完成。

来自面部和手部的感觉信息对应地投射到大脑半球的背外侧面（图 1.3、图 4.5），来自下肢的感觉信息投射到此脑回向大脑半球内侧面的延伸部（图 1.7、图 4.5）。皮质的代表区称为"感觉性侏儒"，是一种不成比例的躯体反映，即躯干和下肢的代表区面积非常小，而面部和手指的代表区则明显大得多（类似于"运动性侏儒"；见图 4.5）。

更加精细的感觉形成发生在临近中央后回的顶叶联络区（5 区和 7 区；见图 6.13）。这就使得人们可以通过触觉感知物体的形态，这种感觉被称为立体觉（例如说出手中的不同硬币）。

传导躯干、四肢痛温觉的纤维（前外侧系）和传导面部痛温觉的纤维（三叉神经脊束）部分终止于丘脑的特异性中继核，腹后外侧核（ventral posterolateral，VPL）和丘脑腹后内侧核（ventral posteromedial，VPM）；但大多数纤维终止于板内核，后者与伴随感觉体验的情绪（愉悦或厌恶）有关。

传导痛觉的纤维在丘脑中继后，继续投射到大脑皮质的数个区域，包括中央后回、S1（第一躯体感觉区）、S2（第二躯体感觉区，位于顶叶下部）以及其他脑区。丘脑板内核的传出纤维投射到大脑皮质的广泛区域。

临床联系

掌握脑干中不同通路所在的位置有助于判断损伤（包括血管性损伤）发生的准确部位（见附录）。

丘脑的损伤有时会引起痛觉综合征（在图 5.3 中讨论）。

丘脑综合征主要有 3 种。外侧丘脑综合征会引起身体对侧感觉丧失（图 4.3）。科萨科夫综合征属于精神病范畴，病因为穹窿（连接海马和丘脑）内纤维联系减少或中断（图 10.1A、图 10.2），前丘脑综合征与科萨科夫综合征的表现非常相似。内侧丘脑综合征的表现类似于额叶综合征（在图 10.1B 中讨论），会造成患者快感缺乏（定义见下方）。

丘脑损伤偶尔还会造成患者语言障碍。

读者注意：快感缺乏的定义为患者对快乐不敏感或缺乏感知幸福的能力。

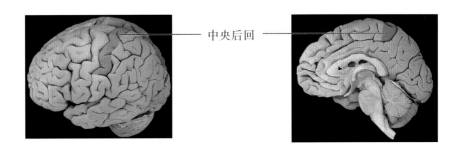

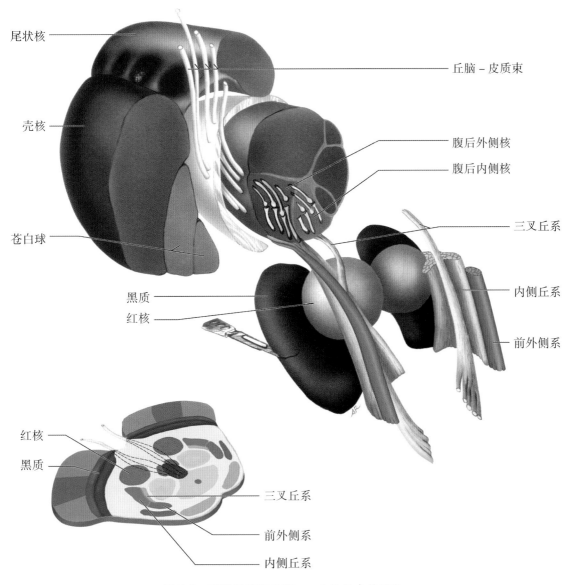

图 5.5　感觉系统和丘脑——丘脑及感觉通路

图 5.6 痛觉调节系统

网状结构通路

身体的痛觉可在神经系统的不同水平被感知。痛的定位，即知晓身体和四肢的哪个部位疼痛，这个过程需要大脑皮质中央后回（S1）的参与，S2 也可能参与其中（在图 5.5 中讨论）。也有证据表明一些痛觉在丘脑水平被感知。

我们体内具有一种内在的下行痛觉调节系统，该系统可在脊髓水平减弱疼痛对人体的不良影响，其可能通过以下通路发挥作用：

导水管周围灰质中的部分神经元（图 3.6B、图 A.3）可被多种方式激活。现已知前外侧系和三叉丘系内的一些纤维（图中只显示了前外侧系）或通过侧支，或以直接终止的方式激动上述中脑内的神经元。此区域神经元富含阿片类受体，可被脑内的内啡肽激活。试验表明此类神经元可被脑内局部注射吗啡激活，其表现类似于直接电刺激该神经元。此外，一些来自于大脑皮质的下行纤维束（皮质 - 延髓束；见图 5.10）也可激动此类神经元。

导水管周围灰质内一些神经元的轴突下降，终止于延髓上部的中缝大核（中缝核之一；见图 3.6B）。从中缝大核发出纤维交叉到对侧，进而下降，进入脊髓腹外侧白质（外侧索），这些 5- 羟色胺能纤维终止于脊髓后角的胶状质（痛觉传入纤维在此区发生突触；见图 3.9、图 5.1）。它们与胶状质内的一类小型中间神经元（强啡肽能）发生突触，证据表明这些含脑啡肽的脊髓神经元抑制了外周痛觉信息向脊髓的传入。通常认为下行的痛觉纤维是调节局部神经环路的。

普遍认可的机制为：脊髓中这些中间神经元也能被其他感觉传入所激活，特别是来自于皮肤和关节的机械刺激感受器的信息，传递该信息的纤维为径粗、富含髓鞘的外周纤维。这就构成了痛觉"闸门控制学说"的生理学基础，在此模式中，在一个脊髓节段内的同一环路可被上述不同感觉信息所激活。

痛觉传递的多重闸门控制机制的意义在于，它能帮助医生理解痛觉感知的机制以及人们对痛的反应会受其精神状态和认知过程的影响，包括正向或负向的影响。边缘系统和情绪反应区在痛觉感知中的作用将在第 4 部分中讨论。

临床联系

在我们的日常经验中，当某部位受到撞击或割伤后，我们的普遍反应是积极地搓揉受伤部位。其实我们所做的就是通过机械感受器激活了脊髓节段内的局部神经环路，从而降低疼痛感。

当前的一些镇痛治疗就是基于我们在这里所讨论的神经结构和神经递质。"闸门控制学说"是经皮刺激镇痛（当前的镇痛方式之一）的理论基础，但有关针刺镇痛还存在较多争议。

讨论最多的痛是急性痛，又称短时痛，常常由外伤或牙齿病变引起。慢性痛在某些方面不同于急性痛，常由疾病引起，例如关节炎、癌症、糖尿病性神经病和疱疹后神经痛（见后文），患者每天都忍受着极大的痛苦。疼痛治疗和研究的理论认为，慢性痛导致了中枢神经系统快速重建自身神经网络，这使得患者对痛更加敏感或者痛觉通路的激活时间更长，上述这些变化可发生在受体水平。这些慢性痛患者现在更倾向于去疼痛门诊，在那里，由内科医生、麻醉师、神经病专家和心理学家组成的团队会通过多种方法帮助他们减轻疼痛。

读者注意：带状疱疹是老年个体和免疫力低下人群（例如正在接受化学治疗的肿瘤患者）的一种常见疾病。患者常表现为急性期后反复发作性或持续性疼痛，称为疱疹后神经痛。现有一种特异性疫苗可作为预防措施用以增强这些易感人群对带状疱疹的免疫力。

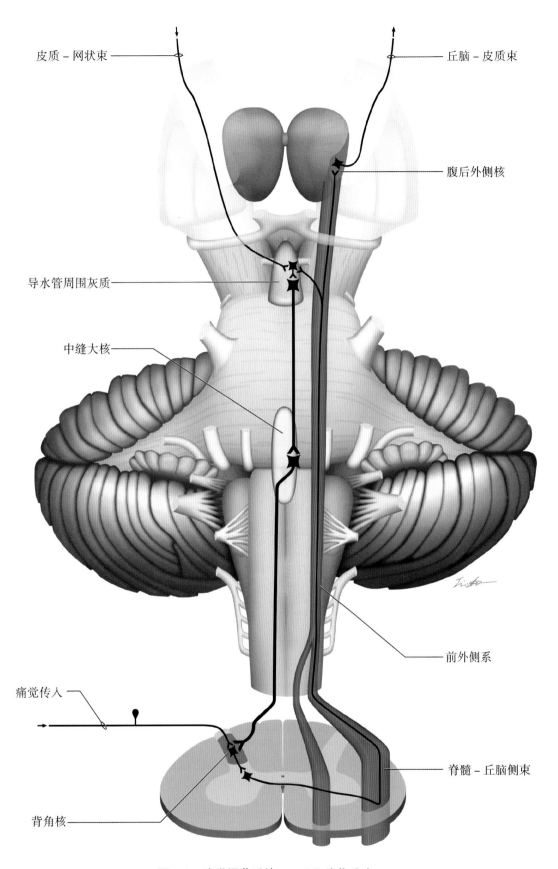

皮质 – 网状束

丘脑 – 皮质束

腹后外侧核

导水管周围灰质

中缝大核

前外侧系

痛觉传入

脊髓 – 丘脑侧束

背角核

图 5.6 痛觉调节系统——网状结构通路

运动系统

概　述

神经系统调控运动的区域很多，我们将其统称为运动系统。中枢神经系统内调控肌肉运动的区域有大脑皮层运动区、基底神经节（包括黑质和底丘脑）、小脑（具有功能分区）、脑干核团（包括红核、网状结构及前庭神经核），以及脑神经运动核和解剖上位于脊髓前角的脊髓运动神经元。

脊髓前角运动神经元负责将脑部运动指令传递至肌肉，临床上将其称为下运动神经元。被动牵拉下运动神经元所支配的肌肉，可激活该神经元而使其支配的肌肉发生收缩，该反应被称为肌牵张反射，临床亦称为腱反射（图5.7）。腱反射检查是临床神经系统检查中很重要的一项，临床上对腱反射有明确的分级标准（参见整合神经系统部分）。该反射通路为单突触通路，即接收牵张受体信息的传入神经和脊髓前角神经元之间直接形成突触，无中间神经元参与（图5.7）。该反射还与肌张力调控相关，肌张力是神经系统检查中的另一重要项目。

从进化角度讲，意识性运动被分为两个系统：一个较新的系统，用来调控手和手指的精细活动；另一个较旧的系统，负责调控肢体近端关节及躯干肌的活动（它们中的部分受意识控制）。几乎所有的意识性活动都与姿势的调控相关联。

运动通路开始于大脑皮层或脑干，下行至脑干和脊髓运动神经元，因此运动通路被称为下行通路。许多通路通过脊髓下行，其神经纤维部分会发生左右交叉，部分不交叉或在脊髓双侧都有下行纤维。

意识性运动系统

意识性运动调控包括直接通路和间接通路。

直接通路负责调控精细活动，由大脑皮层直接控制。该通路中，大脑额叶皮层的部分区域在大脑皮层运动区形成运动指令之前参与运动计划的形成。直接通路包括皮质－延髓束（支配脑神经核部分）和皮质－脊髓束（支配脊髓运动神经元）。由于受新皮层直接控制，因此该图谱中将此通路称为新运动系统。临床上把参与该直接通路的皮层神经元称为上运动神经元，它们接受基底神经节及新小脑的调控（见本章运动调节）。

直接通路的组成：

- 皮质－脊髓束——起始于大脑皮层运动区，终止于脊髓。从进化角度讲，皮质－脊髓束在人类是相对较新也是最重要的直接意识性运动通路（基于其对手和手指的精细运动控制）。该传导束在延髓行于锥体内，因而亦称为锥体束。皮质－脊髓束纤维进入脊髓后大部分走行于白质外侧索，称为皮质－脊髓侧束；小部分位于前索，称为皮质－脊髓前束。

读者注意：皮质－脊髓束有的直接和前角运动细胞形成突触，有的则通过中间神经元与前角细胞联系。

- 皮质－延髓束——皮质－延髓束是一个描述性的术语，它包括所有通往脑干内部核团的纤维（包括脑神经核和脑干其他核团）。其中通往网状结构的纤维有一部分参与间接意识性运动通路（见下文）。皮质－脑桥束纤维见小脑部分。

间接意识性运动通路从进化角度讲，属于一个较老的运动通路，因而被称为旧运动系统，它负责肢体近端大关节及躯干肌的运动控制，运动皮层通过网状结构或脑干内其他核团来实现该功能。需要反复强调的是，几乎所有的意识性运动控制都涉及姿势的调整。间接意识性运动通路涉及的脑干内部各类核团（包括红核、前庭神经核和网状结构）也同时接受旧小脑的调控。

间接通路的组成：

- 红核－脊髓束——由中脑红核发出至脊髓。根据其纤维联系，在灵长类动物，其功能可能与意识性及非意识性运动有关，在人类其确切功能尚不明确。然而，红核在定位使患者昏迷并伴有异常的肢体姿势反射（被称为去皮质强直或去大脑强直体位；见图5.13）的损伤时有重要的临床意义。

- 网状－脊髓束——该束同时参与间接意识性通路和非意识性运动调控（见后文），并且具有调节肌张力和腱反射的功能。网状－脊髓束由内（发自脑桥）外（发自延髓）两束组成。

读者注意：此间接运动调控系统控制下运动神经元活动，参与腱反射和肌张力调节，因此，从功能角度和临床角度两个方面都意义非凡。

非意识性运动系统

该系统从进化角度讲属于很古老的结构，它参与机体在旋转及重力变化状态时的运动调节，该功能通过内耳前庭器官实现。该系统尚参与视觉反射及与日常生活密切相关的非意识性运动反射调控。此系统构成原始运动系统。

非意识性／原始运动系统的组成：

- 内、外侧前庭－脊髓束——外侧前庭－脊髓束自脑桥前庭神经外侧核发出，不受大脑皮层控制，而是由小脑最古老的部分控制。内侧前庭－脊髓束发自前庭神经内侧核。
- 网状－脊髓束——该纤维束同时参与间接意识性通路和非意识性运动调控（见前文）。

学习计划

接下来的章节是关于大脑皮层运动相关区域及与运动调节相关的脑干核团和网状结构的内容。其中用到的外形图和脊髓及脑干断面图与感觉神经系统部分通用。

该部分最后将讨论基底神经节和小脑的运动调控功能，这两部分运动调控子系统都通过丘脑向大脑皮层发送运动反馈信息，以发挥运动调节功能。大脑皮层尚有其他区域参与其他方面的运动行为，如 Broca 区与语言相关，位于语言优势半球（通常在左侧半球）的背外侧面，皮层运动区下部的稍前方（图 4.5）；与眼球活动相关的脑区则位于额叶运动前区之前，负责眼球意识性运动（图 4.5、图 6.8）。

临床联系

将运动系统概括为由上、下两级运动神经元组成的系统对临床神经科学具有重要意义。在人类外伤和疾病（统称损伤）中，仅累及运动通路中的某一成分的情况很少，典型的脑损伤（如血管性创伤或肿瘤性创伤）通常都会同时伤及皮层和（或）皮层下区域，因而可同时影响直接和间接运动系统，最终导致多条下行通路发生问题，从而形成混合型的运动缺陷。包括腱反射异常（亢进、减弱或消失）及肌张力异常（松弛或痉挛）。

跖反射异常，现被称为足底伸肌反应，在临床上具有重要意义。该体征不再使用巴宾斯基征阳性或阴性来表述，具体讨论见图 5.9。

图 5.7 脊髓横断面

运动核团

上 图

此图显示脊髓前角运动区。其外侧运动核支配肢体远端肌肉系统（如手部肌肉）。因此，在发出支配四肢神经丛的部位外侧运动核最大（臂丛和腰骶丛参见图 3.9 和图 4.1）。前角内侧运动核则负责支配躯干中轴肌肉系统。

下 图

在脊髓内，位于前角的神经元通常被称为前角细胞，亦称为下运动神经元，生理学家称这些神经元为 α 运动神经元。在脑干，下运动神经元由脑神经运动神经元组成（图 3.5）。由于所有的下行运动信息将汇聚于下运动神经元，因此，从功能角度讲，下运动神经元又被称作"最后公路/通路"。

脊髓下运动神经元轴突经一系列的脊神经根丝离开脊髓（图 1.11、图 1.12 和图 8.7）。下运动神经元及其轴突连同其支配的肌纤维合称为运动单位。运动单位完好，才能确保反射活动、肌肉力量及肌肉功能正常。脊神经前、后根在椎管外汇聚形成混合性脊神经（图 1.12、图 7.3）。

运动反射

牵张反射（又称腱反射）可通过牵拉肌肉（如叩击肌腱）而诱发。该反射可使被牵拉的肌肉发生收缩，介导该反射的受体是肌梭。因此，该反射也被称为牵张反射、深部腱反射，常缩写为 DTR。腱反射的反射弧（如图左半侧所示）中，来自肌梭的传入纤维直接与前角细胞形成突触，无中间神经元中介（单突触反射）。

读者注意：在整合神经系统中对腱反射有具体描述。图谱网站上还有腱反射动画可供参考。

除腱反射以外，所有的其他反射，包括简单的躲避反射（如触及滚烫物体时），在脊髓内都会涉及一些中枢中继过程（有中间神经元参与），从而形成多突触反射通路（如图右半侧所示）。所有这些反射都由脊髓固有的神经回路形成，但其活动受神经系统高级中枢影响。

研究揭示，复杂的运动模式（如踏步走伴随的双臂轮替摆动）在脊髓形成，来自脊髓以上的高级中枢则对其进行组织协调。

临床联系

腱反射是一个简单的单突触反射，也是神经系统检查中最重要的反射。下运动神经元的反应性受高级中枢调控，该调控又被称为下行影响，影响主要来自于网状结构（图 5.12B）。腱反射反应增高和降低分别被称为亢进和减弱。下运动神经元的活动状态也影响肌张力，从检查者角度，指静止状态时的感觉和被动牵拉（检查）时的反应，同样可出现增高或低下两种异常状态。

脊髓前角运动细胞病变或损伤可导致其所支配的骨骼肌无力或瘫痪。严重程度取决于神经元损伤的程度，可通过 MRC(医学研究委员会) 临床量表来确定。与此同时，受损节段会发生肌张力低下和腱反射减弱，跖反射则维持正常。

该部分的临床意义见整合神经系统部分。

特异性下运动神经元损伤见于脊髓灰质炎（又称小儿麻痹症）。该病通常发生于接触过被病毒污染的水的儿童。在发达国家，由于实行儿童疫苗普遍接种，该病已经被消灭。

在成人，同时特异性损伤上、下运动神经元（包括脑神经运动神经元）的疾病是肌萎缩性侧索硬化症（amyotrophic lateralizing sclerosis，ALS），也被称为 Lou Gehrig 病。该退行性疾病可导致大脑皮层（上运动神经核）和脊髓前角（下运动神经核）发生神经元丢失，其临床表现与上、下运动神经元丢失程度相关。可导致患者进行性运动功能丧失，包括吞咽和呼吸功能，最终致死。该病不影响智力，因而对患者及其亲友带来了巨大的情感负担。目前研究者正在积极探索如何预防退行性神经元丢失。

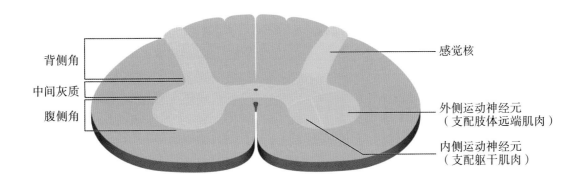

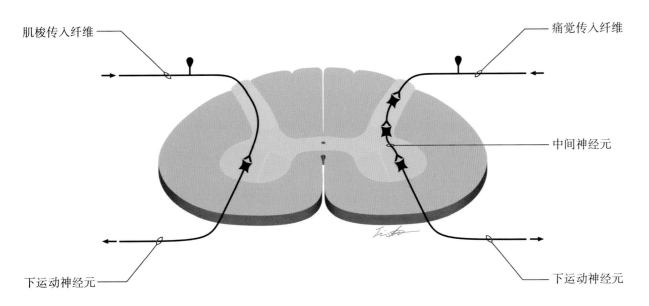

图 5.7　脊髓横断面——运动相关核团

图 5.8　运动皮层

运动、运动前及运动补充皮层

大脑皮层有 3 个区域与运动相关（图 1.3、图 4.5）。

- 运动区位于中央前回（解剖上对应于 4 区，也称为运动带）。运动区局部与身体各部存在管理上的对应关系，如手指（尤其是大拇指）与舌及唇的管理区位于中央前回的背外侧部，面积很大，而下肢管理区则位于大脑半球内侧面。皮层运动区与感觉区对应的皮质代表区是相似的（图 4.5）。运动区的大型神经元（位于皮层深部）轴突以投射纤维的形式形成皮质 – 延髓束和皮质 – 脊髓束。大多数意识性活动都由运动区控制。

- 在运动区之前，有一楔形皮层区，对应于 6 区，被称为运动前区。相对于运动区而言，运动前区与身体各部位缺乏明确的管理对应关系。该区轴突投射至运动区，并加入皮质 – 脊髓束，其功能可能主要与肢体近侧关节活动及与运动相关的姿势调节相关。

- 运动补充皮层也位于运动区之前，其一小部分位于大脑背外侧面，大部分位于大脑半球内侧面。此区功能主要在于运动的组织协调，其轴突投射至运动区和运动前区。

上述运动相关皮层受基底神经节及新小脑调节，基底神经节和新小脑"在幕后"通过调整、校正等功能对大脑皮层运动控制相关回路进行调节（见本章运动调节部分）。运动相关皮层尚接收来自皮层其他区域的传入，尤其是中央后回感觉中枢和顶叶的传入。

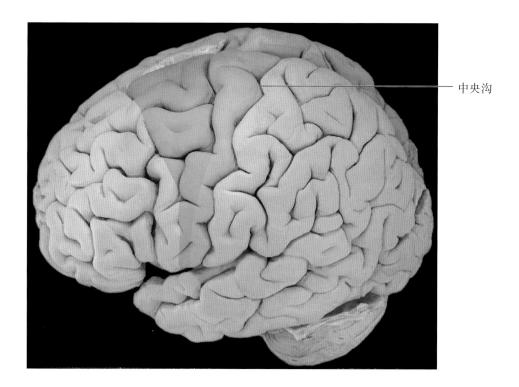

中央沟

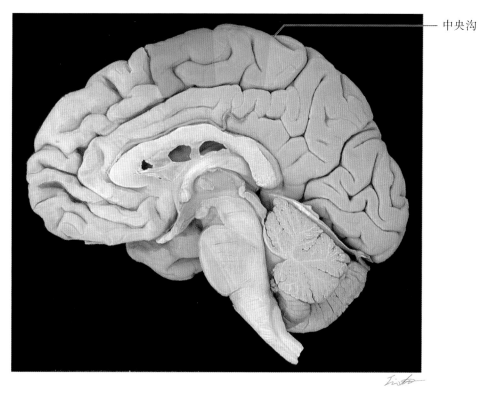

中央沟

图5.8　运动皮层——运动皮层、运动前皮层及补充运动区。▨ 初级运动皮层；▨ 运动前皮层；▨ 补充运动区

图 5.9   皮质 – 脊髓束：锥体系统

直接意识性通路

在人类，皮质 – 脊髓束是联系皮层和脊髓的直接通路，它是控制意识性精细运动最重要的通路。

皮质 – 脊髓束主要起于大脑皮层运动相关区域 4 区和 6 区（图 1.3、图 4.5 和图 5.8 以及运动系统概述部分）。该纤维束由有髓纤维组成，在大脑半球白质内下行，先后通过内囊后肢（图 4.4）、中脑（图 A.3）、脑桥（纤维分散；见图 A.6），然后进入延髓锥体（图 1.8、图 3.1、图 A.8~A.10）。因此，皮质 – 脊髓束又被称为锥体束，临床医生也称其为锥体系。在延髓下端，皮质 – 脊髓束纤维大部分（90%）通过锥体交叉至对侧下行形成皮质 – 脊髓侧束（图 6.10）。

皮质 – 脊髓侧束纤维许多都直接终止于下运动神经元，在颈段脊髓尤其如此。此纤维束参与运动控制，尤其是上肢的手和手指活动（即肢体远端肌肉）。研究表明：损伤猴延髓锥体可导致对侧肌无力及手和手指精细运动丧失，但动物仍保留有意识性大体肢体活动。此类损伤对腱反射无影响，但有肌张力减弱的报道。皮质 – 脊髓侧束对下肢的支配与上肢相似，但在下肢该束与意识性活动关联甚小。

在锥体未交叉的小部分皮质 – 脊髓束纤维形成皮质 – 脊髓前束。该纤维束许多在终止前发生交叉，因而参与双侧运动神经元的支配。与其他非直接意识性通路相似，皮质 – 脊髓前束参与控制肢体近端关节和躯干肌运动。

其他参与皮质 – 脊髓束的皮层区域尚有位于中央后回的皮层感觉区（图 5.10）。

神经解剖

皮质 – 脊髓束经内囊下行后位于中脑的大脑脚中间部分（图 1.8、图 5.10），到达脑桥后分散分布于脑桥核之间，到达延髓再次汇聚形成锥体。在延髓下端，90% 的纤维交叉形成皮质 – 脊髓侧束，位于脊髓白质外侧索内（图 6.10）。未交叉的皮质 – 脊髓前束则位于脊髓白质前索内。

临床联系

在人类，皮质 – 脊髓束的损伤后果常较严重。因为该损伤将剥夺患者的意识性运动控制功能，导致精细活动功能丧失。人类卒中时，由于累及大脑动脉或供应内囊的深动脉而常常造成皮质 – 脊髓通路损伤（图 8.4~8.6）。该损伤导致上运动神经元损伤，引发对侧的肌肉瘫痪，临床检查尚可发现脑干核团（尤其是网状结构）失皮层输入的症状。

脊髓损伤导致皮质 – 脊髓束受累多见于创伤（如车祸、意外落水）。这种情况下，其他通路一同被累及，临床上表现为间接意识性与非意识性运动功能丧失（图 5.12B）。如果损伤局限于一侧，则功能丧失限于患侧。

一种异常的反射可揭示任何水平（皮层、白质、内囊、脑干及脊髓）的皮质 – 脊髓束损伤。该反射通过刺激足底外侧区（对大部分个体可引起很不舒服的感受）来诱发。正常情况下，该反射引起脚趾屈曲（尤其是大趾）伴有肢体躲避反应，称为跖反射。皮质 – 脊髓束受损时，该反射呈现大趾上抬伴其他脚趾扇形展开，该异常反射称为足底伸肌反应（本图谱将使用该术语）。皮质 – 脊髓束损伤后很快就可诱发足底伸肌反应，且与损伤位置高低无关（脊髓休克后短时间反应丧失除外；见图 6.10）。

读者注意：对应于足底伸肌反应的巴宾斯基征阳性，由于很多学生容易发生阳性阴性的误用，已不再使用（参见临床病例）。

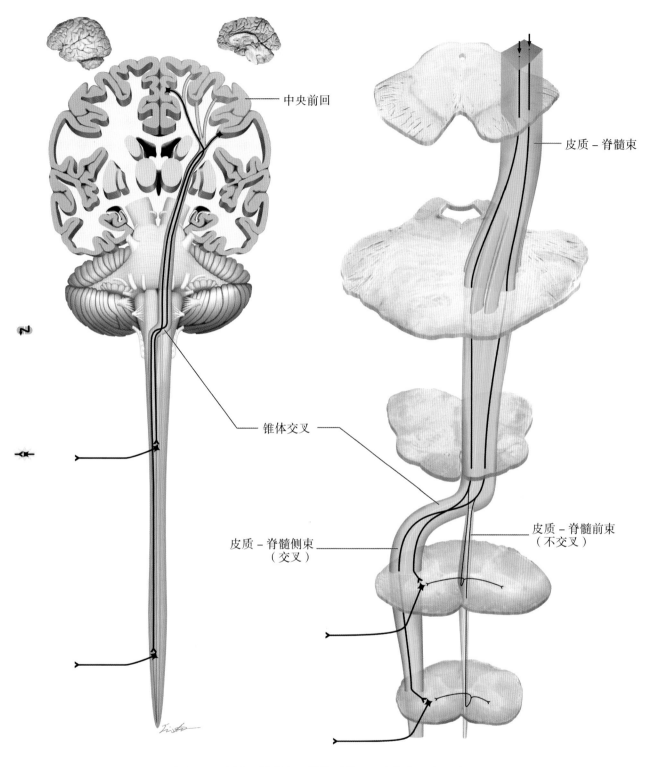

中央前回

皮质 – 脊髓束

锥体交叉

皮质 – 脊髓前束
（不交叉）

皮质 – 脊髓侧束
（交叉）

图 5.9　皮质 – 脊髓束：锥体系统——直接意识性通路

图 5.10 皮质－延髓束

脑干核团

"bulb"这个词（如 bulbar）是一个描述性词汇，其指脑干。皮质－延髓束并不是单一的纤维束，而是由起始于皮层终止于脑干内部各种核团的纤维组成。其中在脑桥核中继后至小脑部分的纤维将单独介绍（图 5.15）。

大脑皮层广泛区域发出纤维投射至脑干，这些纤维经内囊、中脑的大脑脚下行（图 1.8、图 A.3 和图 A.4）。其中与运动控制相关的纤维与皮质－脊髓束纤维一同位于大脑脚中 1/3，负责支配脑干内脑神经运动核（图 3.5）、网状结构（图 3.6A、图 3.6B）以及其他脑干运动相关核团。

- 脑神经运动核——脑干颅神经运动神经元属于下运动神经元（图 3.5），受大脑皮层上运动神经元支配，通常接受双侧大脑皮层的投射纤维（即一侧核团接受双侧大脑半球的传入纤维支配），但面神经核非常特殊。面神经核内管理上部表情肌（前额部分）的神经元受双侧皮质－延髓束的支配，而管理下部表情肌（口周）的神经元只接受来自对侧皮质－延髓束纤维的支配，其重要临床意义见临床联系。

- 脑干运动控制核团——皮质－延髓束纤维对所有的脑干运动核团都有影响，包括红核（图 5.11）、黑质（图 5.14）及网状结构（图 5.12A、图 5.12B），但不包括前庭神经外侧核（图 5.13、图 5.16 和图 5.17）。其中皮质－网状束对肢体近端关节运动（隶属间接运动通路）和肌张力具有重要的调控作用。

- 脑干内其他核团——皮质传入纤维对脑干内感觉性核团的支配类似于其对其他中继核团的支配。涉及的核团有躯体感觉核、薄束核和楔束核（图 5.2）。此外，皮质纤维对中脑导水管周围灰质的支配参与构成痛觉调控系统（图 5.6）。

临床联系

脑神经运动核失去皮质传入支配通常可导致肌力减弱但不会瘫痪，例如，一侧皮层传入受损可导致吞咽和发音困难，但这些问题通常会很快消失。

面部运动

基于面神经核的皮质支配特点，不同区域的皮层或皮质－延髓束纤维受损将影响不同的面部表情肌运动：上面部表情肌（前额部分）由于接受双侧支配，因此，单侧核受损时，如让患者向上看，双侧额头仍可正常地收缩出现额纹；但是当让患者露齿或微笑时，由于支配口周围肌肉的面神经运动神经核支配对侧，可导致对侧不能对称性地完成动作，患者由于对侧下面部肌肉肌力显著减弱，出现明显的下坠，同时因累及颊部肌肉（颊肌）可影响到喝水、吃饭及咀嚼（饭菜可能夹于颊与牙槽之间而需手动清除），也可伴随流涎症状。

这种情况需与面神经自身损伤导致的贝尔麻痹（一种发生于颅内的面神经损伤，属于下运动神经元损伤）相鉴别，后者可导致同侧所有表情肌运动功能丧失。

舌的运动

在临床检查舌运动时，嘱咐患者将舌伸出并左右运动。临床上单独的舌运动障碍是少见的。当一侧的舌下神经核或其发出的舌下神经受伤而引发同侧下运动神经元损伤时，可导致患侧舌肌瘫痪萎缩，检查时可出现舌偏向患侧。

当一侧大脑皮层或白质受损伤及皮质－延髓束引发上运动神经元损伤时，可致对侧舌肌肌力下降伴轻度萎缩，伸舌时偏向对侧。

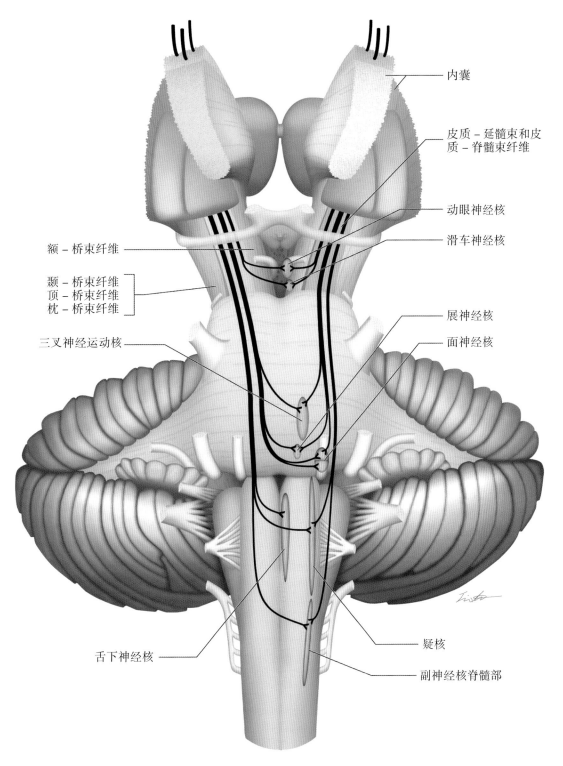

内囊

皮质 – 延髓束和皮质 – 脊髓束纤维

动眼神经核

滑车神经核

额 – 桥束纤维

颞 – 桥束纤维
顶 – 桥束纤维
枕 – 桥束纤维

展神经核

面神经核

三叉神经运动核

疑核

舌下神经核

副神经核脊髓部

图 5.10　皮质 – 延髓束——脑干核团

图 5.11 红核 – 脊髓束

意识性直接 / 间接运动控制

红核是中脑内很显著的核团（图 3.3），其之所以被称为红核，可能是由于该核团血供丰富而在新鲜解剖标本上呈现红色之故。红核由两部分组成：上部（由小细胞组成）和腹侧部（由大细胞组成；见图 4.2C 和图 A.3）。红核 – 脊髓束发自红核腹侧部（至少在人类如此）。

红核接受大脑皮层运动区（通过皮质 – 延髓束）和小脑的传入纤维（图 5.17），大脑皮层的传入纤维直接与投射细胞形成突触，因而形成了潜在的从皮层运动区到脊髓的二级信息传递通路。

红核 – 脊髓束也是一个交叉的信息通路，纤维交叉发生在中脑腹侧部（图 6.9、图 6.12）。该纤维束在脑干中央部（被盖）下行，与周围其他的传导通路之间无明显分界。红核 – 脊髓束纤维在脊髓位于白质外侧索皮质 – 脊髓侧束之前，并与之混合（图 6.10）。

一些动物的红核 – 脊髓束异常发达，研究发现猴的红核 – 脊髓束可能与肢体的屈曲活动相关；刺激猫的红核 – 脊髓束可引起屈肌肌张力增高。红核 – 脊髓束在人类的范围和功能将在后续段落中讨论。

神经解剖

红核 – 脊髓束在脑干的位置显示在中脑上部、脑桥中部、延髓中部及脊髓 C_8 水平断面。在灵长类动物，红核 – 脊髓束可贯穿整个脊髓，而在人类可能仅延伸至脊髓颈段。

在中脑上部高度，可见红核内侧面有动眼神经纤维穿出（图 A.3）。

临床联系

人类红核 – 脊髓束的功能尚不明确，与猴相比较，人的红核大型神经元数量要少得多，目前由于红核或红核 – 脊髓束损伤导致的运动障碍尚缺乏充足的病例资料。虽然一些研究揭示红核 – 脊髓束可能参与某些屈肌活动的调控，但在人类，似乎皮质 – 脊髓束仍在其中发挥主要作用。

研究者已经通过猫的红核上、下水平损伤模型，对导致的运动缺陷进行了探索。

在人类，严重的红核水平上、下损伤后，患者如果仍存活，通常会表现为昏迷状态伴有异常的肢体姿势反射——被称为去皮质强直和去大脑强直（深入描述参见图 5.13）。

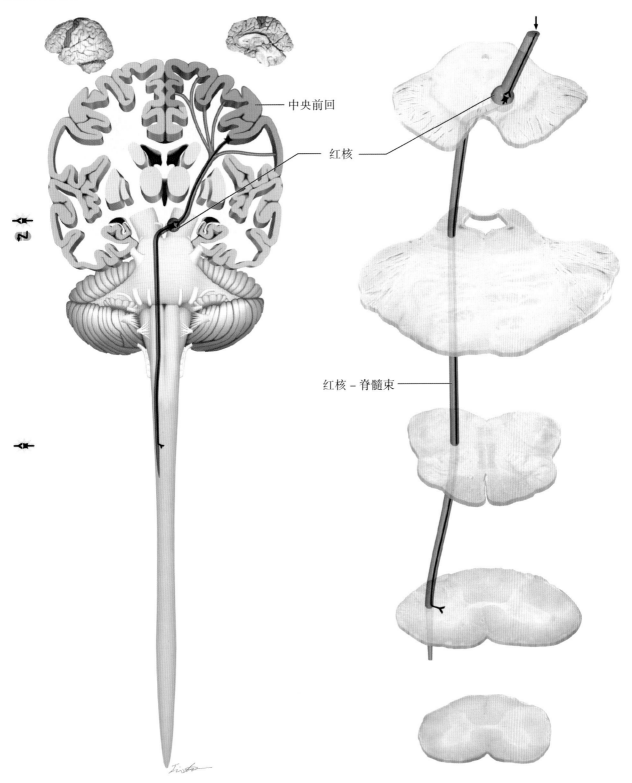

中央前回

红核

红核 – 脊髓束

图 5.11　红核 – 脊髓束——直接 / 间接意识性运动控制

图 5.12　网状结构：概述

网状结构位于脑干中央部（图 3.6A、3.6B 及附录），分散在其他系统之间。网状结构形成一个相当古老而又具有多种功能的系统。除参与一般的功能活动外，网状结构尚与感觉和运动系统相关。一些感觉系统与网状结构有侧支联系，而有些则与网状结构无关。网状结构的核团参与一系列功能活动，其中有相当普通的功能活动（如觉醒），也有比较特异的活动（如呼吸控制）。

此外，网状结构内的某些核团作为一些运动通路的起始核，参与构成间接意识性运动通路，并具有非意识性运动调控功能（参见运动系统概述）。如皮质－网状－脊髓束作为间接意识性运动通路，被认为是一个较为古老的运动控制通路，对肢体近端关节和躯干肌运动具有重要的控制作用。

另外，作为非意识性运动调控系统，网状结构对肌张力和腱反射都有很大影响（图 5.12B）。

网状结构接受许多传入纤维，包括大多数的感觉通路（如前外侧传入纤维、三叉传入纤维、视觉及听觉传入纤维）。此处关注其来自双侧大脑半球皮层的传入，这些来自大脑皮层的传入纤维参与构成所谓的皮质－延髓系统（图 5.10）。

读者注意：运动系统的各个部分是很复杂的，要搞清楚每一部分的具体功能，尤其是网状结构的功能是不容易的。一种方法就是从最基本的肌牵张反射开始探索，因为网状结构在腱反射调控（亢进或减退）及肌张力调控中都发挥着重要作用。接下来可探究网状结构的运动调控功能，尤其是其作为间接意识性运动系统对躯干肌运动的控制。此外，网状结构与其他脑干运动核团参与机体对重力变化的非意识性反应调控。最后要认识到大脑对该系统具有重要的影响。

从网状结构到脊髓存在两条通路：一条起始于网状结构脑桥区（图 5.12A），一条起始于网状结构延髓部（图 5.12B）。

图 5.12A　脑桥网状－脊髓束

内侧束

此纤维束起源于脑桥网状结构的两个核团：上核（脑桥网状吻侧核）和下核（脑桥网状尾侧核；见图 3.6B）。该纤维束下行至脊髓，位于脊髓白质的内侧部（图 6.10），因而被称为内侧网状－脊髓束。

功能上该纤维束对伸肌运动和肌张力有调控作用，其对应的脑桥区域被称为网状伸肌易化区。该纤维束可能通过中间神经元终止于脊髓前角细胞，进而控制躯干肌活动，对外侧前庭－脊髓束具有补充作用（图 5.13）。

神经病相关神经解剖学

网状结构的位置在脑干内显示，发自脑桥的网状－脊髓束纤维通过延髓下行，在 C_8 和 L_3 脊髓水平断面可见。该束在脊髓白质前索内和其他通路纤维相混合（图 3.9、图 6.10）。

临床联系

皮质－延髓束（包含皮质－网状纤维）的损伤讨论见延髓网状结构（图 5.12B）。

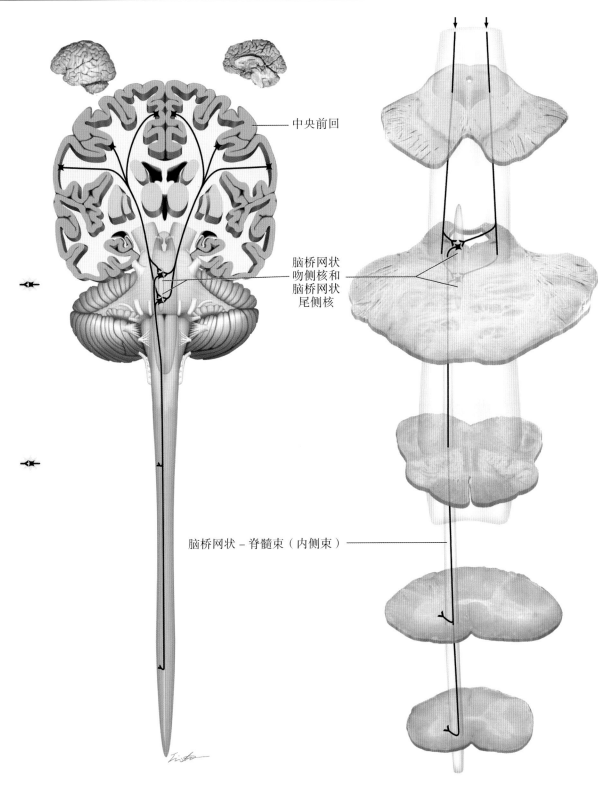

中央前回

脑桥网状
吻侧核和
脑桥网状
尾侧核

脑桥网状 – 脊髓束（内侧束）

图 5.12A 脑桥网状 – 脊髓束——内侧束

图 5.12B 延髓网状 – 脊髓束

外侧束

该纤维束起源于网状结构的延髓部,主要为巨细胞网状核(意思是核内细胞很大,参见图 3.6B)。与脑桥部相比,该纤维束在脊髓白质较外侧下行,因而命名为外侧网状 – 脊髓束(图 6.10)。该纤维束在外侧前庭 – 脊髓束旁边下行,部分纤维有交叉。

该通路同样对躯干肌具有重要的调控作用。与脑桥网状束功能相反,该纤维束具有伸肌抑制效应,因而对应的延髓网状结构被称为网状伸肌抑制区。该区功能的发挥受大脑皮层的影响。

神经解剖

网状结构的位置在脑干内显示,发自延髓的网状 – 脊髓束见 C_8 和 L_3 脊髓水平断面。该纤维束在脊髓白质内和其他通路纤维相混合。

临床联系——痉挛

皮质 – 延髓束损伤几天后可发生伸肌(抗重力肌)肌张力增高,该异常肌张力状态被称为痉挛,可通过被动屈曲和伸展肢体诱发。该项检查具有速度依赖性,只有快速被动屈曲患者肢体才能诱发。痉挛累及抗重力肌,在人类,上肢屈肌和下肢伸肌常被累及,具体机制尚不清楚。该损伤发生数天后,患者还会出现腱反射亢进(参见运动系统概述)。

关于腱反射亢进的解释存在两种假说:

- 去神经支配过敏:由于失去下行传入支配,运动神经元自身神经递质受体反应性发生变化,导致兴奋性增高。
- 侧支芽生:运动神经元失去下行传入支配的突触部位被邻近的轴突芽生侧支取代,这种情况的芽生侧支纤维被认为是肌肉的传入纤维(来自肌梭,被称为1A传入纤维)。

上述两种假说都有部分动物实验支持。在人类病例,痉挛和腱反射亢进通常会同时发生于同一患者。

另外一种与肌张力增高伴随的体征为阵挛,该症状可通过抓挠足部或上屈踝关节而诱发,表现为短暂爆发性的踝关节反复屈伸反应,检查者可感知并可观察到该反应。

大脑皮层运动区部分受损、半球白质大面积受损、内囊后肢损伤以及脑干上部的某种损伤都可以导致患者呈现相似的临床症状:即损伤几天后出现对侧瘫痪或肌力下降伴随腱反射亢进和痉挛(伴或不伴阵挛)。上述损伤大多数会同时累及皮质 – 脊髓束,即刻导致意识性运动功能丧失并伴随足底伸肌反应出现(参见图 5.9 的临床联系)。

脊髓大面积损伤,导致所有下行运动通路中断(包括意识性和非意识性),会引发如上相似症状。完全性脊髓中断损伤可导致损伤平面以下瘫痪(截瘫)、双侧痉挛、腱反射亢进(伴随或不伴随阵挛),呈现一种严重的虚弱状态。

帕金森病导致的肌张力变化被称为僵直(图 5.14),与上述的痉挛存在很大不同,患者腱反射无变化,跖反射异常。

上述上运动神经元损伤造成的病态与脊髓前角运动细胞(下运动神经元)损伤形成明显的对比,后者的表现为肌张力低下和腱反射减弱及肌无力(如脊髓灰质炎;见图 5.7)。

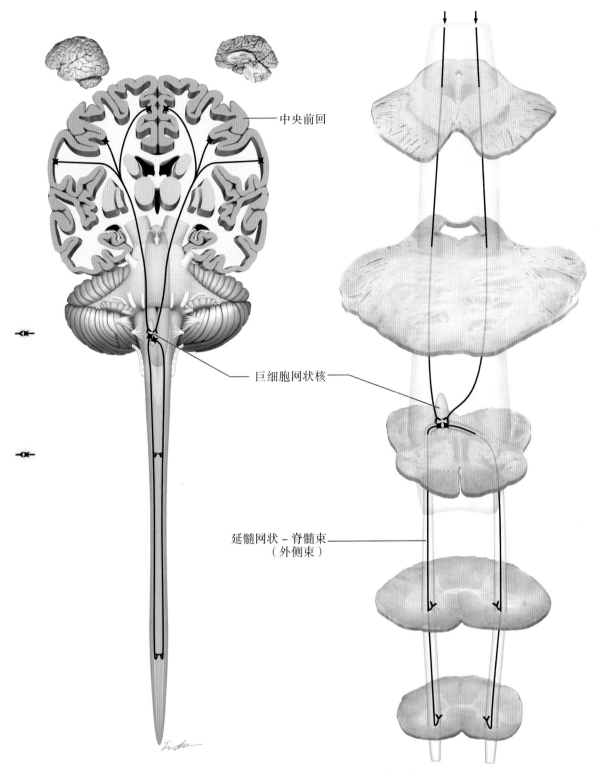

中央前回

巨细胞网状核

延髓网状 – 脊髓束
（外侧束）

图 5.12B　延髓网状 – 脊髓束——外侧束

图 5.13　下行前庭 – 脊髓束

外侧束和内侧束

前庭 – 脊髓束通过脊髓将前庭接收的平衡及重力等感觉与躯干肌运动调控相联系，具有重要功能。具体讲，运动时当身体（和头部）倾斜或是改变运动方向时会激活前庭系统，平衡及方位信息会被前庭神经（图 3.6）获取并及时通过前庭 – 脊髓束下传至脊髓，从而实现对运动的矫正。该功能被归于非意识性运动系统（参见运动系统概述）。

外侧前庭神经核位于脑桥下部（图 3.6、图 6.8 和图 A.7）第四脑室外缘，由许多大型神经元组成（一些教科书也将此核称为 Deiter 核，其大型神经元则被称为 Deiter 神经元）。该核发出外侧前庭 – 脊髓束，其纤维经延髓下行至脊髓白质腹侧部，贯通整个脊髓（图 6.10）。该纤维束不交叉，它们终止于前角内侧部控制躯干肌的运动神经元（图 5.7）。

外侧前庭神经核接受前庭系统和小脑的传入，不接受大脑皮层的传入。

功能上，外侧前庭 – 脊髓束具有增强伸肌肌张力和激活伸肌的功能。在四足动物，该纤维束作用于抗重力肌；在人类则作用于下肢伸肌和上肢屈肌。

内侧前庭 – 脊髓束发自内侧前庭神经核（图 3.4、图 6.8 和图 A.7）和前庭神经下核，其纤维位于外侧前庭 – 脊髓束的内侧（图 6.10）。内侧前庭 – 脊髓束主要功能在于将前庭信息与头部及眼球运动相关联，其纤维仅投射至颈段脊髓（图 6.8、图 6.9）。

神经解剖

前庭神经核位于脑桥下部水平，可延伸至延髓中部。前庭 – 脊髓束贯穿脊髓的部分在脊髓 C_8 和 L_3 断面可见。在脊髓内，外侧前庭 – 脊髓束正好位于脊髓前角之前，支配前角内侧运动神经元；内侧前庭 – 脊髓束和其他传导束位于脊髓腹侧白质内。

临床联系

脊髓损伤伤及前庭 – 脊髓束时，可导致上运动神经元损伤，从而引发痉挛和腱反射亢进。

去皮质强直（屈曲姿势）

由于损伤部位不易确定，"强直"这个术语很容易被误用（参见如下描述），使用该术语时应慎重。

该异常状态可发生于中脑或中脑以上（包括大脑半球）严重损伤而致昏迷的患者。

在这种被称为去大脑强直的状态下，患者表现为前臂屈曲（肘关节）伴随小腿伸直。

去大脑强直（伸直姿势）

由于与去皮质强直相同的原因，该术语在使用时应慎重（参见如下描述）。

该异常状态可发生于脑干水平以下严重损伤而致昏迷的患者，表现为四肢伸直而僵硬（包括腕关节），严重时背部可呈弓形，形成角弓反张姿态，患者依靠脚跟和颈部支撑身体。

从生理学角度讲，上述状态与帕金森僵直无关，但与异常痉挛相关（图 5.12B）。推测其机制可能与脑桥延髓 – 网状结构及前庭 – 脊髓通路相关，前者有大脑皮层参与其中，而后者则与大脑皮层无关。

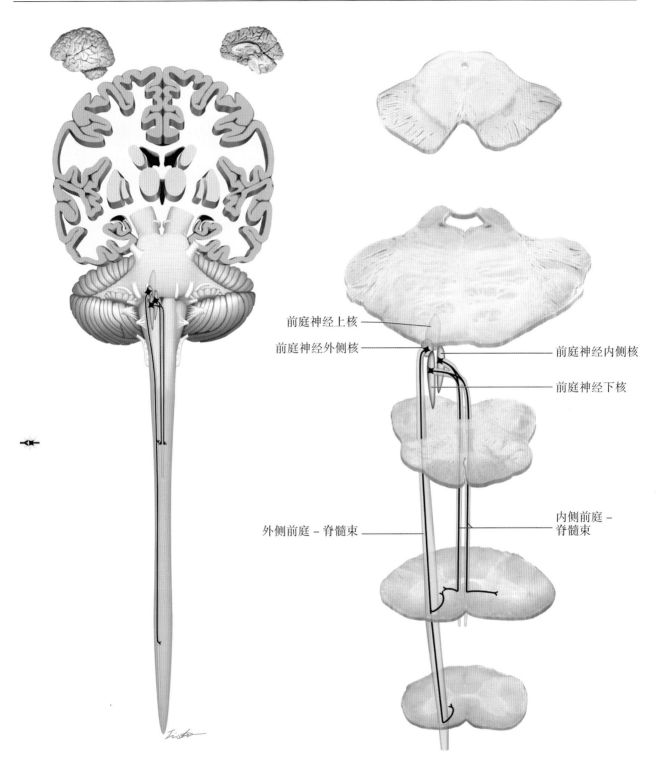

前庭神经上核

前庭神经外侧核

前庭神经内侧核

前庭神经下核

外侧前庭 – 脊髓束

内侧前庭 – 脊髓束

图 5.13　下行前庭 – 脊髓束——外侧束和内侧束

运动调节

图 5.14 运动调节系统（1）

基底节

上 图

基底节与运动的开始和停止以及随意运动的强度或幅度相关，基底节与运动调节有关的部分包括壳核、苍白球、内外侧裂，丘脑下核和黑质也属于该系统的一部分。

这是从中间视角看到的基底神经节，去除了尾状核头（图 2.5B），该图包括功能性基底节"系统"的其他两个部分：

- 丘脑下核是位于丘脑的一小块区域，在间脑水平的下方。
- 黑质是位于中脑的灰质团块，它由两个部分组成（图 A.3）：
- 致密部具有含色素细胞（图 1.5、图 4.2C），这些神经元发出纤维投射到尾状核和壳核（纹状体或新纹状体）。虽然这些纤维不形成紧密的纤维束，但仍然将之称为黑质纹状体通路，所介导的神经递质是多巴胺。
- 网状部位于腹侧，接受从纹状体发出的纤维，是基底核输出到丘脑运动部的通道，如苍白球内核（见下文）。

下 图

基底节通路

来自大脑皮层各区域、黑质（致密部的多巴胺能神经元）、丘脑正中核（见下文）的所有信息汇入尾状核和壳核（用地形图表示；见图 5.18）。

壳核在运动调节机制上有两种通路：

1.第一条通路，信息通过苍白球内侧部（和黑质网状部）进行处理和传递，作为基底节的输出核团，它们可以控制随意运动的发生，即信息的开始。

2.第二条通路，信息首先进入向丘脑下核发送纤维的苍白球外侧部，然后与苍白球内侧部联系。此输出机制调节随意运动的停止，即信息的中止。

这两种输出通路被中继到丘脑的特定中继核，腹前核（ventral anterior，VA）和腹外侧核（ventral lateral，VL；见图 4.3 和图 5.18），投射到运动前皮层和补充运动区（图 4.5、图 5.8 和图 6.13）。

读者注意：这些连接的部分动画在图谱网站上有，图 5.18 详细描述了涉及基底节、丘脑和皮层运动区域的相关通路（动画在图谱网站）。

补充说明

基底节另一个子循环涉及一个非特异性核——丘脑的中央中核（图 4.3）。循环从纹状体开始（这里只显示了尾状核），通过苍白球的两个区段，然后由苍白球内侧部发出纤维到达中央中核，接着发出其纤维返回到纹状体（图 6.13）。

临床联系

帕金森病：由于黑质的致密部多巴胺能神经元发生变性，基底节（纹状体）的多巴胺输入随之减少，从而导致相应的临床症状（图 2.5A、图 2.5B）。该病的临床症状包括运动迟缓、面部表情减少（面具脸）、静止性震颤及典型的"搓丸样"震颤。体格检查时，刻板的表现为非速度依赖的被动运动时屈肌和伸肌阻力同时增加（与痉挛进行对比；在图 5.12B 讨论），同时腱反射并无明显变化。

虽然治疗帕金森病的各种药物和复方制剂（以及新药）已被使用多年，但帕金森病的药物治疗仍具有局限性。这些药物多用于受体补充多巴胺，从而让运动"开始"。药物过少或过多对运动控制的调节影响明显，随着时间的增长，药物疗效变得越来越差甚至无效。

对某些特定的患者可进行减轻帕金森病症状的手术。

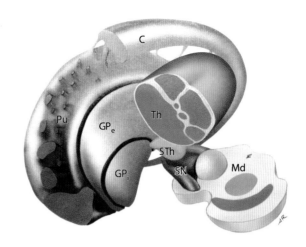

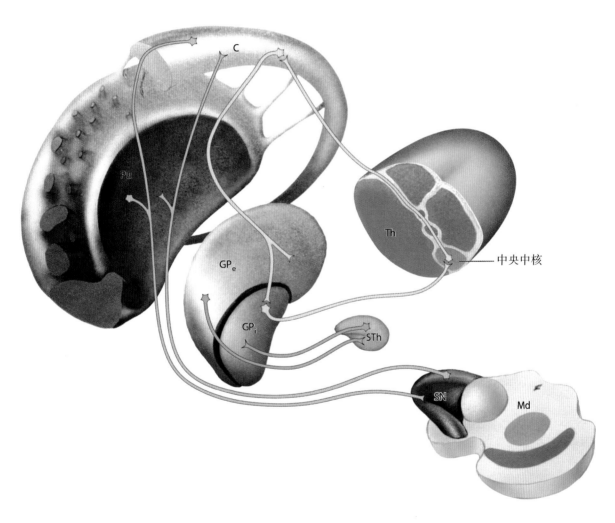

图 5.14　运动调节系统（1）——基底节。C：尾状核；Pu：壳核；GPe：苍白球（外侧段）；GPi：苍白球（内侧段）；Th：丘脑；STh：下丘脑核；SN：黑质；Md：中脑；内回路纤维；苍白球–丘脑纤维和丘脑–苍白球纤维；黑质–纹状体纤维

运动调节系统（2）

小脑可以调节运动的持续性，也能完成意向与运动的匹配，主要参与的部位是新小脑（图3.7、图3.8）。

为了理解控制意向性运动过程中小脑的调节作用，我们有必要回顾一下小脑的传入神经、小脑内环路、小脑的传出神经。

图 5.15　小脑 A：传入神经

小脑对大脑皮层、脑干和外周的肌肉感受器的运动信息进行调节，这些信息主要通过小脑中脚、小脑下脚输送到小脑。

小脑下脚

小脑下脚连于延髓和脊髓之间，它位于下橄榄核后面，可以在脑干腹面观看到（图1.8）。小脑下脚传递了许多纤维系统到小脑，这些在本图脑干和小脑的腹面观中有标出。它们包括以下内容：

- 脊髓－小脑后束途径可传输大部分身体的本体感觉，是小脑下脚的主要神经束。从肌梭而来的感觉信息通过这些纤维在脊髓的 Clarke 核（背侧核）进行中继（图5.1），然后向外至同侧侧索后部周缘上行（图6.10），终止于同侧的脊髓－小脑背核，这些纤维分布于脊髓小脑部分。
- 橄榄－小脑束也通过小脑下脚，纤维起源于下橄榄核（图1.8、图3.1、图A.8~A.10），经过延髓，分布到小脑的各个部分。这些

爬行纤维的轴突主要是浦肯野神经元的树突。

- 其他从脑干核团发出的传入纤维也通过小脑下脚传送到小脑，包括网状结构、视觉和听觉系统，以及最重要的从前庭神经核的中下部传送到前庭小脑部分的纤维。

补充说明

对应上肢传入的脊髓－小脑束是楔－小脑束，这些纤维在较低的脊髓楔束核外部中继（图A.9、图A.10），此途径在图中并未显示。

小脑中脚

大脑皮层的各个部分提供了皮质－脑桥系统的大量纤维（图3.8、图5.10、图6.12）。这些纤维通过内囊的前肢和后肢下降，分别通过大脑脚的内侧和外侧部分，并在脑桥核终止，通过小脑中脚进行突触联系和交叉然后投射到新小脑。这些纤维输入为小脑提供了皮质信息的相关运动指令和运动计划。

小脑上脚

只有一个传入通路从小脑上脚传入（见下文），小脑上脚承载来自小脑的主要传出通路（在图5.17和5.18中讨论）。

补充说明

脊髓－小脑前束的传入纤维经由小脑上脚进入小脑。这些纤维在脊髓交叉后上行进入小脑并再次交叉（图6.10），从而在其发出的同侧终止。

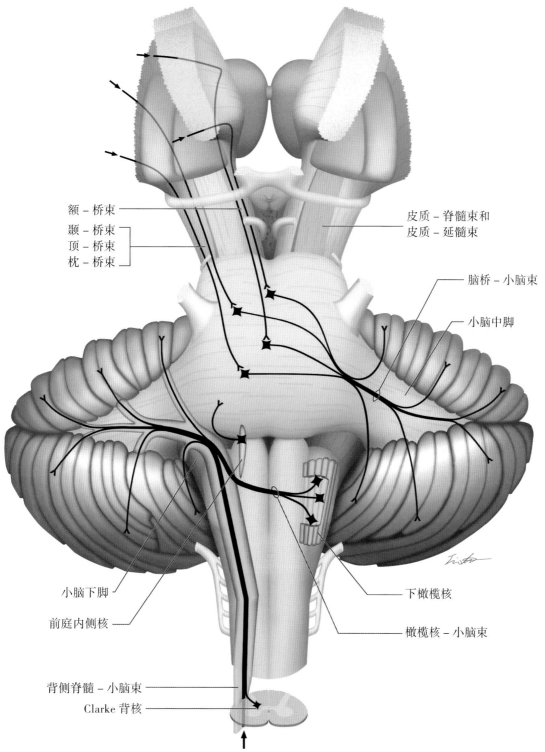

额 – 桥束

颞 – 桥束
顶 – 桥束
枕 – 桥束

皮质 – 脊髓束和
皮质 – 延髓束

脑桥 – 小脑束

小脑中脚

小脑下脚

前庭内侧核

下橄榄核

橄榄核 – 小脑束

背侧脊髓 – 小脑束

Clarke 背核

图 5.15　运动调节系统（2）——小脑 A：传入神经

图 5.16 运动调节系统（2）

小脑 B：小脑内通路

图 5.16 为小脑背侧面图像（同图 1.9、图 6.11 和 6.12）。第三脑室位于两个端脑之间，松果体附于丘脑的后下方，其下则是上丘和下丘。在插图右侧，小脑半球被去除，展现了这部分的内部结构。

小脑外覆皮层组织—小脑皮质，皮质由 3 层组成，且小脑的各个区域的组织结构具有一致性。皮质最重要的细胞是浦肯野神经元，它们形成了浦肯野细胞层，大量的浦肯野神经元的树突构成外部的颗粒层，接受传入小脑的信息，各种中间神经元也位于皮质。浦肯野神经元的轴突是小脑皮质的唯一传出成分，小脑传出神经核——小脑深部神经核在此中继。

小脑深部是小脑内核或小脑深部核，现在为背侧面观（图 3.8）。

通路概述

兴奋传入小脑都要通过小脑深部核和小脑皮质。在皮质处理之后，浦肯野神经元发出轴突到小脑深部核神经元（其浦肯野神经元一般是被抑制的），调节小脑深部神经元——紧张性活动神经元的活性（在后面详细描述）。小脑深部神经元传出的兴奋经丘脑影响脑干及大脑皮层神经元的兴奋性（在图 5.17 中讨论）。

小脑皮质与小脑内核的联系遵循小脑的功能区域划分：

- 前庭小脑（古小脑）连接于顶核，以及侧面的前庭神经核。
- 脊髓小脑连接于中间核（球状核、栓状核）。
- 新小脑连接于齿状核。

深部核神经元的轴突从小脑投射到中枢神经系统的许多区域，包括脑干运动核（例如前庭、网状结构）和丘脑（到运动皮层）。小脑以这种方式发挥其对运动功能的影响，这一点会在图 5.17 中讨论。

小脑通路的细节

小脑从神经系统的许多部位接收信息，包括脊髓、前庭系统、脑干和大脑皮层。大部分的传入信息与运动功能有关，但也有些是感觉信息。这些传入神经的兴奋性影响正在兴奋的小脑内核神经元，同时投射到小脑皮质。

传入的小脑皮质信息通过各种小脑皮质中间神经元处理并最终影响浦肯野神经元。这导致了神经元放电的增加或减少，其轴突是唯一离开小脑皮质并以一个有序的方式投射到小脑深部神经核的结构。

浦肯野神经元抑制和调节小脑深部神经核的活动，增加浦肯野神经元的放电会增加小脑深部神经核的持续抑制；同样地，减少浦肯野细胞放电可导致深部核的细胞抑制作用减少，也就是神经元放电的增加（也叫抑制解除）。

小脑皮质纤维直接投射向前庭外侧核，同样也是抑制作用。在某种意义上，前庭外侧核可能因此被认为是一个小脑内核，它也接受来自前庭系统的信息，然后投射到脊髓（图 5.13）。

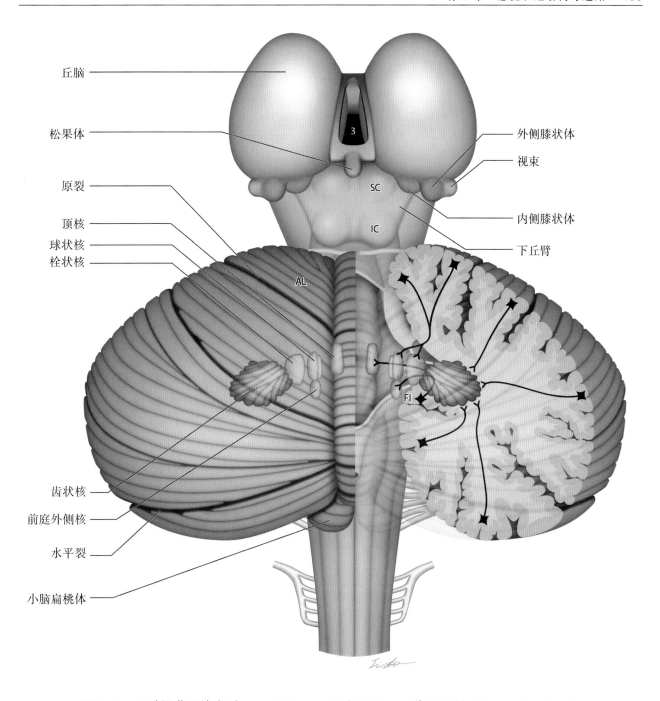

丘脑

松果体

原裂

顶核
球状核
栓状核

齿状核

前庭外侧核

水平裂

小脑扁桃体

外侧膝状体

视束

内侧膝状体

下丘臂

图 5.16 运动调节系统（2）——小脑 B：小脑内回路。3：第三脑室；SC：上丘；IC：下丘；AL：小脑前叶；FI：绒球小结

图 5.17　运动调节系统（2）

小脑 C：传出神经

这是间脑、脑干、小脑和小脑深部核的背面观示意图，图中移除了小脑组织，在中线暴露出第四脑室，3 个小脑脚从背侧视角看也比较直观（如图 1.9 所示）。

小脑的传出神经按小脑的功能划分为：

- 前庭小脑：传出神经从顶核到脑干运动神经核（如前庭神经核和网状结构），从而影响平衡和步态，然后从毗邻的小脑下脚成束离开（名为近绳状体）。

- 脊髓小脑：栓状核、球状核、中间核也均投射到脑干核团，以及中脑的红核，还通过丘脑投射到运动皮层的相应肢体区域（见下文）；这些纤维参与了脊髓小脑的共济功能，小脑通过意向运动来调节实际运动。

- 新小脑：齿状核是通过小脑上脚的小脑主要输出核团（图 6.11）。小脑上脚通过中脑将小脑的传出神经与丘脑的运动皮层相连接。除了从中间神经核发出的纤维，部分纤维终止于中脑的红核，大部分来自齿状核的纤维终止于丘脑腹外侧核（图 4.3、图 5.18）。在新小脑中继的纤维投射到运动皮层，主要是 4 区和 6 区。新小脑参与运动的协调和规划（图 5.18 对比了新小脑与基底节对运动的影响）。

通路细节

小脑上脚发出的纤维主要源自齿状核，还有一些来自中间神经核（如图所示）。轴突从外侧开始，往中线汇聚（图 5.3），经过第四脑室的顶盖部（图 1.9、图 3.3），纤维经脑桥上部继续"攀升"（图 A.5、图 A.6）。在低位中脑，小脑脚有一个完整的交叉（图 A.4）。

皮层回路

大脑皮层有关新小脑的通路形成一个循环。纤维从大脑皮层经脑桥核传递至小脑，桥脑小脑纤维交叉后到达对侧的新小脑，在小脑皮质处理后，纤维投射到齿状核，这些传出神经在低位中脑交叉并投射到丘脑，来自丘脑的纤维又传递到大脑皮层的运动区。因为有两次交叉，信息又传递到通路开始时的同侧大脑皮层了。

读者注意：这也是对整合神经系统的描述和演示。

临床联系

一侧新小脑的病变可导致小脑同侧的身体运动障碍。对此的解释是，皮质 - 脊髓束实际上也是一个交叉通路（图 5.9），例如，从左小脑传递到右脑皮层的错误信息，会导致大脑皮层的左半球（对侧）出现症状，但从小脑的角度来看，则是同侧的。

小脑的症状与新小脑的病变有关，并合称为共济失调，即随意肌的运动范围、方向和振幅失常。具体症状包括以下几点：

- 测距不良：指向某一点时对距离测量不准，包括越过指定点。

- 快速交替运动表现不佳，即轮替运动。

- 复杂的运动是作为一系列连续的运动进行的，称为运动的分解。

- 意向性震颤：意向性运动中的震颤表现（这与帕金森的静止性震颤不同）。

- 也会干扰正常语言的流畅性，导致发音含糊和爆破音。

此外，人类小脑的病变往往与肌张力减退和腱反射消失有关。

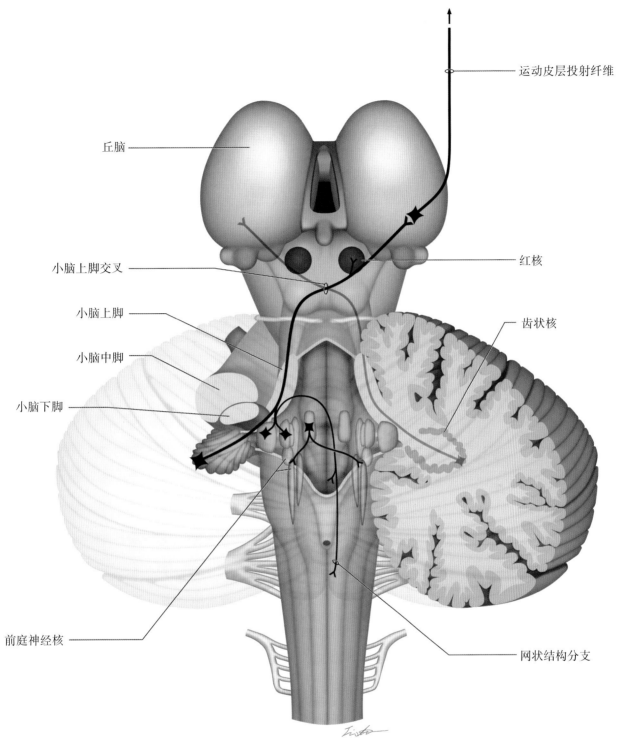

丘脑

运动皮层投射纤维

小脑上脚交叉

红核

小脑上脚

齿状核

小脑中脚

小脑下脚

前庭神经核

网状结构分支

图 5.17 运动调节系统（2）——小脑 C：传出神经

图 5.18　运动调节系统（3）

丘脑：运动回路

与运动系统、基底节和小脑有关的丘脑的特定中继核是 VL 和 VA（图 4.3）。这些核团投射到不同皮质区域，包括运动控制区、中央前回、运动前区和补充运动区（如图 5.8 上图所示）。

这些丘脑核团接受来自皮质区域的信息，这符合丘脑与皮质的相互联系性（在图 6.13 有说明）。中央中核作为板内核之一，也与基底节的回路相联系（在图 5.14 中讨论）。

基底节

新纹状体接受来自大脑皮层的广泛区域和黑质的多巴胺能神经元的信息，壳核主要与运动调节有关，然后与苍白球相联系。基底节的主要传出纤维从苍白球发出，以两种稍有不同的通路传到丘脑，一组纤维向周围传递，另一组纤维穿过内囊（在图上以大空心箭头表示），这些纤维合并且终止于丘脑腹前核和腹外侧核（腹前核在丘脑平面不易看到）。其他从基底节传出的信息通常遵循相同的途径通过黑质网状部投射到丘脑核团（图中未显示）。

从丘脑到皮层的通路是兴奋的，基底节的作用是调节丘脑核团的兴奋水平。过度抑制可导致运动皮质激活不足，典型疾病就是帕金森病（图 2.5A、图 5.14）；过少的抑制可导致运动皮层受到的刺激过多，典型疾病是亨廷顿舞蹈症（在图 2.5A 中讨论）。如果将这些疾病看作一辆汽车，需要控制刹车与油门之间的平衡以保证汽车正常行进。

顶部的小插图显示了大脑皮层的运动区接受从运动系统的这两个子系统传入的信息，包括大脑半球的背外侧面和内侧面图（图 1.3、图 1.7 和图 4.5）。如图所示，来自这些丘脑核的纤维投射到运动前区和补充运动区，即有关运动调节和计划的皮质区域（图 5.8、图 6.13）。

小　脑

作为运动调节系统的另一部分，小脑（通过小脑上脚）也有纤维投射到丘脑。主要投射到腹外侧核，但与接收基底节信息的部分不同，纤维从这里投射到大脑皮层的运动区，主要是中央前回和运动前区，分别为 4 区和 6 区（图 4.3、图 5.8 和图 6.13）。

读者注意：这些动图可在图谱网站上查看（www.atlasbrain.com）。

临床联系

许多年来基底节作为锥体外系运动系统的一部分被广泛认识（有别于锥体系运动系统；在图 5.9 的皮质 – 脊髓束讨论）。这引出了一个概念：存在一个从基底节发出的类似于皮质 – 脊髓束的下行投射纤维。现在已知基底节通过丘脑的适当部分对大脑皮层施加影响（图 6.13），然后直接（例如通过皮质 – 脊髓束）或间接地通过特定的脑干核团（皮质 – 延髓束）改变运动活动。锥体外系这个应该被废弃的名词在临床中仍经常用到。

抽动秽语综合征是一种以抽搐、无意识的突然运动为表现的运动障碍，偶尔有无意识的语言，一少部分患者会发出粗俗的咒骂。这种疾病在儿童时期开始出现，通常有其他相关行为问题，包括注意力不集中。越来越多的证据表明该病原因在基底节。上述症状可能会持续到成年。

读者注意：这种综合征的假想临床病例在整合神经系统书中有所描述。

临床其他方面

与丘脑下核的孤立性病变有关的一种运动异常名为偏侧投掷症，可看到病人病变对侧的肢体突然出现的投掷运动，偏侧投掷症的常见原因是血管病变。

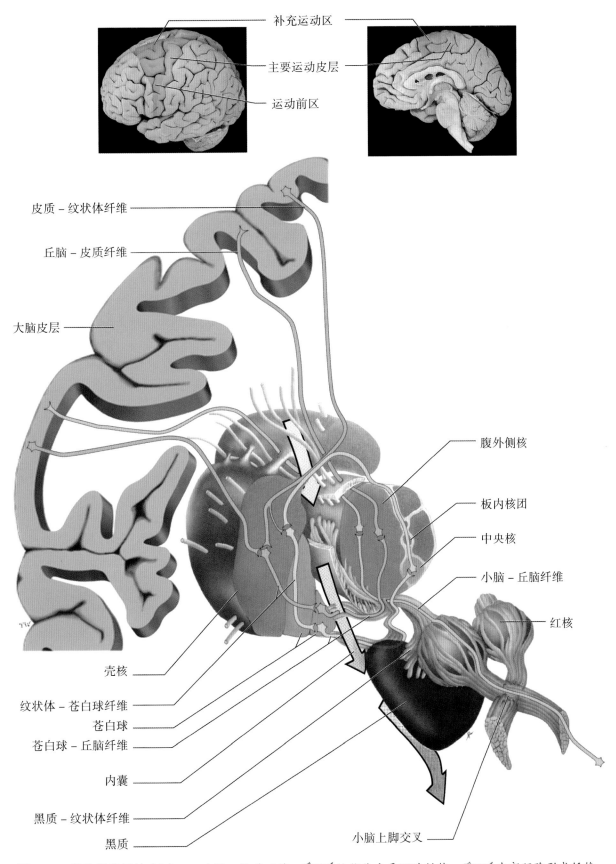

补充运动区

主要运动皮层

运动前区

皮质 – 纹状体纤维

丘脑 – 皮质纤维

大脑皮层

腹外侧核

板内核团

中央核

小脑 – 丘脑纤维

红核

壳核

纹状体 – 苍白球纤维

苍白球

苍白球 – 丘脑纤维

内囊

黑质 – 纹状体纤维

黑质

小脑上脚交叉

图 5.18　运动调节系统（3）——丘脑：运动回路。纹状体主要环路纤维；　内部环路形成纤维；小脑齿状核发出的纤维

—— 第 6 章 ——

特殊感觉及其通路总结

听觉系统

图 6.1　听力 1

听觉通路 1：脑干

听觉通路比躯体感觉通路更复杂，首先它是双侧的，其次通路中有更多的神经突触并跨中线连接。它还有一个特性，是存在从中枢神经系统到耳蜗细胞的反馈通路。

独有的耳蜗毛细胞在受到不同的频率、音质、声调的声音刺激下有不同程度的响应，而这个响应是沿耳蜗连续分布的。这些感觉纤维的外周神经节是螺旋神经节，神经节的中央纤维首先投射到脑干的神经核：脑干的背侧及腹侧的蜗神经核，从位于脑桥延髓交界的前庭蜗神经（第Ⅷ对脑神经）水平进入（图 1.8、图 6.11 和图 A.8）。

纤维离开上橄榄核复合体内的蜗神经核突触后，大多数交叉到对侧，但仍有部分保持同侧，上橄榄复合体位于脑桥下部（图 A.7）。纤维交叉后与对侧纤维在斜方体处汇聚成一个紧密的纤维束，在脑桥下部穿过中线（图 6.11、图 A.7）。上橄榄核复合体的主要功能是声源定位，这是基于一个事实：声音传入时在同一时刻不可能同时到达双侧耳朵。

从上橄榄核复合体发出的纤维要么上升到同侧，要么在斜方体交叉后上升到对侧，纤维在这些核团水平之上开始汇聚成束成为外侧丘系（图 6.11）。蜗神经核发出的纤维一部分在中间听纹交叉，一部分在背侧听纹交叉（图 3.3），然后在外侧丘系汇聚。外侧丘系携带着听觉信息通过脑桥向上（图 6.2、图 A.6）到达中脑的下丘（图 1.9 的背面图、图 3.3）。在这个通路中有一些分散的核团，一些纤维可能终止或中继于这些核团，外侧丘系则通过中线使之互相联系（未显示）。

几乎所有外侧丘系的轴突都终止于下丘（图 6.2），图 6.2 还讨论了到丘脑内侧膝状体的路径。

总之，听觉是一个复杂的通路，突触连接包含许多因素。虽然名为"丘系"，但它并不以高效的方式向内侧丘系传递信息。虽然该通路主要是交叉系统，但也有重要的部分是同侧的，并且这两部分也有无数的相互联系。

神经病相关神经解剖学

听觉系统在不同的脑干水平均有呈现。蜗神经核是外周螺旋神经节发出的听觉纤维在中枢神经系统形成的第一个突触连接，它们是沿着第Ⅷ对脑神经在延髓上段被发现的。由多个核团组成的上橄榄核复合体位于脑桥下部（图 A.7），沿着斜方体，包含交叉的听觉纤维。在脑桥中段可见到外侧丘系（图 A.6）。这些纤维沿脑桥上段的外缘走行（图 A.5）并终止于下丘（图 A.4）。

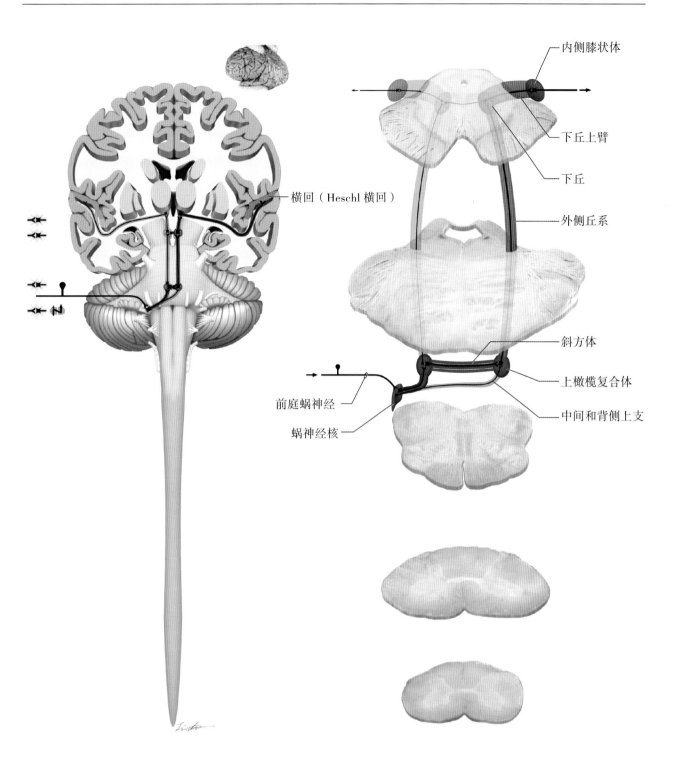

图 6.1　听力 1——听觉通路 1：脑干

图 6.2　听觉 2

听觉通路 2：丘脑

这张图显示了听觉系统纤维从下丘、中脑下部到丘脑，再到大脑皮层的各水平投影。

听觉信息通过几次换元后，经由外侧丘系到达下丘（图 6.1）。在这个核团中还有另一种突触联系，使得整个听觉通路相比于内侧丘系及视觉通路有所不同且更复杂（在这一章的下一部分讨论）。下丘之间由一个小连合相互连接（未标出）。

听觉信息接着被投射到丘脑的特定中继核：内侧膝状体（MGB；见图 4.3），由下丘臂连接两者，可以在中脑背侧面看到 [图 1.9（未标出）、图 3.3]。内侧膝状体核可能参与听觉信息的部分分析和整合。

听觉通路通过内侧膝状体延伸到大脑皮层，这个投射叫作豆状核下通路，经过基底节的豆状核之下、内囊下肢和听辐射。参与接收这些信息的皮层是颞横回，位于颞上回的上方，外侧裂的内部。这些脑回的位置在插图中显示为主要的听觉区域（也见于图 6.3 中的照片）。

更精确的听觉分析发生在大脑皮层，听觉信息的进一步加工是在临近皮质区域，这些皮质区域毗邻优势半球的语言区——Wernicke 语言区（图 4.5）。

音频，又称音质分布组织，在听觉通路中从一开始由耳蜗起即被保持，这可以被描述为一个高低音调的音乐音阶。听觉系统在上橄榄核复合体中确定声音的方向（图 6.1），这是通过分析声音在到达双耳的时间差和强度差来确定的。声音的响度在生理上由受体的数量和刺激的频率决定，与其他感官通路相似。

神经病相关神经解剖学

大脑视图也包含中脑水平和丘脑及侧面的豆状核，打开侧脑室可观察到丘脑形成侧脑室的基底，尾状核体位于丘脑上方和侧脑室旁侧。

听觉纤维离开下丘后通过下丘臂到达丘脑的内侧膝状体，从这里开始，听辐射穿过豆状核下方到达外侧裂内部位于颞叶上表面的听觉脑回，该脑回在图 6.2 上方的小图和图 6.3 中展示。

该示意图也包含对视觉系统及其投射有帮助的外侧膝状体及视辐射（图 6.4、图 6.6）。

颞叶结构在图中也有所呈现，其包含侧脑室下角、尾状核尾部、海马结构及与大脑边缘系统有关的相邻结构（第 4 部分的图 9.5A）。

补充说明

听觉通路有个从较高水平到较低水平的反馈系统（例如从下丘到上橄榄核复合体）。这种反馈的最后一个环节在哺乳动物的中枢神经系统中是独一无二的，因为它影响着受体器官本身的细胞。此通路被称为橄榄耳蜗束，它的细胞起源于上橄榄核复合体附近，有交叉和非交叉两部分，其轴突通过前庭蜗神经到达耳蜗的毛细胞。因此这种系统改变了外周毛细胞的反应性。

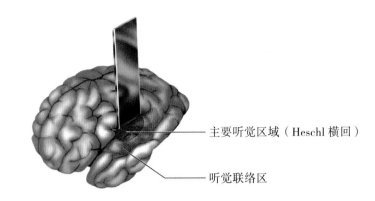

主要听觉区域（Heschl 横回）

听觉联络区

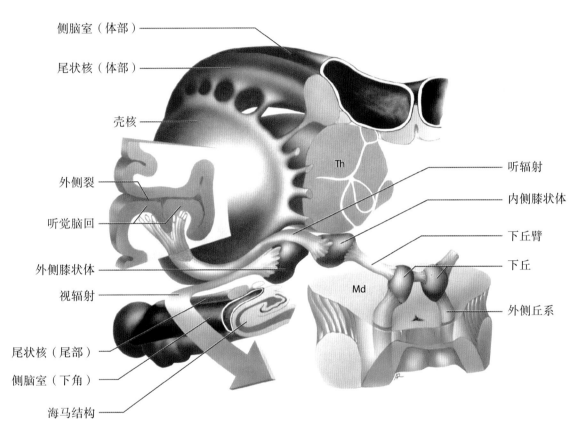

侧脑室（体部）

尾状核（体部）

壳核

外侧裂

听觉脑回

外侧膝状体

视辐射

尾状核（尾部）

侧脑室（下角）

海马结构

听辐射

内侧膝状体

下丘臂

下丘

外侧丘系

图 6.2　听觉 2——听觉通路 2：丘脑。Th：丘脑；Md：中脑

图 6.3 听力 3

听觉通路 3: 听觉脑回（实物图）

照片显示了左侧大脑半球的侧面观（图 1.3、图 4.5）。外侧裂已经打开，暴露出的两个横向脑回就是听觉脑回。该脑回是最先接受听觉传入信息的皮层区域，也被称为 Heschl 横回（图 6.2）。

外侧裂恰好将部分颞叶、额叶和顶叶分隔。听觉脑回位于外侧裂内侧的颞叶上方。

感觉系统的皮层表现反映了特定的感觉（形态）。听觉脑回是根据音高组织的，因此产生了"纯音区域定位"这一术语。这类似于躯体感觉系统在中央脑回的代表区（躯体特定区的定位，即感觉"侏儒"）。

进一步打开外侧裂可暴露出一些平常完全隐藏于视野之外的皮层组织，这个区域就是岛叶或岛叶皮质（图 1.4）。岛叶通常有 5 个短的脑回，这些脑回位于外侧裂的深部。重要的是不要混淆听觉脑回和岛叶。位于外侧裂深部的岛叶可见于白质束的解剖面（图 2.3）和大脑的冠状位（图 2.9A）。

外侧裂内有丰富的血管，以及大脑中动脉的分支（已被移除；见图 8.4）。这些分支发出后分布到皮层的背外侧面，包括额叶、颞叶、顶叶和枕叶皮质区，其他小分支从外侧裂发出后到达内囊和基底节（图 8.6）。

临床联系

一侧听力的丧失或减退可能是由于外耳（由于感染或耳垢过多）或中耳（由于分泌性、感染性或听小骨疾患）的问题干扰了声波的传入。

听力减退，尤其是高频听力减退，多随年龄进展，往往伴随着耳鸣。

位于内听道的第Ⅷ对脑神经的肿瘤并不少见，称为神经鞘瘤或听神经瘤，可导致病变侧的听力丧失。因为位置关系，随着肿瘤的生长，它可压迫相邻的神经（包括第Ⅶ对脑神经——面神经）。如果未经处理，最终由于脑干的进一步受压和颅内压的增高，可导致一系列症状。现代影像技术使得该肿瘤可被早期发现，不过，手术切除仍需要相当的技巧，以免损伤第Ⅷ对脑神经（会导致一侧听力丧失）或第Ⅶ对脑神经（会导致面部肌肉瘫痪）及邻近的神经结构，也可采用局部放疗来摧毁肿瘤。

由于听觉系统通过双侧途径到达皮层，一侧通路或皮层的病变并不导致该侧或对侧耳的听力完全丧失（耳聋）。尽管如此，该途径仍存在很强的交叉，而语音的听觉频谱主要来自优势半球。

读者注意：在整合神经系统中，听觉系统被进一步描述为一个涉及听神经瘤的临床病例，该途径的动画可在网站的整合文本部分看到。

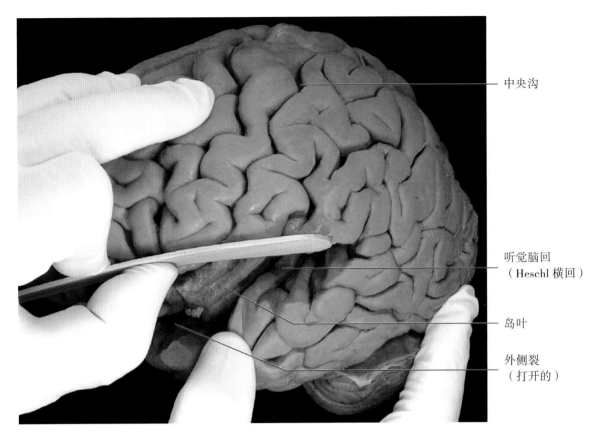

中央沟

听觉脑回
（Heschl 横回）

岛叶

外侧裂
（打开的）

图 6.3　听力 3——听觉通路 3：听觉脑回（实物图）

视觉系统

图 6.4　视力 1

视觉通路 1：视野 – 皮层

进入视野中的外界图像投射到视网膜上，视野分为颞侧和鼻侧，一只眼睛的颞侧视野投射到同侧眼鼻侧的视网膜及对侧眼颞侧的视网膜部分。视觉器官（如眼外肌）的主要目的是使视觉图像落在双眼视网膜相对应的点上。由于眼球晶状体的透镜成像原理，视野的上视区投射到视网膜的下方（反之，视野下视区投射到视网膜的上方），因此，图像在视网膜上是倒置的。

视觉处理始于视网膜的光学感受器，高度分化的受体细胞——视杆细胞和视锥细胞。视野的中心部分投射到视网膜黄斑区，该区只由视锥细胞组成，用于精细辨别（如阅读）及色觉；视杆细胞主要位于视网膜的外围区域，用于周边视觉和低照明条件下的视觉。这些受体与位于视网膜的双极神经元形成突触，是视觉系统的第一级神经元（功能类似于背根神经节神经元）。这些神经元与视网膜上的神经节细胞相连接，神经节细胞的轴突离开视网膜上的视神经盘形成视神经（第 Ⅱ 对脑神经）。实际上视神经大部分属于中枢神经系统，因为其髓鞘是由少突胶质细胞（形成和供养中枢神经系统髓鞘的神经胶质细胞）构成的。

离开眼球后，视神经通过眼眶经由视神经孔进入颅内。在垂体的上方，神经纤维部分交叉形成视交叉。

读者注意：在视交叉中没有突触结构。

一侧鼻侧视网膜纤维通过视交叉后与对侧眼的颞侧视网膜纤维形成视束。因此，外界的同一部分图像开始时在双眼视网膜的位置虽然不同但其后又再重组到同一视束（稍后详细介绍），重组的结果是两眼的同侧视野的视觉信息汇集于对侧大脑。

举个具体例子，位于左侧视野的物体，投射到左眼的鼻侧视网膜和右眼的颞侧视网膜。

读者注意：用彩笔或铅笔画一个视觉系统的示意图是理解视觉通路的一种简单有效的方式。

视束中的大部分视觉纤维终止于外侧膝状体，这是丘脑的一个特定中继核（图 4.3）。外侧膝状体是一个层状核（这是丘脑核的特有表现；见图 6.6），双眼的视神经在特定层形成突触连接。注意，图像在外侧膝状体中仍然是"倒置"的。

经处理后，一个新的通路开始进入初级视觉皮层，即 17 区（图 6.5、图 6.6）。该投射称为视辐射，包括两个部分，一部分纤维直接投射到后方顶叶深处，而另一部分向前汇聚在颞叶的侧脑室下角，称为 Meyer's 环路，这两部分纤维均投射到枕叶的视觉皮层。

视觉纤维的最终目的地是位于大脑内侧面的枕叶距状裂皮层，V1 或距状裂皮层是初级视觉中枢，也称为 17 区（图 6.6）。请再次注意，物体在视觉皮层中的图像仍是"倒置"的。

毗邻距状裂皮层的皮质（18 区和 19 区）进一步处理视觉信息，脑下部这些附加的视觉区域处理特定的视觉信息，例如面部识别（图 1.5），顶叶的其他区域可处理视觉空间信息（图 6.13）。

临床联系

注意视觉通路从角膜到距状裂皮层，延伸到整个大脑（不包括额叶），因此它在评估神经系统完整性方面很重要。

视觉通路即使在床旁也很容易测试。学生应能画出在视神经、视交叉和视束损伤时双眼视野的缺损图像。

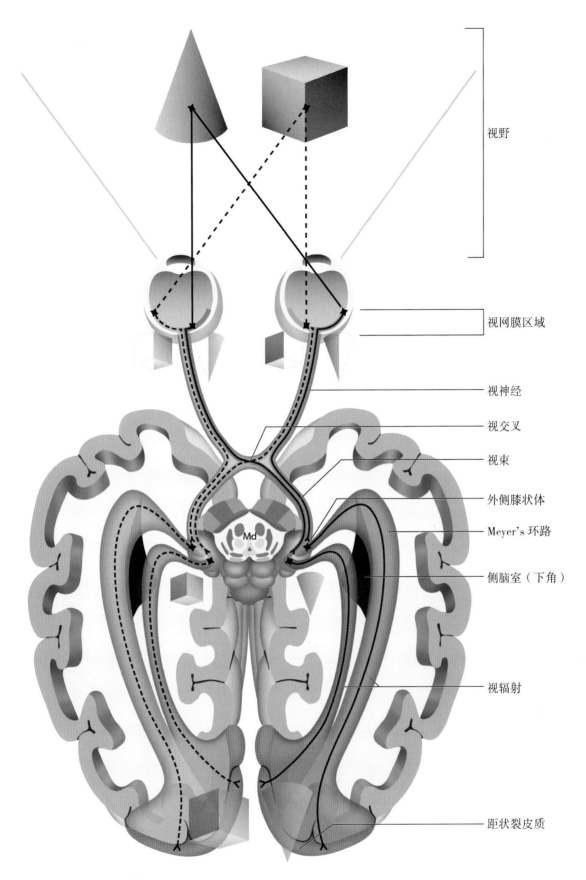

视野

视网膜区域

视神经

视交叉

视束

外侧膝状体

Meyer's 环路

侧脑室（下角）

视辐射

距状裂皮质

图 6.4　视力 1——*视觉通路* 1：*视野 - 皮层。*Md：*中脑*

图 6.5　视力 2

视觉通路 2（视辐射重建）

图 6.5 很特殊，也很有启发意义，是视觉通路在磁共振 T1 相的重建。因为从眼眶到皮层的通路不在同一个平面上，需要几个切面拼凑而成，包括外侧膝状体到距状裂皮层的视辐射。

上　图

这幅图使用了大脑内侧面的磁共振 T1 相，显示了大体的视觉通路的路径，从眼眶到丘脑、视辐射再到枕叶皮层。

下　图

该影像由大脑磁共振 T1 相涉及视觉通路的数个层面重建而成（见上文说明），使其好似存在于同一个平面上。

视神经离开眼球，穿过眼眶，进入颅骨后形成视交叉，由鼻侧视网膜纤维（外侧或颞侧视野）部分交叉而成，视束与丘脑外侧膝状体相连。

视辐射已在插图一侧画出，可见 Meyer's 环路在前方向颞角摆动，而其他纤维投射在后方。

都终止于距状裂皮层（图 6.6）。

临床联系

视辐射的一些病变难以理解：

- 视网膜下方的纤维缺失，投射到颞叶（Meyer's 环路；见图 6.4 和图 6.6），导致双眼上视野的病变对侧视力丧失，特别是双眼的上象限。
- 视网膜上方的纤维缺失，直接向上投射，穿过顶叶深部，导致双眼下视野病变的对侧视力丧失，特别是双眼的下象限。

从发育的角度来看，视网膜是大脑的延续，而视神经实际上是中枢神经系统的一部分。它的通路穿过眼眶，视神经被脑膜、硬脑膜、蛛网膜、软脑膜包裹，形成一个典型的包含脑脊液的蛛网膜下腔。颅内压增高可以通过这个腔隙压迫到视神经以及供应视网膜的血管（动脉和静脉）。

这个过程的最终结果会导致视神经盘的"模糊"，称为视盘水肿，可用检眼镜看到（第 3 部分有相关简介）。这是一个不好的临床征兆。

读者注意：原发性高颅压的病例在 *The Integrated Nervous System* 书中有描述，包括视神经受累和失明。

补充说明

视觉处理工作及其发展使我们有机会洞见大脑突触连接形成、发育的关键期以及大脑皮层处理感觉信息的复杂通路。目前认为灵长类动物的大脑有十多个专门的视觉关联区域，包括人脸识别、颜色和其他。神经科学文献中有关于如何处理视觉信息的更深入的介绍。

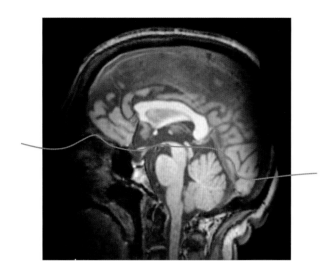

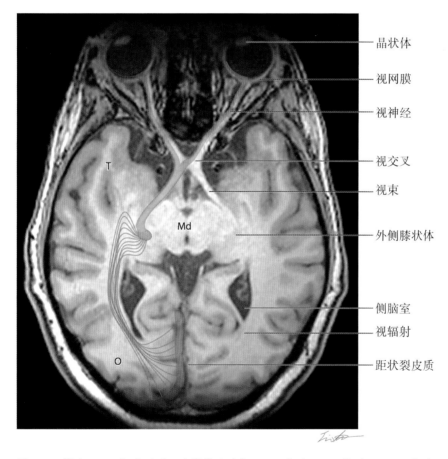

图 6.5　*视力 2——视觉通路 2（影像重建）*。T：颞叶；O：枕叶；Md：中脑

图 6.6 视力 3

视觉途径 3：视觉皮层（示意图和实物图）

人类是视觉动物，依靠视力获取信息（文字）、图像（如照片、电视、在线观看）和复杂的城市景观，有很多皮质区域负责解析视觉世界。

上 图

这张中脑最高平面的横断面图像包括了丘脑枕（图 4.3）。视觉纤维离开外侧膝状体，形成视辐射，并终止于初级视觉中枢——17 区，它沿着枕叶距状裂的上下脑回走行（图 1.7、图 6.6 下图）。重点是要注意视辐射与侧脑室间的关系（图 6.5 有临床方面的讨论）。注意另一侧的外侧膝状体的层面，这个核是分层的，不同的层代表着同侧和对侧眼睛的视野。

视觉图像在枕叶皮质区依然是上下颠倒的，因为从下方视网膜发出的视觉纤维代表的是上方视野，并出现在距状裂皮层的下部，而距状裂皮层上部的视觉纤维则代表下方视野（图 6.4）。

视网膜上的一些纤维离开视束并终止于上丘（图 1.5、图 1.9、图 3.2、图 3.3），这与眼球运动的协调有关（更多细节见下文）。

视觉纤维也终止于顶盖前核，上丘前方的一块区域，参与瞳孔对光反射（图 6.7）。

其他纤维终止于下丘脑的视交叉上核（位于视交叉上方，图中未显示），参与昼夜节律的调节。

下 图（实物图）

17 区的后半部分延伸到枕极，是黄斑视觉所代表的皮层区域（图中显示为深色），视觉皮层主要在 17 区的前半部分，是视网膜外围区域的视觉所代表的皮层区域（图中显示为浅色）。

邻近的皮质区，18 区和 19 区（在枕叶的内侧及外侧面），是视联合区域，纤维也通过丘脑枕在此中继（图 4.3、图 6.13）。还有许多其他皮层区域用来对视觉信息细化，包括大脑半球的下半部分（图 1.5）及颞叶区域（图 6.13）对面部的识别，其他还有顶叶对视觉空间信息的处理（在图 6.13 中讨论）。

临床联系

对学生来说，了解视觉系统是非常重要的。该系统从前到后，遍历整个大脑和颅窝，通过检验从视网膜到皮层的视觉通路的完整性，可以了解从大脑的颞极到枕极的完整性。

中枢神经系统脱髓鞘疾病，如多发性硬化（multiple sclerosis，MS），可以影响视神经和（或）视束并导致视力丧失，有时这是多发性硬化的首发表现。

因为视网膜动脉是眼动脉的一个分支，而眼动脉是颈内动脉的一个分支，所以累及视网膜的视觉丧失可能是由卒中等情况引发。颈内动脉分叉处的血栓可以通过这条途径形成栓塞，导致视网膜部分或全部梗死。

视觉丧失也可能是其他原因所致，其中一个原因是大脑皮层区域的血液供应减少。视觉皮层是由大脑后动脉供血（从椎基底动脉系统发出；见图 8.5），而枕极代表黄斑区视野的部分可能由大脑中动脉供血（从颈内动脉系统发出；见图 8.4）。在某些情况下，大脑后动脉闭塞后会出现黄斑回避，可能是因为患者该区域的血供来自其他血管。

补充说明

纤维从视束发出，经过外侧膝状体投射到重要的视觉反射中心——上丘，然后通过一个小的通路——顶盖 - 脊髓束与内侧纵束合并，将纤维投射到眼外肌和颈部肌肉的核团（图 6.9）。眼球运动的其他区域包括枕叶皮质、额叶视区（图 4.5）和脑桥旁正中网状核团（图 6.8）。

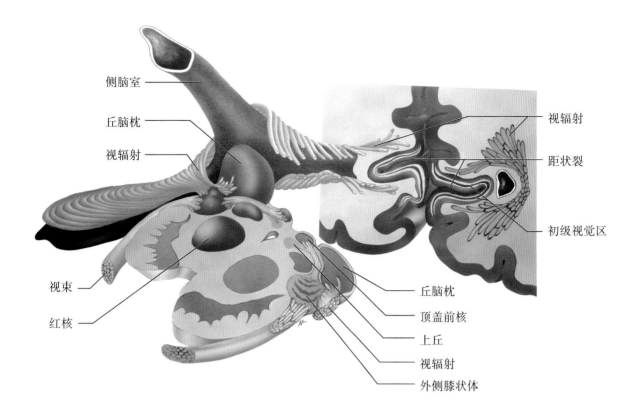

侧脑室

丘脑枕

视辐射

视辐射

距状裂

初级视觉区

视束

红核

丘脑枕

顶盖前核

上丘

视辐射

外侧膝状体

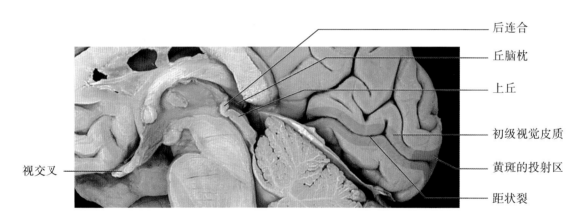

后连合

丘脑枕

上丘

初级视觉皮质

黄斑的投射区

视交叉

距状裂

图 6.6　视力 3——*视觉通路 3：视觉皮质（示意图与实物图）*

图 6.7　视觉 4

视觉反射：对光反射和调节反射

从视束到顶盖前区的纤维虽然细小但非常重要，它参与瞳孔的对光反射。通过视觉系统的反射性调整作用可以看到近处的物体，这个过程被称为调节反射。

瞳孔对光反射

来自视网膜节细胞的视觉信息通过视神经和视束传递到中脑。顶盖前核也叫顶盖前区，位于上丘（又叫顶盖；见图 1.7 和图 3.2）吻侧，它是瞳孔对光反射的调节中枢。左上图中仅显示来源于一侧眼球的传入纤维，投射是双侧的，因为一些纤维经过视交叉后进入对侧视束。

顶盖前核接受同侧的传入纤维（图 6.7 下图），并发出轴突投射到 E-W 核，动眼神经核的副交感部分（图 1.8、图 3.5 和图 A.3）。同时，顶盖前区还发出部分传出纤维经后连合交叉至对侧（图 6.6、图 9.5A）。

E-W 核发出的传出纤维随动眼神经走行至睫状神经节（副交感神经节），换元后的节后纤维进入眼球支配虹膜瞳孔括约肌，控制双侧瞳孔大小（图 6.7 右上图）。

测试这种反射的方法（见下一段）是用光照射一侧眼睛的视网膜，引起同侧的瞳孔收缩，称为直接对光反射；没有接受光刺激的另一侧瞳孔可同时收缩，称为间接对光反射。

临床联系

瞳孔对光反射是一个极为重要的临床表现，尤其是在昏迷或颅脑外伤的患者，明确同侧或对侧瞳孔对于光线的反应是非常重要的。鼓励学生画出这个传导通路并掌握传入纤维、中脑区、传出纤维等不同部位损害的临床表现。

在多发性硬化或视网膜病变的患者中，因为通过视神经的感觉传入受阻，会导致相对性传入性瞳孔障碍。可以通过交替性对光反射进行检查：在一个昏暗的房间里，用光照射正常侧眼球，双侧瞳孔均会收缩；而用光照患眼时，因为到顶盖前核的传入冲动减少，患眼的瞳孔会反常扩大。

脑疝时通常会出现动眼神经麻痹，尤其是颞叶钩回疝（图 1.6、第 3 部分引言及图 7.1）。可以出现单侧瞳孔散大固定，患眼眼球外斜及部分受压。这是任何原因引起的颅内压增高时的一个特征性体征，出现这种情况提示患者病情危重，需要紧急处理。

霍纳综合征

来自下丘脑的下行交感神经纤维经过脑干支配头颈部的一些结构，这些纤维经延髓外侧，下行至颈交感神经节，换元后发出节后纤维与颈外动脉的分支伴行，进入头颈部支配提上睑肌、瞳孔开大肌。该通路上任何部位的损伤都会导致上睑下垂、瞳孔缩小，临床上称为霍纳综合征（见于延髓背外侧综合征，也被称为瓦伦贝格综合征；见图 6.11）。

调节反射

在阅读、看近物的时候，调节反射被激活，眼球发生 3 种变化：双眼会聚（涉及双侧内直肌）、晶状体曲率增加（变厚）、瞳孔缩小。调节反射的视觉信息需要在大脑视觉皮质进行加工，而视皮质发出的轴突形成皮质 – 延髓束（图 5.10），下行到达动眼神经核，发出纤维支配双侧内直肌，同时还发出纤维至动眼神经副核（E-W 核），经睫状神经节支配晶状体和瞳孔的平滑肌，产生调节反射。

传入通路

传出通路

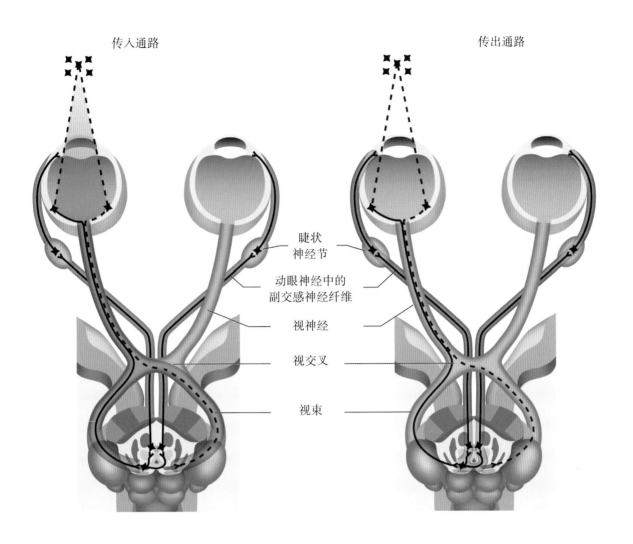

睫状
神经节

动眼神经中的
副交感神经纤维

视神经

视交叉

视束

中脑细节

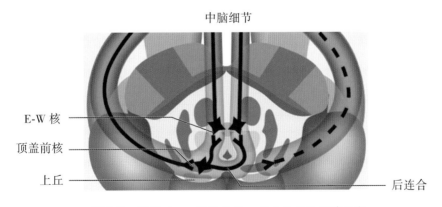

E-W 核

顶盖前核

上丘

后连合

图 6.7　视觉 4——视觉反射：对光反射和调节反射

前庭系统和视觉运动

图 6.8 前庭系统

前庭神经核和视觉运动

前庭系统负责人体对重力的感应和位置的变化信息的处理。感受器位于内耳，由 3 个半规管（图 3.8），以及骨迷路和膜迷路中的其他感觉器官组成。内耳的螺旋神经节发出中枢突经绒球上方的脑桥小脑角进入脑干，形成前庭蜗神经的一部分（图 1.8）。

前庭信息进一步传输到位于延髓上部和脑桥下部的 4 个前庭神经核群：上核、外侧核、内侧核和下核（图 3.4、图 A.7）。

前庭外侧核发出纤维构成外侧前庭 - 脊髓束（图 5.13、图 6.9），调节与重力改变相关的躯体平衡，受古小脑控制（图 5.17）。前庭内侧核发出纤维形成内侧前庭 - 脊髓束（图 5.13、图 6.9），这些纤维通过对轴向肌肉的支配参与位置变化后的姿势调整。

前庭内侧核和下核发出上行和下行纤维组成内侧纵束（medial longitudinal fasciculus，MLF），详细描述见图 6.9。上行纤维通过控制眼球运动的 3 个颅神经核——中脑上部的动眼神经核、中脑下部的滑车神经核、脑桥下部的展神经核，协调控制双侧眼球运动（图 3.5、图 6.13、图 A.5~A.10）。当人向一侧凝视时，双眼可同时移动到注视侧（在水平面上），这需要一侧外直肌（展神经核）和对侧内直肌（动眼神经核）的协调支配，称为眼球共轭运动，而内侧纵束就与这种神经纤维的协同作用有关。

从前庭神经核发出的下行纤维也走行于内侧纵束内（进一步描述见图 6.9），可能与颈部运动和视觉协调有关。

脑桥旁正中网状结构（PPRF）

侧视中枢位于脑桥网状结构内，称脑桥旁正中网状结构，控制快速眼球运动，这是一种双眼在水平方向的快速协同运动，可以使人快速地把焦点从一个物体转移到另一个物体上。控制这些动作的纤维来源于大脑皮层的不同区域，包括额叶眼区（图 4.5）和枕叶皮质，很可能走行于 MLF 之中。

大脑皮质和脑干的几个区域与眼球的追踪、扫视等协调运动有关，为了更好地理解这个问题，应进行进一步学习。

临床联系

虽然眼球侧视的控制比较好理解，但是眼球在向上或向下的垂直运动中的控制作用还不确定。在脑干病变的基础上，研究者发现垂直凝视中枢位于中脑上部区域。此时，患者向上看通常会出现额纹加深。

闭锁综合征在临床上很罕见，它是由于供应脑干的血管闭塞所致，病变通常位于脑桥腹侧。大部分患者无法生存，幸存者则表现为除瞬目及眼球垂直运动外，全身其他肌肉（包括颅神经支配的肌肉）均发生瘫痪。因大脑不受累，患者意识清楚，但身体被"锁定"，不能运动，仅能以这剩余的一点眼功能与外界建立联系。

补充说明

在中脑导水管周围灰质区有一个核团被称为 Cajal 中介核，与眼睛和颈部运动的协调有关。Cajal 中介核位于动眼神经核附近（图 6.9），接受多个神经核团的传入纤维，传出纤维加入内侧纵束（在图 6.9 讨论），这个通路也被称为间位 - 脊髓束。

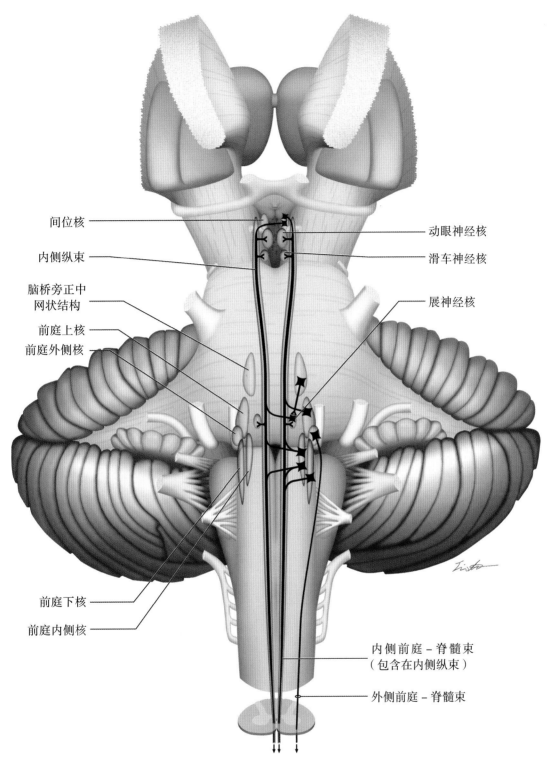

间位核

内侧纵束

脑桥旁正中
网状结构

前庭上核

前庭外侧核

动眼神经核

滑车神经核

展神经核

前庭下核

前庭内侧核

内侧前庭 – 脊髓束
（包含在内侧纵束）

外侧前庭 – 脊髓束

图 6.8　前庭系统——前庭神经核和视觉运动

图 6.9　内侧纵束

内侧纵束——相关通路和眼球运动

本图为脑干背面观（同图 1.9、图 6.11 及图 6.12），上面的小插图为中脑红核水平，下面的小插图为颈髓水平（注意脊髓的位置）。

内侧纵束（MLF）是一个位于脑干和脊髓之间的复合通路，通过调节眼外肌和颈肌的协调运动来联系视觉与前庭觉，以及连接负责眼球运动的核团。MLF 上起自中脑，下至脊髓上胸段水平，位置比较恒定，位于中线背部，中脑导水管和第四脑室前部（见附录脑干横切面）。

MLF 由以下几部分组成：

- 前庭纤维：起源于 4 个前庭神经核（图 6.8）。其中，下行纤维起自前庭内侧核，行于内侧纵束内，被称为内侧前庭 - 脊髓束；上行纤维起自前庭内侧核、前庭下核及前庭上核，也进入内侧纵束。因此，内侧纵束包含上升及下降的前庭纤维。

- 眼球运动纤维：与眼球运动有关的各脑神经核之间的联系纤维走行于内侧纵束之中（图 6.8）。

- 视觉相关纤维：视觉信息来源于脑干的不同神经核。

  - 上丘是一个协调视觉相关反射及调节眼球运动的核团（图 1.9），上丘可以调节眼球运动，使脖颈可以随视物转动。它同时接受 18 区、19 区视觉皮质的传入（图 1.7、图 4.5、图 6.6、图 6.13）。上丘发出的下行纤维——顶盖 - 脊髓束（上、下丘是顶盖的一部分），与内侧纵束密切关联，可以被看作内侧纵束的一部分（尽管在大多数教科书里这部分被单独描述）。如上面的插图所示，这些纤维在中脑进行交叉（为了清楚显示该水平的交叉，图中只显示了一侧上丘）。

  - 小间质核及其分布已经在图 6.8 中进行了讨论。

下方的图显示的是颈髓平面位于脊髓腹侧（白质）的内侧纵束，由 3 部分所组成：来源于前庭内侧核的纤维、来源于 Cajal 中介核的纤维和顶盖 - 脊髓束。这些纤维束共同形成内侧纵束（图 6.13）。

总之，内侧纵束是一个非常复杂的纤维束，对于维持正常的视觉功能非常重要。内侧纵束主要联系 3 对眼球运动神经核及控制头颈运动的神经核，它使视觉动作受到前庭、视觉和其他传入信息的影响，并发出向上和向下的纤维以调节眼外肌和颈肌的协调运动。

临床联系

动眼神经核与展神经核通过内侧纵束相联系（回顾图 3.5），支配眼球共轭运动。内侧纵束发生病变后会影响动眼神经核的信息联系，干扰眼球正常的共轭运动。当头部保持不动，眼球追踪目标时（如笔尖向右侧移动），双侧眼球在水平面上同时移动。当内侧纵束发生病变时（如多发性硬化症的脱髓鞘），右眼可正常外展，左眼无法内收，但辐辏反射正常。可以明确的是，核团和神经未受损，而协调运动的纤维发生了病变，这种情况称为核间性眼肌麻痹，有时可出现外展眼的水平眼震。

补充说明

该图还显示了后连合（未标记），其内有联系两侧上丘的纤维束，同时它也接受来自顶盖前核与瞳孔对光反射有关的纤维（在图 6.7 讨论）。

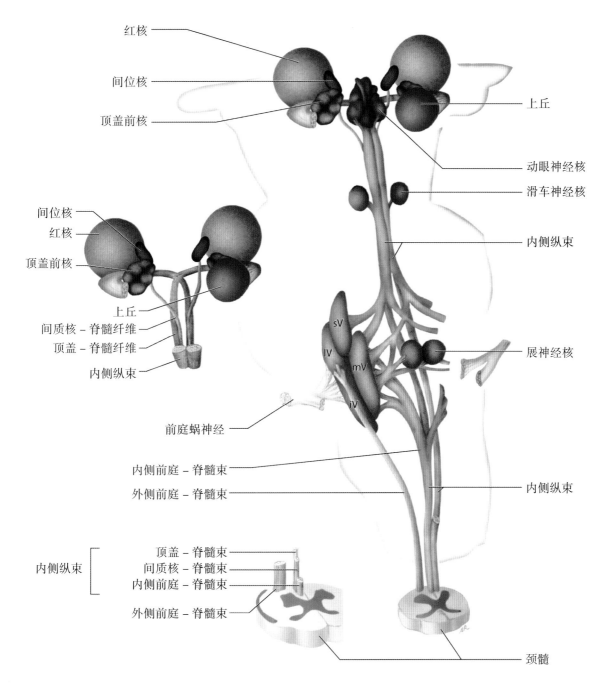

图 6.9　内侧纵束——相关通路和眼球运动。sV：前庭上核；lV：前庭外侧核；mV：前庭内侧核；iV：前庭下核

传导通路综述

图 6.10 脊髓束：横切面

读者注意：第 1 部分和第 2 部分对脊髓所有插图进行了回顾，接下来将在图 8.7 和图 8.8 中讨论脊髓的血液供应。

上图：纤维束——C_8 水平

此图显示了脊髓的主要纤维束，左侧是下行纤维束（运动相关），右侧是上行传导束（感觉相关）。事实上，这两套纤维束都存在于双侧，以下是它们的主要特征。

下行纤维束

- 皮质–脊髓侧束：起自大脑皮质（运动区）直接投射到位于脊髓前角外侧，控制手和手指精细运动的下运动神经元。该纤维束在延髓锥体最低水平交叉至对侧。
- 皮质–脊髓前束：起自大脑皮质运动区，在锥体交叉部位不进行交叉。到达运动核支配肢体近端肌和躯干肌的随意运动。
- 红核–脊髓束：起自红核，纤维在中脑水平交叉至对侧。该纤维束在人类的作用尚不清楚。
- 外面和内侧网状–脊髓束：分别起自延髓和脑桥网状结构，是调节肢体近端关节运动、维持姿势及调节肌张力等间接自主运动的另外两种通路。
- 外侧前庭–脊髓束：起自前庭外侧核，纤维束沿同侧下降，最重要的功能是协调轴向肌肉对重力变化的应答。
- 内侧纵束：纤维束可能只下降到颈髓水平，主要参与协调眼肌、颈肌对于前庭和视觉输入的应答。

上行纤维束

- 楔束和薄束：位于后索，主要传递同侧的精细触觉、关节位置觉和振动觉。传递身体低位节段冲动的纤维位于内侧（薄束），而高位节段的纤维位于外侧（楔束）。
- 前外侧系统：包括脊髓–丘脑侧束和脊髓–丘脑前束，传递身体对侧的痛温觉和粗略触觉。传递身体低位节段冲动的纤维位于外侧，而传递高位节段冲动的纤维位于内侧。
- 脊髓–小脑束：包括脊髓–小脑前束（腹侧）和脊髓–小脑后束（背）。作用是将肌梭和其他感受器来源的冲动传递至小脑。

特殊纤维束

背外侧束（Lissauer 束）：参与脊髓节段间的联系，尤其是痛觉信息。

下 图

显示脊髓两侧纤维束的三维图像，没有标记，但同一纤维束使用相同的颜色。

临床联系

传导通路的损害将会导致功能的丧失，因此要注意身体的哪一侧受到了影响。

急性脊髓损伤，如意外事故后的脊髓横贯性损伤，通常会导致受损平面以下所有功能丧失，称为脊髓休克。3~4 周后，反射活动逐渐恢复；数周后，由于失去对脊髓的所有下行影响，会出现反射增强（反射亢进）、肌张力增高（痉挛），以及伸肌足底反应阳性等表现。

脊髓的一个典型病变是布朗–塞卡综合征，是指脊髓的一侧受损，虽然罕见，但对于学生学习脊髓病变后的运动感觉障碍非常有用，尤其有助于学生理解因为运动和感觉纤维在不同水平交叉而导致运动和感觉障碍发生在身体同侧还是对侧（见临床病例）。

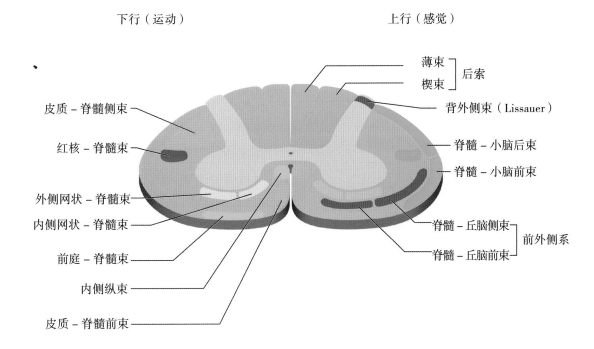

下行（运动）　　　　　　　　　上行（感觉）

皮质 – 脊髓侧束

红核 – 脊髓束

外侧网状 – 脊髓束

内侧网状 – 脊髓束

前庭 – 脊髓束

内侧纵束

皮质 – 脊髓前束

薄束 ⎫
楔束 ⎬ 后索

背外侧束（Lissauer）

脊髓 – 小脑后束

脊髓 – 小脑前束

脊髓 – 丘脑侧束 ⎫
脊髓 – 丘脑前束 ⎬ 前外侧系

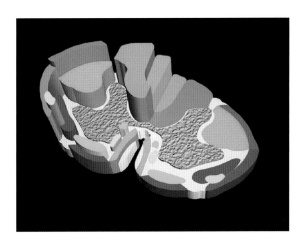

图 6.10　脊髓束：横切面

图 6.11　脑干感觉系统

上行纤维束和感觉核

读者注意：在这一节，需要复习脑干的感觉核（图 3.4、图 A.1）以及传导通路（第 2 部分），脑干的血液供应在图 8.1 中讨论。

这个图示是脑干背面的结构图（同图 1.9、图 3.2 和图 5.5），因为前面已经涉及主要结构，所以这里只做简要介绍，需要注意颈髓的定位诊断。

后索 – 内侧丘系通路

后索（薄束和楔束）终止（换元）于延髓下段的薄束核和楔束核。从薄束核及楔束核发出的纤维称为内弓状纤维，越过中线（交叉），交叉后的纤维称为内侧丘系，继续沿延髓上升，在脑桥改变方向，略转向腹外侧，到中脑则移向被盖腹外侧。

前外侧系

该纤维束在脊髓已经交叉至对侧，继续上升经过脑干。在延髓，它位于下橄榄核的后侧，至脑桥上部，逐渐与内侧丘系临近，至中脑后则紧贴内侧丘系。

三叉神经传导通路

三叉神经感觉主核接受精细触觉的传入后继续发出纤维在脑桥中部交叉并加入内侧丘系。疼痛和温度纤维通过髓质下降并形成下行三叉神经束，邻近感觉主核。该核发出的纤维换元后交叉至对侧延髓的广泛区域，最终与其他三叉神经纤维束合并。这两条纤维束构成了三叉神经传导通路，在脑桥上端加入内侧丘系。

外侧丘系

（前庭蜗神经的）听觉纤维自延髓上端进入脑干，在蜗神经核换元后，大部分纤维交叉至对侧形成斜方体，部分纤维在上橄榄复合体换元，形成外侧丘系，进入下丘。

临床联系

此图使传导通路更形象，从而有助于理解脑干损害后的表现。脑干中脑神经核受损的表现有助于进行定位诊断。

临床上一种典型的病变是延髓外侧区梗死（图 A.9），又称为瓦伦贝格综合征（延髓背外侧综合征）。病变将会导致延髓背外侧区的脑神经核及传导束受损，包括前外侧束和交感下行纤维（霍纳综合征；见图 6.7），以及脊髓 – 小脑束、三叉神经脊束，可能还有 CN Ⅸ 和 CN Ⅹ 的传出纤维和神经核。在这些病变的基础上，患者会出现对侧痛、温觉丧失，同侧共济失调，同侧霍纳综合征。面部感觉障碍的程度取决于三叉神经脊束及三叉丘脑束受损的范围。

补充说明

此图还可见小脑上脚，但它不是感觉系统的一部分，这些内容已经在小脑章节中进行了描述（图 5.17）。小脑上脚纤维起自小脑，经中脑尾侧下丘平面交叉后（图 A.4 水平断面）到达对侧丘脑，继而向上终止于红核。

内侧纵束（MLF）（未显示）

内侧纵束的上行纤维包括起自前庭神经核的纤维以及自展神经核投射到滑车神经核、动眼神经核的纤维（图 6.9）。

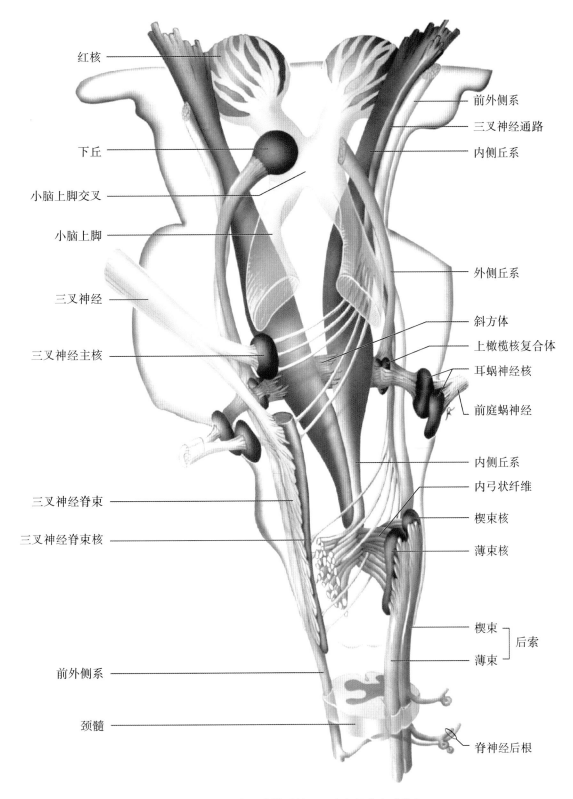

红核

下丘

小脑上脚交叉

小脑上脚

三叉神经

三叉神经主核

三叉神经脊束

三叉神经脊束核

前外侧系

颈髓

前外侧系

三叉神经通路

内侧丘系

外侧丘系

斜方体

上橄榄核复合体

耳蜗神经核

前庭蜗神经

内侧丘系

内弓状纤维

楔束核

薄束核

楔束

薄束

后索

脊神经后根

图 6.11　脑干感觉系统——上行纤维和感觉核

图 6.12 脑干运动系统

下行纤维和运动神经核

读者注意：在这一节，需要复习脑干的运动核（图 3.5、图 A.1）以及运动传导通路（第 2 部分），脑干的血液供应在图 8.1 中复习。

下行传导通路及脑神经运动核在脑干背面结构图中显示（同图 1.9、图 3.3 和图 5.5），该图为下行通路的汇总，要注意颈髓的方向。

皮质 - 脊髓束

皮质 - 脊髓束位于大脑脚底中部 1/3，在脑桥被脑桥核分割成许多小束，在延髓又合而为一，是为锥体。在延髓最下端，大部分纤维交叉至对侧，成为皮质 - 脊髓侧束，小部分未交叉的纤维进入颈髓区，称为皮质 - 脊髓前束。

皮质 - 延髓束

此图可见自大脑皮质到脑干神经核的纤维束，还有自大脑皮质到网状结构及其他脑干神经核的纤维。皮质 - 延髓束也位于大脑脚底中部 1/3，沿途在脑干不同水平止于脑神经核。

红核 - 脊髓束

红核 - 脊髓束起自红核下部，在中脑交叉后下行通过脑干。进入脊髓后，位于皮质 - 脊髓侧束前方。

皮质脑桥纤维

皮质脑桥纤维是小脑环路的一部分，起自大脑皮层运动区及其他广泛区域，下行通过大脑脚的外侧和内侧 1/3——额桥束位于内侧 1/3，来自其他脑叶的纤维位于外侧 1/3，终止于相应的脑桥核。脑桥核再发出纤维交叉至对侧形成粗大的小脑中脚，终止于对侧小脑。小脑在这个运动控制环路中发挥着作用。

运动性脑神经

脑神经运动核的功能及其在脑干内的定位在前面的章节中已进行了描述，这里只讲述脑神经的走行。

- 动眼神经（含支配大多数眼外肌的纤维和副交感神经）：动眼神经穿过红核内侧，从中脑脚间窝出脑（图 A.3）。
- 滑车神经（支配上斜肌）：起自滑车神经核，其纤维在中脑下端的背面交叉后出中脑（图 A.5），细长的纤维出脑后向前绕大脑脚外侧前行（图 3.3）。
- 三叉神经（支配咀嚼肌）：三叉神经运动纤维与感觉纤维伴行，从脑桥中上部出、入小脑中脚。
- 展神经（支配外直肌）：从这个角度无法描述展神经出颅前的走行。
- 面神经（支配面部表情肌）：支配面部表情肌的纤维在出颅前有复杂的走行，神经纤维绕过展神经核，在第四脑室底部形成一个隆起，称为面神经丘（图 3.3）。此图中只能看到一侧面神经。
- 舌咽神经和迷走神经（运动神经和副交感神经）：神经纤维在延髓外侧、下橄榄核后方出脑。
- 副神经脊髓部（支配颈部肌肉）：起自上段颈髓，上行入颅，出颅后支配颈部胸锁乳突肌和斜方肌。
- 舌下神经（支配舌肌）：纤维在延髓下橄榄体和皮质 - 脊髓束（锥体）之间出脑。

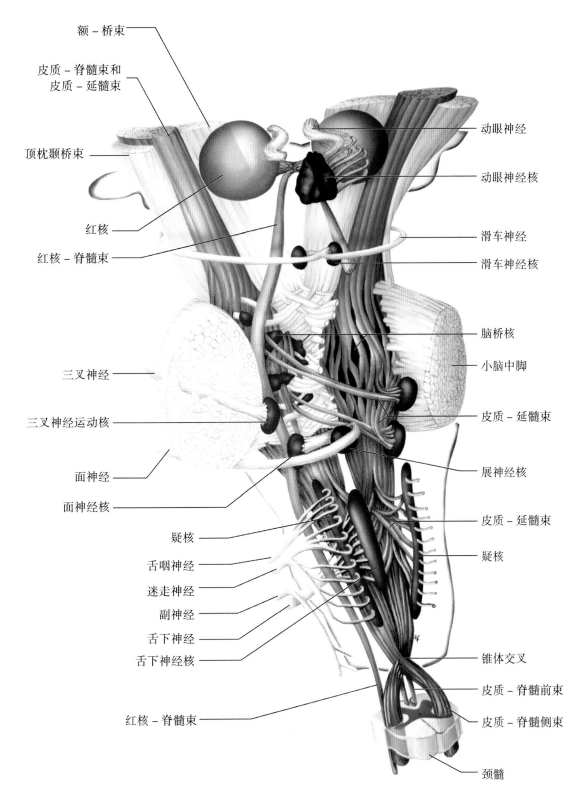

额 – 桥束

皮质 – 脊髓束和
皮质 – 延髓束

顶枕颞桥束

红核

红核 – 脊髓束

三叉神经

三叉神经运动核

面神经

面神经核

疑核

舌咽神经

迷走神经

副神经

舌下神经

舌下神经核

红核 – 脊髓束

动眼神经

动眼神经核

滑车神经

滑车神经核

脑桥核

小脑中脚

皮质 – 延髓束

展神经核

皮质 – 延髓束

疑核

锥体交叉

皮质 – 脊髓前束

皮质 – 脊髓侧束

颈髓

图 6.12 脑干运动系统——下行纤维和运动核

图 6.13　丘脑和大脑皮质

丘脑核：信息传输及与大脑皮层的纤维联系和功能

前面以图示的方法介绍了丘脑（图 2.6）、丘脑的神经核及其功能（图 4.3），这里将重点介绍丘脑核的传入纤维（包括感觉信息和运动信息），以及丘脑核与大脑皮质的往返纤维联系。我们用不同颜色显示了丘脑核及与其相联系的皮质区（从背外侧面和内侧面观察），以便进一步了解丘脑的功能。

特异性中继核团

感觉核

- 腹后外侧核（ventral posterolateral nucleus，VPL）：接受体感系统的传入信息，传导精细触觉、位置觉以及"快"痛觉的定位。VPL 发出纤维投射到大脑中央后回 1 区、2 区、3 区（感觉侏儒）。手，特别是拇指的感觉是这个传导通路很好的代表。
- 腹后内侧核（ventral posteromedial nucleus，VPM）：接受三叉神经系统的传入信息（即头部和面部）， 发出纤维投射到中央后回的面部区，唇、舌的感觉是这个传导通路很好的代表。
- 内侧膝状体（核）（medial geniculate body，MGB）：接受来源于下丘的听觉纤维，发出纤维投射到位于外侧裂内颞叶上部的颞横回。
- 外侧膝状体（核）（lateral geniculate body，LGB）：是从视网膜节细胞投射到距状皮层的视觉纤维中继核。

运动核

- 腹前核（ventral anterior nucleus， VA）和腹外侧核（ventral lateral nucleus，VL）：接受来源于苍白球、黑质（网状部）及小脑的纤维传入，并发出纤维投射到大脑皮层的运动区、运动前区以及补充运动区。

联络性核团

- 背内侧核（dorsomedial nucleus，DM）：非常重要的核团，接受许多丘脑核以及部分边缘系统（下丘脑和杏仁核）的信息传入，发出纤维投射到前额叶皮质（第 4 部分边缘系统；见图 10.1B）。对行为的情绪处理非常重要。
- 前核（anterior nuclei，AN）：这些核团是边缘系统的一部分，发出纤维投射到扣带回，这是 Papez 环路的一部分（在边缘系统中讨论）。
- 背外侧核（lateral dorsal nucleus，LD）：功能尚未完全明确。
- 后外侧核（lateral posterior nucleus，LP）：发出纤维投射到大脑皮质顶叶联合区，功能尚未完全明确。
- 丘脑枕：是视觉通路的一部分，发出纤维投射到大脑皮层视觉联络区（18 区、19 区）及颞叶和顶叶的视觉相关区域。

非特异性核团

- 板内核（intralaminar nucleus，IL）、中线核（midline nucleus，Mid）和网状核（reticular，Ret）（围绕丘脑，似丘脑的壳）：接受其他丘脑核团以及上行网状激活系统（ascending reticular activating system，ARAS）的信息传入，同时接受"慢"痛觉系统的传入，随后发出纤维投射到大脑皮质的广泛区域。
- 中央中核（centromedian nucleus，CM）：属于板内核群之一，是苍白球至新纹状体（尾状核和壳核）环路的一部分。

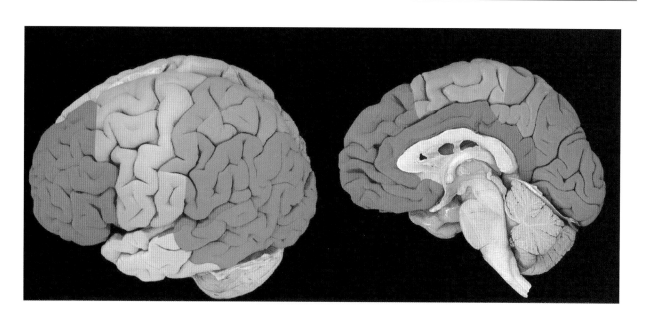

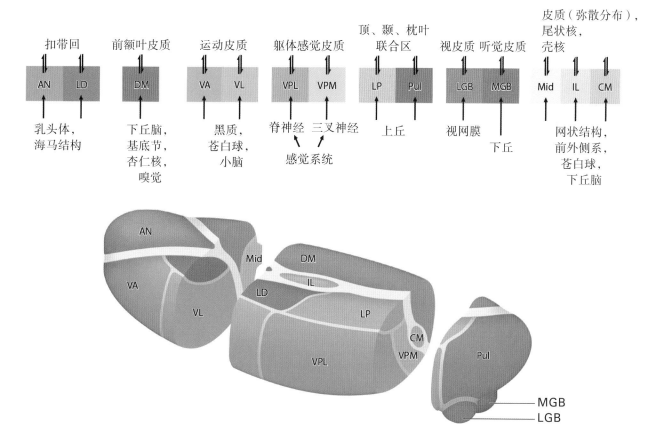

图 6.13　**丘脑和大脑皮质**——丘脑核：传入、皮层连接和功能。AN：前核；LD：背外侧核；DM：背内侧核；VA：腹前核；VL：腹外侧核；VPL：腹后外侧核；VPM：腹后内侧核；LP：后外侧核；Pul：枕核；LGB：外侧膝状体；MGB：内侧膝状体；Mid：中线核；IL：板内核；CM：中央中核

联络皮质

前额叶皮质

额叶的进化被认为是高等猿类，特别是人类最近的进化改变。运动皮层（图 5.8）前的广大区域被称为前额叶皮质，包括大脑半球背外侧面（图 1.3、图 4.5 和图 6.13）、内侧面（图 1.7、图 4. 和图 6.13）及下面（眶皮质，见图 1.5）——所有的联络皮质。它接受丘脑背内侧核（图 10.1B、图 6.13）的纤维传入。此外，中脑腹侧被盖区（ventral tegmental area，VTA）的多巴胺能神经元也投射到内侧和眶皮质区（图 10.8）。请注意，扣带回也可能包括在内。

作为大脑首席执行官的前额叶皮质（运动区前的额叶皮质），它的执行功能在一定程度上是正确的，这个功能似乎局限于背外侧前额叶皮质。眶回和内侧前额叶皮质在接受和调节边缘信息输入和监督社会行为中的作用在边缘系统讨论（图 10.1B、图 10.8，以及边缘系统整合部分）。

顶 叶

除了中央后回（躯体感觉区；见图 4.5 和图 5.5），顶叶的其他部分属于联络皮质，位于体感区、（可能的）前庭区及视觉（和听觉）等不同的感觉区之间。顶叶，尤其是顶上小叶的功能，主要是整合信息，特别是在目标识别和运动指导方面。顶叶下部由两个特殊的脑回组成，缘上回和角回（图 1.3）。有临床证据表明，人类优势半球的顶下小叶与数学（计算）、左右识别、语言（书写）等功能有关，这个部位受损在临床上称为格斯特曼综合征。非优势半球顶叶病变则会出现体像障碍（后面再描述）。

颞 叶

颞叶的进化亦与高级灵长类动物有关。听觉中枢和语言中枢（优势半球的 Wernicke 区）位于颞上回（图 4.5、图 6.13）。颞叶内侧面是海马结构，与记忆有关，属于边缘系统。嗅觉中枢位于内侧，靠近颞极的地方。其余区域是联络皮质，参与视觉信息处理，包括目标识别（侧面的皮质区；见图 6.13）、面部和颜色识别（下面的皮质区，与枕叶一起；见图 1.5）。

枕 叶

枕叶联络皮质，18 区和 19 区，毗邻 17 区的初级视觉中枢（图 1.5、图 6.6 和图 6.13）。需要注意的是，许多其他区域也涉及视觉信息的处理。

读者注意：需要阅读更多的文献以便更进一步认识联络皮质以及了解这一区域病变所导致的临床症状（见文献注释）。

临床联系

最重要的症状之一是非优势半球顶叶下部损伤导致的体像障碍，可能出现病变对侧所有感官的缺失，包括视觉、听觉和躯体感觉，而且患者否认存在功能缺损。一个简单的测试方法是让患者仿照（画出）一个带数字的钟表，有体像障碍的人将不能画出病变对侧的那一半钟表（通常是右利手患者的左侧）。

顶叶其他测试包括实体辨别、两点辨别和皮肤书写（见第 5 章感觉系统的引言）。如果感觉系统是正常的，这些测试都能够完成。

第 3 部分
脑膜、脑脊液和血管系统

引　言

　　成年人的大脑被外层坚硬的颅骨保护着，颅骨与大脑间有 3 层脑膜——硬脑膜、蛛网膜和软脑膜。颅骨内其他内容物包括血液（动脉、静脉和静脉窦）及脑脊液（cerebrospinal fluid，CSF）。动脉血（第 8 章）应具备足够的压力以支持充足的血液流向神经组织。一般情况下静脉窦（本章节介绍）压力都很低。另外，大脑内（脑室内）和大脑周围（脑膜内）均有脑脊液，脑脊液持续不断地产生、流动、重吸收（在图 7.8 中描述）。

　　读者注意：图谱网站（www.atlasbrain.com）上有两个视频与本部分内容有关，一个在"脑血管系统"和"脑脊液"章节，另一个在"颅骨内部"章节。建议观看这些视频，仔细阅读文字、插图，可以反复观看视频。

颅内压（ICP）

　　很多神经系统疾病的进展均由于颅内压（intracranial pressure，ICP）升高所致。

　　任何造成颅内体积增大的疾病——无论是脑水肿、肿瘤、脓肿、出血（图 7.2），或者是脑脊液量的异常（图 7.8），均会造成颅内压的升高。疾病的进程可能为急性、亚急性或慢性。脑组织自身没有痛觉纤维，但血管和脑膜却有，因此任何导致脑膜受压的情况都会出现剧烈的头痛。

　　正常成年人的颅内压一般低于 15mmHg，也即低于 20cmH$_2$O。可以在腰椎穿刺（一般称作 LP，或脊髓穿刺；见图 7.3）时用一个压力计来测压。

临床联系

　　长期的 ICP 增高可以用眼底镜检查视神经盘（图 6.5）。升高的 ICP 体现在视神经的压力上，视网膜静脉刚穿过视神经盘进入视神经时受到压迫。这种压迫造成了视神经离开视神经盘时水肿以及视神经盘边缘模糊（亦称作视盘水肿）、视网膜静脉怒张。这一项检查是评估患者有 ICP 增高的关键。

注意事项

　　当有任何迹象表明 ICP 升高可能会导致小脑扁桃体疝综合征时（在图 3.2 中讨论；也见图 7.1），都不应进行腰椎穿刺（lumbar puncture，LP）。这时需要借助神经外科和其他设备来评估和监测颅内压。

儿科观点

　　新生儿和婴儿颅骨之间的颅缝还没有完全闭合，出生 1 年以内前囟（也称 soft spot）很明显。因此，任何原因导致的颅内压升高均会导致前囟膨出和颅缝分离；婴儿健康体检包括测量和记录头围，这对于脑积水的婴儿非常重要（图 7.8）。颅缝一般在 2 岁左右闭合。

第 7 章

脑膜、静脉系统及脑脊液循环

脑　膜

图 7.1　颅骨脑膜

大脑半球——背面观（实物图）

大脑半球位于颅内，占据颅腔。图片中展示了大脑的上面观和侧面观，移除了一侧的大脑半球后另一侧的大脑半球被脑膜覆盖。

脑膜为覆盖于脑表面的结缔组织，包括 3 层——硬脑膜、蛛网膜和软脑膜，每两层之间有空隙或潜在的空隙存在（图 7.2）。

最外层的脑膜称为硬脑膜，是一层密集坚韧的结缔组织。在颅腔内，硬脑膜和颅骨骨膜互相黏附。硬脑膜层在颅骨内还有褶皱，这样可以将颅腔再细分，并维持大脑在颅腔内的位置。两个主要的硬脑膜鞘分别为：

- 矢状面的大脑镰——位于两个大脑半球之间（图 7.4 和图 7.5；图 2.2A 中的大脑镰已从纵裂处移除）。
- 横截面的小脑幕——位于枕叶和小脑之间（图 7.5 和图 7.6; 小脑幕的切缘可以在图 1.7 的脑切面中看到）。

在脑干附近有一个小脑幕的开口，称为小脑幕切迹或天幕裂孔，位于中脑之上（图 7.5）。正是因为有了大脑镰和小脑幕黏附于颅骨骨缝处，才使得颅腔内的大脑半球更加稳固。这些硬脑膜鞘将在静脉窦部分进一步讨论（图 7.4~7.6）。

如插图中所示，大脑镰仍然位于两个大脑半球之间（图 2.2A）。在大脑镰与颅骨连接处，有一个大的静脉窦——上矢状窦（图 7.2、图 7.4）。

蛛网膜和软脑膜之间的蛛网膜下腔内充满了脑脊液（图 7.2）。因此，大脑在颅骨内是呈"漂浮"状态的。脑膜和脑脊液提供了一个确切的承托力使得脑组织位于颅骨内。

临床联系

任何占据空间的病损（如突发的出血、逐渐增大的肿瘤）迟早会造成脑组织从一个位置向颅内的另一个位置移位，称作脑疝综合征，患者会特征性地出现：

- 大脑镰下疝——位于大脑镰之下（图 7.4）。
- 钩回疝——穿过小脑幕切迹（图 1.6）。
- 扁桃体疝——穿过枕骨大孔（图 3.2，在本章节详述）。

这种病态的移位造成了大脑的损伤。

这些变化会危及生命，需要急诊处理。

读者注意：这可能是回顾与此类临床急症相关的标志和症状的好时机，例如瞳孔对光反射以及相关通路。

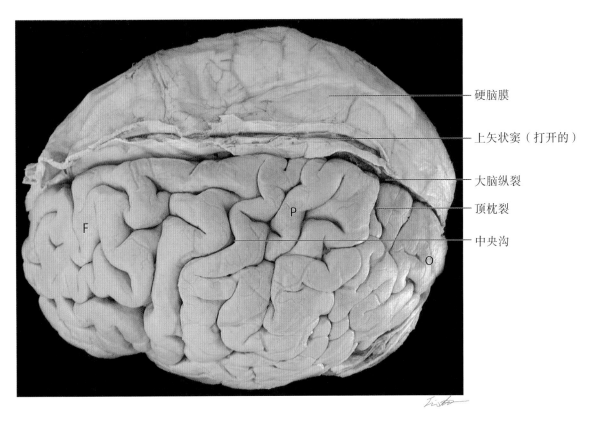

硬脑膜

上矢状窦（打开的）

大脑纵裂

顶枕裂

中央沟

图 7.1　颅脑膜 1——大脑半球：背面观（实物图）。F：额叶；P：顶叶；C：枕叶

图 7.2　颅骨脑膜 2

头皮和颅骨脑膜各层

头皮的主要分层见图 7.2 的上图，包括皮肤（含头发）和腱膜（连接额叶腹侧和颅腔枕部肌肉的扁平肌腱，本图修改自 *The Integrated Nervous System*）。

颅骨自身含有外层和内层两部分，称为颅骨外板或颅骨内板，两层中间有一个中间层，内含可生成血细胞的骨髓（图 2.9B、图 3.2）。

硬脑膜包括两层——位于外面的骨膜层（紧紧地和骨膜相连），以及内部的脑膜层。颅骨和硬脑膜外层（骨膜层）之间还有一个潜在的腔隙，称为硬膜外腔。供给硬脑膜最重要的动脉位于此处，此动脉名为脑膜中动脉（发自颈外动脉；见下方插图）。此动脉在颞骨内侧形成了一个特征性的凹槽（见于图谱网站 www.atlasbrain.com 中的视频）。

这两层硬脑膜鞘将两侧大脑半球分离开，并且保持各自固定的位置。大脑镰（下图所示）和小脑幕（图中未显示）贴覆于颅骨（图 7.1；在图 7.4、图 7.5、图 7.6 中静脉窦部分进行描述）。在大脑镰的上缘和小脑幕的侧缘，即是硬脑膜鞘与颅骨相贴覆的位置，在硬脑膜内两层分开又重合，中间的空隙为脑静脉窦的位置。因此，上矢状窦位于大脑镰的上缘（下图及图 7.1），横窦位于小脑幕的边缘（在静脉循环中详细介绍；见图 7.4~7.6）。

下面一层是蛛网膜。硬脑膜和蛛网膜之间有一个潜在的空隙，大脑静脉就在这层"空隙"中穿过。桥静脉，正如它的名字（下图所示），从大脑表面穿入静脉窦，特别是上矢状窦。硬脑膜和蛛网膜之间有一层潜在的空隙称作硬膜下腔，是出血的好发部位，这些出血多为静脉来源。

最内层称为软脑膜，位于脑表面，随着脑的沟回形成很多褶皱。蛛网膜下腔位于蛛网膜层和软脑膜层之间，腔内流动着脑脊液（CSF），同时存在很多大动脉和大静脉。蛛网膜颗粒（下图）将 CSF 从蛛网膜下腔运输回静脉循环系统（在图 7.8 中讨论）。

临床联系

颅内出血经常在一些典型的情况下发生，并经常出现于一些可以预见的位置。

头侧面的外力冲击伤常引起颞骨骨折和脑膜中动脉损伤，并会引起硬膜外出血相关的一些典型表现。这种危及生命的动脉出血经常会有一些典型的病因：头侧面的创伤，伴或不伴意识丧失，继而会出现一个清醒期，接下来会出现一个急性进展的神经功能恶化阶段，此阶段如不能尽早发现并及时处理，经常会发展至脑疝形成（在本部分的引言及图 7.1 讨论），从而可能导致死亡。

脑外伤有可能累及桥静脉，从而导致出血渗漏到硬脑膜和蛛网膜之间的潜在腔隙，引起硬膜下出血。硬膜下（静脉）出血往往发生较缓慢（亚急性或慢性），但是它也可能急性发生。通常，此类出血多发生于老年人或婴幼儿。显然，老年人因为存在增龄性的脑萎缩，从而使颅内有更多的额外空间供大脑"移动"，因此会更容易发生此种类型的出血。因为桥静脉通过硬膜下腔，所以，任何类型的脑外伤，即使是很轻微的（比如头撞击车辆），都可以使桥静脉受到损伤（"剪切"或撕扯）。老年人如果突然出现了行为异常（无论有没有头痛的表现），均应该意识到有可能出现了颅内出血。一旦发现并且经神经影像学证实有此类型的出血，一般治疗较容易，并且，如果发现及时，可能完全根治而不遗留后遗症。因为不同时间的出血灶在 CT 扫描上有密度相关性，所以 CT 在确定出血时间方面十分有优势。出血时间越短，CT 扫描上显示的出血灶密度（Hounsfield Units, HU）越高。

如果通过蛛网膜下腔的大血管发生破裂，出血就有可能进入脑脊液，这种出血称为蛛网膜下腔出血。因为动脉瘤多存在血管壁薄弱，所以典型的蛛网膜下腔出血多是由于动脉瘤破裂引起的（称为颅内小动脉瘤），其中最多见的是 Willis 环的动脉瘤（图 8.2）。脑膜刺激可以导致头痛，蛛网膜下腔出血的患者会出现特别剧烈的头痛；因为出血是动脉源性的，可能会很快进展至意识丧失。

出血也有可能发生在脑内，造成脑组织的破坏，称为脑出血。其临床现象取决于脑出血的部位和出血量。大约 15% 的脑血管意外（cerebrovascular accidents，CVA）是由于出血造成的。CT 扫描对于评估是否发生出血是必要的。

正如本部分引言中提到的，任何原因导致的颅内体积增加均会导致颅内压（ICP）的增加，从而可能引起脑疝综合征。需要再次强调检查视神经盘是否存在视盘水肿的重要性。

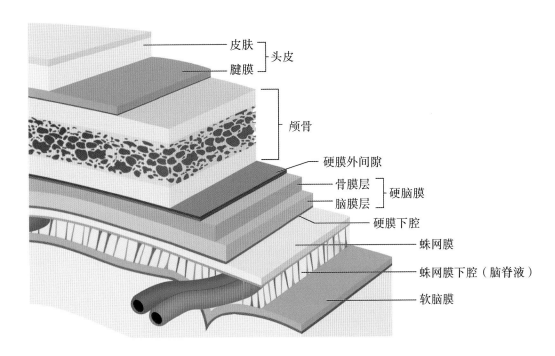

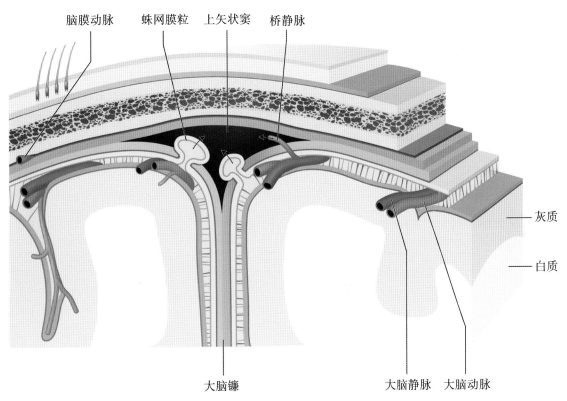

图 7.2   颅骨脑膜 2——头皮和脑膜层

图 7.3　脊　膜

椎　管

在椎管内，脑膜延伸为脊膜并包绕脊髓。以下提供 3 种脊膜的观察角度。

纵视图

椎管和脊髓见于图 1.10（及图 1.11）。脊膜各层用不同颜色标出（如前述）——软脑膜、蛛网膜和硬脑膜，蛛网膜下腔的脑脊液标记为蓝色。脑脊液在蛛网膜下腔流动并围绕脊髓。脊髓和它表面的软脊膜在 L_2 层面结束，L_2 层面是成年人脊髓的终点，然而硬脊膜和蛛网膜持续存在并于 S_2 结束。终点层面的不同使得中间形成了一个十分大的容纳脑脊液的空间，位于脊髓层面下方的椎管腔内，称为腰大池（图 1.2、图 1.10 和图 1.11）。这个位置用于抽取脑脊液，称作脊髓抽液或腰椎穿刺（图 7.8，在下文详述）。

需要注意的是，在相对低位的椎体平面，脊髓的硬脊膜与椎骨（和椎间盘）的骨膜是分离的，其间有一个间隙，间隙中有脂肪填充，且包含静脉丛。此间隙内亦存在黄韧带，为棘突间的一层很坚硬的韧带。以上内容有较重要的临床意义（见下文）。

概要图

传出神经的概要图（图 1.12）体现了背根神经节（dorsal root ganglion，DRG）及神经与腰椎、腰椎间盘之间的详细关系。

轴位视图

这是轴位视角的 3 层脊膜的视图（此插图摘自 *The Integrated Neurology*，有部分修改）。插图最上面部分展示了包绕脊髓的软脑膜，继而是蛛网膜（蛛网膜下腔内满含脑脊液），最后是硬脑膜。

特别需要注意的是传出神经根腹侧（运动支；见图 8.7）和传入根（感觉支）及其背根神经节（DRG）。蛛网膜、硬脑膜和脑脊液一直与伴脊神经的腹侧及背侧神经根伴行，直到它们在椎间盘（神经）椎间孔区域组成混合的脊神经。

临床联系

从腰大池取脑脊液，可用于脑膜炎的诊断、脑膜的炎症情况，以及其他神经系统疾病的诊断。取样的步骤称作腰椎穿刺术（简称 LP，或脊髓抽液），此过程必须在无菌操作下完成。

患者取侧卧位，也称胎儿体位，并保持下背部区域洁净。适当的局部麻醉后，套管针（一个大的针套内含一个小的针芯）插入位于脊髓末端（约 L_2 节段）的椎间隙，通常于 L_4、L_5 节段椎间隙进针。套管针必须穿透非常坚韧的黄韧带（如图所示），继而穿过硬脑膜、蛛网膜，然后"突然"进入腰大池。在此位置撤出针芯，即可见到脑脊液流出，收集于无菌瓶。

开放性的测压装置可以用于测量脑脊液的压力（见本部分引言），正常的压力范围为 $7\sim19\text{cmH}_2\text{O}$（$5\sim14\text{mmHg}$）（图 7.8）。

腰椎穿刺的过程对于患者而言并不舒适，通常会令儿童恐惧或特别不适。所以如果拟为儿童做腰椎穿刺，有时需要镇静。

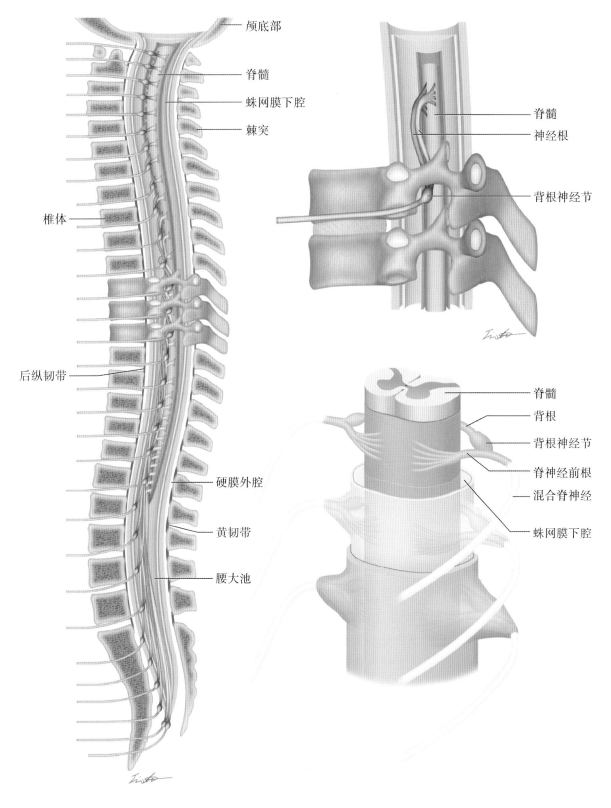

图 7.3　脊膜——椎管。■ 软脑膜；　脑脊液；　蛛网膜；■ 硬脑膜

静脉系统

图 7.4 静脉窦 1

中线矢状位的静脉循环（有覆盖物的图片）

静脉窦与脑膜相连，所以在这一点上需要认识颅内静脉系统。静脉经由大脑半球表面的表浅静脉和脑实质内部的深静脉回流。两个静脉系统均回流入硬脑膜和颅骨不同地方连接形成的静脉窦里。

大脑镰位于两个大脑半球之间的矢状平面（图 2.2A）。其前方附着于筛骨的鸡冠——一个从鼻部突入颅前窝的结构（见图谱网站 www.atlasbrain.com 中关于颅骨的视频）。大脑镰拱形跨越胼胝体之后呈 90° 张开，形成小脑幕而覆盖小脑上部（图 7.5、图 7.6）。

读者注意：在关于脑疝综合征的讨论中（图 7.1），其中有一个类型称为大脑镰下疝，即疝位于大脑镰之下。

小脑幕位于枕叶和小脑上表面之间，贴附于后颅窝的外侧缘，形成了其下方的后颅窝，包括小脑和脑干（图 3.2）。

静脉窦是硬脑膜内的静脉通道，沿着硬脑膜和颅骨相连处形成。硬脑膜形成裂口以构成这些大的静脉空间（图 7.2）。上矢状窦是十分重要的静脉窦，位于大脑镰上方中央（图 7.1、图 7.8）。大脑半球的大部分表浅静脉均回流入上矢状窦。静脉窦向后延续，在颅骨内侧的后部分开形成两侧的横窦，横窦两侧分布，附着在小脑幕侧面的颅骨上。如将要解释的，静脉血经乙状窦流出，汇入颈部两侧的颈内静脉。

静脉窦中位置特殊的是下矢状窦，位于大脑镰的下缘，与颅骨没有接触。此静脉窦回流来自大脑内侧面的静脉血，并与其他脑内静脉相连（图 7.5、图 7.6）。

直窦也不与任何颅骨边缘接触。硬脑膜自身"变平"，称为小脑幕，直窦即位于此处（图 7.5、图 7.6）。此窦接受下矢状窦回流的血液，并与上矢状窦后部相接。

这幅图也显示了垂体窝（蝶鞍）和垂体。基底动脉（在本部分后面描述）位于脑干前方；其他脑动脉（未标出）也可见。

读者注意：同一角度的磁共振静脉造影成像（magnetic resonance venogram，MRV）可见于图 7.7。

临床联系

脑静脉窦内血液流速很慢（像众多静脉一样）。如果存在血液高凝状态或明显脱水，静脉窦内可能会出现血液凝固，称为静脉窦血栓，通常在上矢状窦或横窦易出现。这种现象会导致静脉回流受阻。

这种情况会出现于深静脉系统，将会导致静脉梗死或出血性梗死，而由于静脉回流受阻，可导致脑组织损伤。

补充说明

丘脑（间脑）背后的空间是蛛网膜下腔形成的"水池"，位于脑组织之外，区别于第三脑室。它位于松果体和上下丘的后面、小脑的前面（图 1.7），因此它被称为四叠体池；四个丘也称为四叠板（图 3.3、图 7.8）。此空间内还包含一些大脑内部静脉的回流静脉，其中包括大脑大静脉（也称盖伦静脉；这些已经从这个标本中移除）。

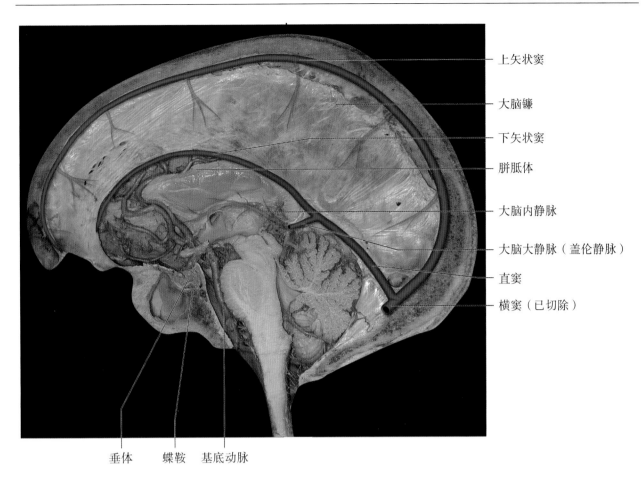

图 7.4　**静脉窦** 1——静脉循环正中矢状图（有覆盖物的图片）

图 7.5 静脉窦 2

斜位的静脉循环（有覆盖物的图片）

本图展示的是去掉脑组织、包含大脑镰及小脑幕的硬脑膜鞘。可以看到上矢状窦和下矢状窦。

回流深部脑组织静脉血的静脉系统位于正中，称为大脑内静脉，分别接受各侧大脑半球的回流。这些静脉在间脑背后的中线处汇入大脑大静脉（盖伦静脉）。

在这一点上，静脉窦的形成规律有一个例外。这个静脉窦位于大脑中线，即大脑镰展开横向形成小脑幕的位置，称为直窦。直窦的位置也可以在大脑的正中矢状位视图见到（图 1.7、图 3.2 和图 7.8）。大脑大静脉在直窦处延续，位于小脑上方中线处（图 7.6；参见图谱的视频网站 www.atlasbrain.com）。在这一点上它与下矢状窦汇合。

在颅骨后部，直窦与上矢状窦相连。静脉窦分裂使血液流向横窦，如图 7.6 所示。静脉血通过乙状窦流入颈内静脉而出颅（双侧；见图 7.7）。

读者注意： 磁共振静脉造影成像（MRV）的相应视图见图 7.7 的中图。

补充说明

这张脑膜的斜面图去掉了大脑及中脑层面的脑干，展示了小脑幕的游离缘（单侧）。这个由小脑幕处的硬脑膜反折产生的"空间"称为小脑幕切口或"切迹"，脑干从这个空间通过（称为钩回疝，是脑干综合征的一种，故在脑干综合征中讨论；见图 1.6 和图 7.1）。

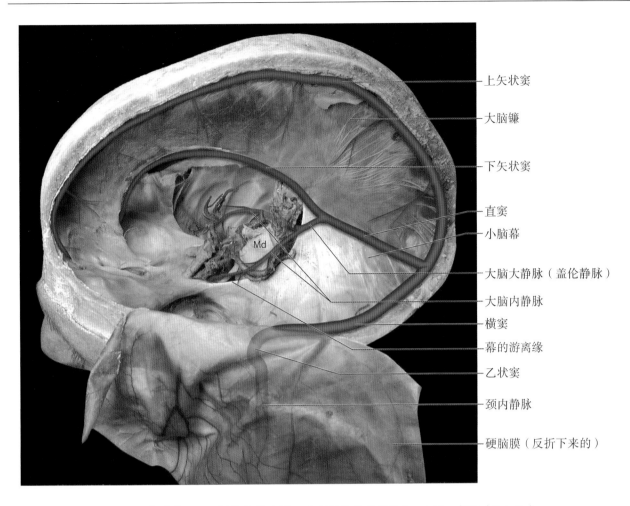

上矢状窦

大脑镰

下矢状窦

直窦

小脑幕

大脑大静脉（盖伦静脉）

大脑内静脉

横窦

幕的游离缘

乙状窦

颈内静脉

硬脑膜（反折下来的）

图 7.5　**静脉窦** 2——倾斜位静脉循环（有覆盖物的图片）。Md：中脑（已切除）

图 7.6　静脉窦 3

水平位的静脉循环（有覆盖物的图片）

　　这是一个小脑幕的水平面示图。移除了大脑半球，而小脑保留，位于小脑幕下方、后颅窝内。

　　在中线处，大脑镰和小脑幕连接处可见直窦。

　　直窦右侧的硬脑膜是由大脑镰形成的（如标签），在此处大脑镰卷起并折叠，用医用钳夹住，制成这个标本。

　　直窦与矢状窦汇合（图 7.5）后分开（有时是不均等的），形成了横窦；他们都位于小脑幕沿颅骨外侧缘附着处。血液流动（向前）直到后颅窝的前缘（见图谱视频网站 www.atlasbrain.com 中脑脊液和头骨部分）。在此处静脉窦离开小脑幕进入颅后窝的乙状窦（因呈 "S" 形而称为乙状窦），因而在颅骨内侧形成了一个明显的凹槽。静脉血通过颈静脉孔出颅（两边各一个）汇入颈内静脉。

　　读者注意：MRV 在图 7.7 的下图中展示了一些静脉窦。

补充说明

　　本解剖图中可以看到一个特殊视角的海马——将在图 9.4 中讨论。

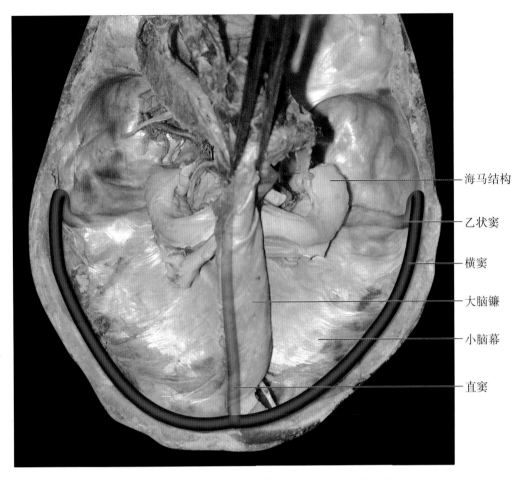

海马结构

乙状窦

横窦

大脑镰

小脑幕

直窦

图 7.6　**静脉窦 3**——水平面的静脉循环（有覆盖物的图片）

图 7.7　静脉窦 4

磁共振静脉造影成像（MRV）

与磁共振血管造影（magnetic resonance angiogram，MRA；见图 8.2）相似，MRV 也可以通过使用和不使用对比剂（基于钆的成像技术）两种方式完成。本例中未使用对比剂。不论是血管造影还是静脉成像，这些序列被称为时间飞越（time-of-flight，TOF）。

这 3 张图片与脑膜静脉窦的图片（图 7.4~7.6）相对应。

这一系列描述大脑静脉的图片，就像患者在转动头部——从侧位（上图）到倾斜位（中图），再到前后位（下图）。

上图，即侧视图（图 7.4），截取上、下矢状窦，分别位于大脑镰上下方。同时可见一些来自大脑皮质的引流静脉。还可以看到直窦、横窦和乙状窦，血液在颈部汇入颈内静脉。

中图是倾斜角度视图，也是截取上、下矢状窦。还可见大脑下部的一些引流静脉，这些静脉汇成大脑大静脉（盖伦静脉）。该图上也可见横窦、乙状窦，并且可以同时见到双侧颈内静脉。

下图是前后位视角。直窦汇入上矢状窦，上矢状窦分为双侧横窦，并可见双侧颈内静脉出颅。

临床联系

静脉成像有时可以显示双侧横窦血流不等，这是由一侧横窦缩小或狭窄所致。如果程度严重并被认为有可能引起患者上矢状窦血凝块形成，就应该采取措施（由介入神经放射医生进行）扩张相关横窦。

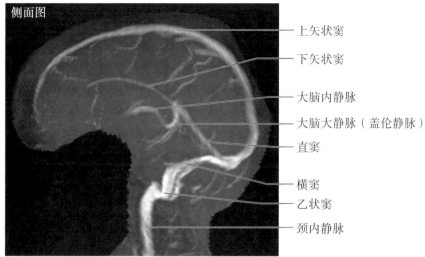

侧面图

上矢状窦
下矢状窦
大脑内静脉
大脑大静脉（盖伦静脉）
直窦
横窦
乙状窦
颈内静脉

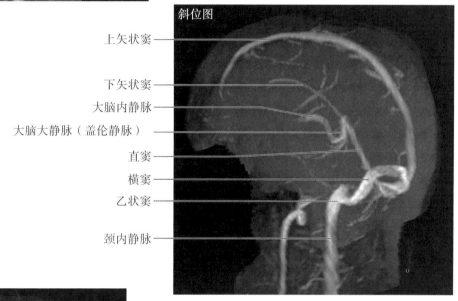

斜位图

上矢状窦
下矢状窦
大脑内静脉
大脑大静脉（盖伦静脉）
直窦
横窦
乙状窦
颈内静脉

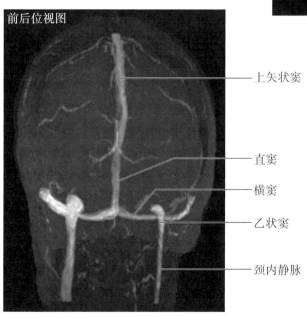

前后位视图

上矢状窦
直窦
横窦
乙状窦
颈内静脉

图 7.7　**静脉窦 4**——*磁共振静脉成像（MRV）*

脑脊液

图 7.8 脑脊液循环

脑脊液间隙

这是一张有关脑脊液（CSF）产生、循环和再吸收的插图，图片来自 *The Integrated Nervous System* 并稍微做了修改。图片为脑的腔隙，是脑组织周围的蛛网膜下腔，扩大的部分称为脑池，包括腰大池。图片还显示了静脉窦的上矢状窦和直窦，以及静脉窦内的血流。

脑组织内可见脑室，包括脊髓中央管，是发育为神经系统的原始神经管的残留。共有 4 个脑室：双侧大脑半球各有一个（第一和第二脑室），又称为侧脑室（图 2.1A、图 2.1B）；第三脑室位于丘脑（间脑）区域（图 2.8）；第四脑室位于脑干区域（图 3.1~3.3）。

脉络丛位于侧脑室（图 2.10A、图 2.1B 和图 9.4；在图 6.5 脑室中可见，但未标记），第三脑室顶部和第四脑室顶部的下半部分。CSF 自侧脑室产生，通过 Monro 孔（从双侧侧脑室；见图 2.9B 和图 2.10A）流入第三脑室（如黑色箭头所示，注意图片的图注），随后通过中脑导水管进入第四脑室（复习图 3.2）。CSF 从第四脑室离开脑室系统，如图中所示。在完整的大脑中，流出部位为居于中间的马让迪孔（图 1.9 中的下图）和位于两侧的 Luschka 孔，随后 CSF 进入小脑下方扩大的蛛网膜下腔隙，小脑延髓之间的脑池，即小脑延髓池。这一脑池在颅骨内，位于颅骨枕骨大孔的上方（图 3.2）。

CSF 在蛛网膜和软脑膜之间的蛛网膜下间隙继续流动（插图中深蓝色箭头）。CSF 充满脑干周围的蛛网膜下间隙，这些间隙是不同的脑池（每一个都有不同的名字）。之后 CSF 继续沿大脑半球向上流动，充满脑沟和脑裂。CSF 也在脊髓周围沿蛛网膜下间隙向下流动，充满腰大池（图 1.10、图 7.3）。

这一缓慢的循环随着 CSF 回流进入静脉系统而完成。回流是通过蛛网膜绒毛完成的，突出的蛛网膜进入大脑的静脉窦，特别是沿着上矢状窦（下文及图 7.2）。有时在大脑半球间裂侧面的大脑表面也可以看到成簇的绒毛，称为蛛网膜颗粒。

学者笔记：在图谱网站上的视频中这些特点都有详细的展示（www.atlasbrain.com）。

腰大池是进行腰椎穿刺获取 CSF 标本进行临床诊断的部位（结合图 7.3）。

CSF 循环

正常情况下脑室和脑脊髓蛛网膜下腔的总 CSF 量有 150ml 左右，并且每 6 ~ 8h 替换 1 次，这意味着 CSF 的产生和重吸收是一个持续的过程，实际上存在（缓慢的）CSF 循环。CSF 通过凸入静脉窦内的蛛网膜颗粒回流入静脉循环（图 7.2），特别是回流到上矢状窦（插图中浅蓝色箭头）。通常认为有一个小的压力差促使 CSF 通过绒毛运输并进入静脉窦，从而完成 CSF 循环。

附注：Willis 环的主要动脉通过蛛网膜下腔（图 7.2）。这些动脉的动脉瘤被称作颅内小动脉瘤，其破裂（在图 8.2 中讨论）常发生在 CSF 间隙内，被称为蛛网膜下腔出血（在图 7.2 中有讨论）。

临床联系

CSF 流动发生阻塞，比如发生在中脑水平（这里连接第三脑室和第四脑室的导水管非常狭窄），会引起脑室的扩大和脑室内压力上升。这种阻塞被称为阻塞性脑积水或非交通性脑积水，在 CT 或 MRI 上会直观地表现为大脑半球侧脑室的扩大。在成人，由于颅缝已经闭合，这一过程会伴随颅内压的升高。相反，在幼儿中（比如小于 2 岁），由于颅缝未闭，头部本身会扩大，会出现颅骨的分离；在非常小的幼儿中，会出现前囟膨出。

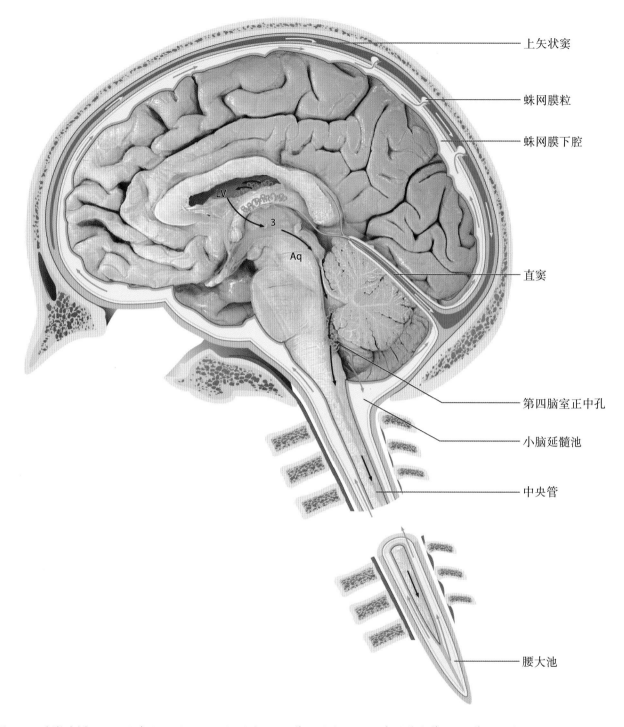

上矢状窦

蛛网膜粒

蛛网膜下腔

直窦

第四脑室正中孔

小脑延髓池

中央管

腰大池

图 7.8　脑脊液循环——脑脊液位置。LV：侧脑室；3：第三脑室；Aq：中脑导水管；4：第四脑室；脉络丛；硬脑膜；静脉窦；蛛网膜；脑脊液（CSF）；软脑膜；脑室内 CSF 流向；蛛网膜下腔 CSF 流向；静脉窦血流

CSF 流动也可以在蛛网膜颗粒层水平发生阻塞，实际上这种情况继发于脑膜炎或其他病变，这些病变可以导致 CSF 中蛋白水平的升高，干扰蛛网膜绒毛的功能（在《整合神经系统》一书中有进一步讨论）。如果颗粒为无功能的或者发生阻塞，又或者静脉窦内有阻塞（如静脉窦血栓形成），或是窦腔狭窄，CSF 无法再回流到静脉循环，从而导致 CSF 压力升高。由 CSF 流动在脑外的某处发生障碍引起的脑积水称为交通性脑积水。

对于 CSF 压力上升，在青年人中，大脑具有高组织抗性或低顺应性，而在老年人中，大脑具有更低的组织抗性或更高的顺应性，CSF 间隙如脑室体积会增大。后一种情况可表现为一种失调，称为正常压力性脑积水。

血 – 脑脊液屏障

脑室表面覆盖一层细胞，称为室管膜。在每一个脑室的特定位置，室管膜细胞和软脑膜汇合，从而形成脉络丛，并突入脑室内。从功能上说，脉络丛内侧有一层血管层（即软脑膜），在脑室侧有一层室管层。脉络丛的血管容许水自由通过，但是在脉络丛和脑室间隙存在细胞屏障——血 – 脑脊液屏障。这一屏障由室管膜细胞通过紧密连接组成，并沿脉络丛排列。CSF 由脉络丛分泌（很活跃），并且含有一种酶。CSF 中的离子和蛋白成分与血清中不同。

补充说明

在脑毛细血管和脑组织细胞外间隙之间也存在一个相似类型的屏障，称为血 – 脑屏障（blood-brain-barrier，BBB）。这一屏障也由紧密连接组成，连接位于内皮细胞之间，并沿毛细血管排列。这一屏障只允许小分子通过，包括葡萄糖和一些特定的氨基酸。

临床联系

在一些特定疾病，或是在"中毒"情况下，以及在中枢神经系统肿瘤内部或周围，都会出现 BBB 的破坏。在成像时使用不能透过射线的染料，染料漏出表明 BBB 存在破坏。

第 8 章

大脑、脑干及脊髓的血供

引　言

中枢神经系统完全依赖于持续不断的血液供给，神经元的生存有赖于持续的氧气和葡萄糖供给。这条生命线的中断可以直接造成神经组织（神经元和轴突）的死亡而引起相应的功能迅速丧失。学习神经系统必须完整地掌握相应脑组织的血供和供应脑组织结构（核团和脑叶）的相应动脉。血液供应不足的位置，由于梗死或出血，将会导致可预见的神经功能缺失。

神经元位于灰质，较白质而言对于血供的需求更大。如果成人的大脑中这些神经元出现了缺氧或葡萄糖供应不足的情况，将会导致电活动立即减弱，如果缺氧或低糖情况存在持续数分钟以上，将会导致神经元死亡。即使白质需要的血供较少，如果没有充足的血液供应，仍然可能出现相应梗死位置的轴突损伤及通路中断。细胞损伤或轴突破坏后，轴突的远端部分（细胞损伤病变的另一面）及突触连接会损伤，造成永久性功能丧失。

每一部分的神经系统都有各自的动脉血液供应，有时动脉血液供应区会有重叠。动脉（及静脉）分支可以使用以下方式显现：

- 血管造影：通过将一种不透射线的物质注入动脉（这个过程由放射医师来完成），通过一系列快速的 X 线扫描得到大脑血管

系统的详细视图（图 8.3）。这是一种有一定风险的侵入性检查。

- 磁共振血管造影（magnetic resonance angiogram，MRA）：使用磁共振的神经放射学成像可以看到主要的血管（例如 Willis 环；见图 8.2）。计算机断层扫描（computed tomography，CT）也可以做到类似的成像，称为计算机断层扫描血管造影（computed tomography angiogram，CTA）。

临床联系

了解各主要血管供应的脑区以及理解这些区域的功能十分重要。这是临床神经病学的基础。

由于脑动脉异常引起的临床综合征通常称为脑血管意外（cerebrovascular accident，CVA）或卒中。这一术语并未体现病变的性质，即血管阻塞来源于血栓栓塞还是出血，也未指明是哪一血管。临床主要表现为突然出现的功能丧失，具体临床表现取决于阻塞或出血发生的位置。

阻塞往往比出血更为常见，且通常是由于栓子引起（如心源性栓塞）。出血有可能发生于脑实质，造成脑组织的破坏（图 7.2），同时阻断了血管远端区域的血供。

图 8.1 脑的血液供应 1

Willis 动脉环（有覆盖物的图片）

Willis 动脉环是一组动脉，将大脑的两个主要供血血管——椎动脉及颈总动脉连接到大脑。它位于大脑底部，周围有视交叉和下丘脑(乳头体；见图 1.5A 和图 1.5B)。在颅骨内侧它位于垂体窝（及腺垂体）上方。此动脉环的分支是供应大脑半球皮质的主要动脉。这幅图是较低位置的大脑摄影，显示了包含血管的脑干和大脑半球(图 1.6)。图内添加了主要动脉的分支。

由切断的颈内动脉作为起点。双侧颈内动脉各分为大脑中动脉（middle cerebral artery，MCA）和大脑前动脉（anterior cerebral artery，ACA）。MCA 途经外侧裂。这幅图中颞叶的前部已经被移向左侧以便更直观地看到外侧裂中的 MCA 走向。在外侧裂内部发出供应基底神经节的小动脉，称为纹状动脉（未标示；见图 8.6)。表面的动脉（图 1.3）向上走行，分出很多分支供应大脑半球的背外侧面（图 8.4）。

通过移除（或去掉）视交叉，可以看到前面的大脑前动脉。此动脉走行在大脑半球间的裂缝内（图 2.2A），并继续延伸至大脑内侧面（图1.7、图 2.2A 和图 8.5)。双侧大脑前动脉之间由一条很短的动脉相连，称为前交通动脉（图8.2、图 8.3）。

椎 - 基底动脉系统供应了脑干、小脑和大脑半球的后部。双侧椎动脉在脑桥的下部汇合形成中间的基底动脉，走行于脑桥的前部。基底动脉行至中脑水平后分为左右大脑后动脉（posterior cerebral arteries，PCA）两大终支，供应大脑的后下方尤其是枕叶（图 8.5 ）。

动脉环由后交通动脉连接完成（通常两侧各一条，双侧的血管尺寸基本一致——注意此处的尺寸差异），颈内动脉（或 MCA）通常被称为前循环，包含大脑后动脉的动脉系统称为后循环。

脑 干

此动脉环分出的一些小动脉（未显示）供应了间脑（丘脑和下丘脑）、部分内囊以及部分基底节区的血供。这些区域主要的血液供应来源于纹状动脉（图 8.6）。

椎动脉和基底动脉的分支供给脑干的血供。直接从椎动脉和基底动脉分出的小分支（未显示）称为正中旁动脉，供应脑干的内侧结构（在图 A.9 中讨论）。后循环系统中有 3 个主要的分支血管供应小脑，分别为小脑后下动脉(posterior inferior cerebellar artery，PICA)、小脑前下动脉（anterior inferior cerebellar artery，AICA）和小脑上动脉（superior cerebellar artery，SCA）。以上所有血管供应脑干侧面，包括细胞核和束，均途经小脑，通常被称为周围支。

临床联系

此图中将不同血管的供血区域以不同颜色标注。最常见的临床病变主要涉及大脑的血管阻塞，往往由心脏或颈动脉分叉处的栓子引起。这些临床表现分别在大脑皮质相应章节中讨论（图 8.4、图 8.5）。

如果 Willis 环的一个主要血管出现缓慢的闭塞，交通支中的某一支血管有时就会代偿性增粗以提供足够的血液供应缺血区域（图 8.3）。

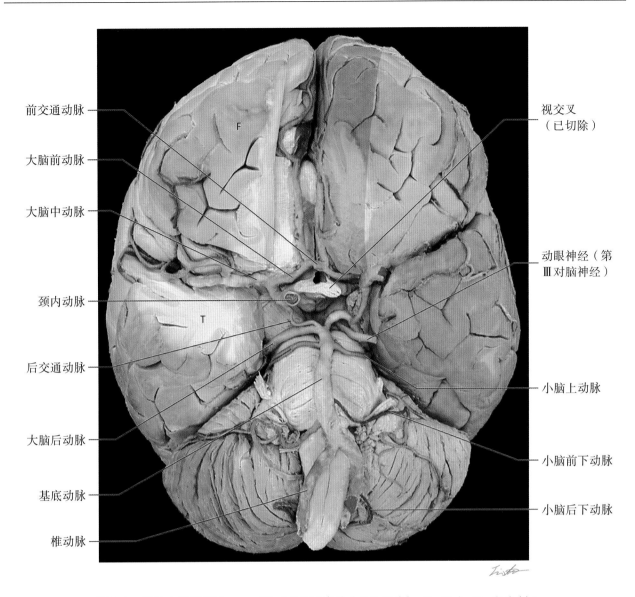

前交通动脉

大脑前动脉

大脑中动脉

颈内动脉

后交通动脉

大脑后动脉

基底动脉

椎动脉

视交叉
（已切除）

动眼神经（第
Ⅲ 对脑神经）

小脑上动脉

小脑前下动脉

小脑后下动脉

图 8.1　脑的血液供应 1——Willis 动脉环（有覆盖物的图片）。F：额叶；T：颞叶（切除）；▨ 大脑前动脉；▨ 大脑中动脉；▨ 大脑后动脉

图 8.2　脑的血液供应 2

核磁共振血管成像

技术水平的发展使供应大脑的主要血管（尤其是 Willis 环）得以在不注射非透射线物质（通常是钆）时可见。在这种情况下，与磁共振静脉造影成像（图 7.7）一样，没有使用对比剂。虽然这种图像的质量及精细程度不能与选择性血管造影（图 8.3）相比，但因为它的非侵入性及低风险性的特点，仍然建议首先应用这一检查来提供一些关于大脑血管状态的信息。

上　图

此动脉成像图显示了自下向上看大脑时 Willis 环的形态及位置（图 8.1）。颈动脉经过颅骨的海绵窦（静脉窦）形成了所谓的颈动脉虹吸段。然后分为向前走行的大脑前动脉和向外侧走行的大脑中动脉。基底动脉终端分为双侧大脑后动脉。图中可见前交通动脉开放，且有两条后交通动脉组成 Willis 环，使得大脑后动脉在各侧汇入颈内动脉。

下　图

这是同一组血管的成像，不同之处在于此图像采用前视图（有些倾斜）。可以看到双侧的椎动脉汇入基底动脉；双侧椎动脉管径多不对称。图中亦可见到小脑后下动脉，它是基底动脉的分支（上图中也有标示）。基底动脉发出小脑上动脉，继而分出双侧大脑后动脉两个终末支。颈内动脉在分为大脑前动脉和大脑中动脉之前，在颞骨内有一段弯曲的走行。

临床联系

组成 Willis 环的动脉病变之一是动脉瘤，称为颅内囊状动脉瘤。病变成因多为动脉壁薄弱造成的相应区域血管扩张。动脉瘤达到一定尺寸（＞5mm），尤其是伴随高血压时容易出现破裂。动脉瘤破裂如果突然出现于蛛网膜下腔，可能会累及大脑基底的神经组织。这整个事件称为蛛网膜下腔出血，当临床中遇到没有创伤的急性脑血管事件，伴有强烈的头痛，且出现意识丧失时，必须考虑到这一诊断的可能性（图 7.2）。

有时，这些动脉瘤会出现少量的渗血，引起脑膜刺激征和头痛等伴随症状，称为"前哨出血"。计算机断层扫描血管造影（CTA）或磁共振血管造影（MRA）至少可以看到 Willis 动脉环中是否有动脉瘤的存在以及主要血管是否开放。

读者注意：学习 Willis 环及大脑动脉血供的方法是画草图，画出各动脉血供的区域以及突然闭塞后会出现的主要功能缺失。脑干的血供以及最常见的血管病变引起的相应症状在图 8.1 和图 8.5 中讨论。

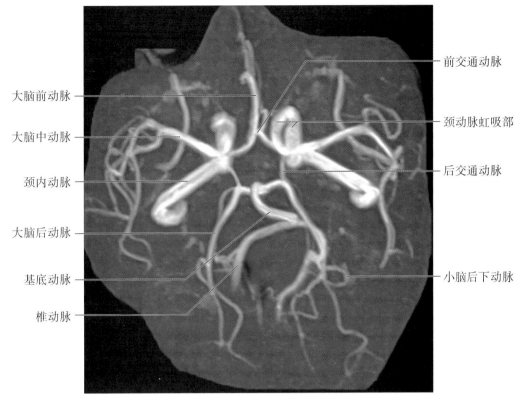

大脑前动脉　　　　　　　　　　　　　前交通动脉

大脑中动脉　　　　　　　　　　　　　颈动脉虹吸部

颈内动脉　　　　　　　　　　　　　　后交通动脉

大脑后动脉

基底动脉

椎动脉　　　　　　　　　　　　　　　小脑后下动脉

下视图

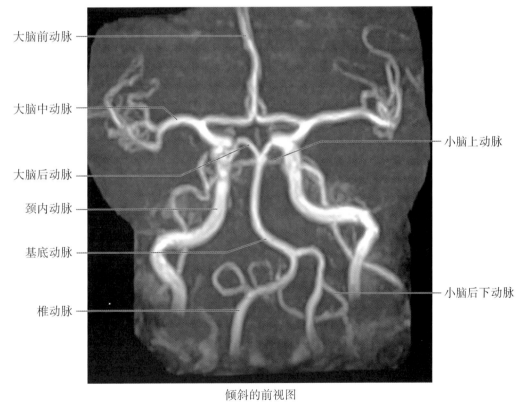

大脑前动脉

大脑中动脉

大脑后动脉　　　　　　　　　　　　　小脑上动脉

颈内动脉

基底动脉

椎动脉　　　　　　　　　　　　　　　小脑后下动脉

倾斜的前视图

图 8.2　大脑的血液供应 2——磁共振血管成像（MRA）

图 8.3 脑的血液供应 3

脑血管造影（X 线）

这张 X 线片是向颈内动脉注入不透射线的造影剂后拍摄的。通常，这个操作过程是从腹股沟区置入一个导管，途经主动脉到达颈动脉。此操作有一定风险性。

这幅图的特点是，右侧颈内动脉的缓慢闭塞使得 Willis 环中的前交通动脉有一定时间代偿性扩张；因此，血液流向病变侧的大脑前动脉和大脑中动脉。这种情况并不常见，事实上，这是这幅图被选中的原因。

大脑中动脉流经外侧裂，分出很多分支供应大脑半球的背外侧面（图 8.4）。纹状动脉，又被称作豆纹动脉，供应大脑半球的内部（图 8.6）。

这幅图显示了大脑半球丰富的血液供应及代偿方式，呈现给学生以引起注意，并显示了血管造影的外观图。

临床联系

准确诊断动脉瘤以及血管闭塞的前提是可视化的脑组织血供技术。

需要再次强调大脑放射片的观察习惯——从偏侧看大脑（右/左）影像时就像在看一位患者一样。

大脑右侧半球血供突然完全闭塞后，患者会出现对侧面部及身体的运动和感觉的异常及伸肌跖反射异常（见临床病例）。

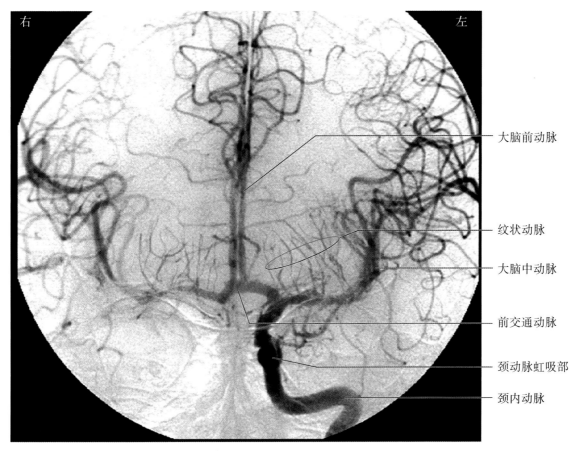

右 　　　　　　　　　　　　　　　　　　左

　　　　　　　　　　　　　　　　　　　　— 大脑前动脉

　　　　　　　　　　　　　　　　　　　　— 纹状动脉

　　　　　　　　　　　　　　　　　　　　— 大脑中动脉

　　　　　　　　　　　　　　　　　　　　— 前交通动脉

　　　　　　　　　　　　　　　　　　　　— 颈动脉虹吸部

　　　　　　　　　　　　　　　　　　　　— 颈内动脉

图 8.3　大脑的血液供应 3——脑血管造影（X 线片）

图 8.4　脑的血液供应 4

皮质：背外侧（有覆盖物的图片）

这幅图显示了大脑半球背外侧皮质的血液供应；它是将血管添加在大脑摄影上制成的图（与图 4.5 为同一大脑）。

探至外侧裂的深部（图 8.1、图 8.3），可以见到大脑中动脉主干及各分支，大脑中动脉分成数支，分别供应背外侧皮质的不同区域——额叶、顶叶和颞叶皮质。每个分支供应不同的区域，如图示；数个分支供应中央前后回、头面部及上肢的主要运动和感觉区（如图示）。在优势侧大脑半球，还供应语言区。

图中标示出了不同血管的供应区域。大脑中动脉的分支向正中矢状裂延伸，此处也可见其他脑血管的分支分布（如大脑前部及后部），这些分支来自大脑半球内侧面（图 8.5）。

各动脉供应区域之间的部分称为动脉交界区（分水岭区）。此区域灌注差，容易出现梗死，尤其是血压突然降低时（如心脏骤停或大出血后）。

临床联系

最容易出现的涉及这些血管的临床病变主要是血管闭塞，经常由于来自心脏或颈动脉分叉处的栓子造成。引起责任血管所供应区域的神经组织梗死形成——临床症状取决于病变所涉及的责任血管。例如，（对侧）面部和上肢感觉或（和）运动的缺失见于到达中央区域的血管阻塞时；语言损伤的类型取决于优势半球的责任血管；语言表达能力的损伤往往病变在 Broca 区，而理解能力的损伤往往病变在 Wernicke 区。

卒中急性期因为有紧急治疗时间窗而被认为是急症。根据现有的证据，如果阻塞的部位可以识别，阻塞时间在 4.5h 以内（越短越好），患者治疗后就有很大的机会完全恢复。治疗措施包括应用溶栓药物如阿替普酶，一种组织纤溶酶原激活物（tissue plasminogen activator, tPA），与神经介入放射学相结合，将导管穿过血管进入脑部到达血栓处，再应用 tPA 溶栓或取栓。很多大医院现在有一个协议称作"卒中代码"，可以做到当卒中患者送至急诊之后立即调动医务人员应急处理，包括普通 CT 扫描及 CT 血管造影，以便所有的治疗措施可以尽可能地在治疗时间窗内实施。

短暂性脑缺血发作（transient ischemic attack, TIA）的定义为一个主要血管的血供暂时性缺失所造成的症状。有些人定义这种暂时缺血的时间在 1h 以内，而其他人认为该时间可延长至数小时。这种综合征被称为短暂性脑缺血发作。其发生的原因可能是血管的阻塞自行缓解或栓子自行裂解。无论如何，人们将这一事件看作一次"大脑冲击"，就像一次心脏病发作一样，需要立即就医。统计数据表明，如未得到妥善治疗，很多经历过 TIA 的人在 30d 内卒中的风险很高。

读者注意：图谱后面附的临床病例涉及很多不同部位血管阻塞的临床问题。鼓励学生学习这些临床病例，网站上有答案。

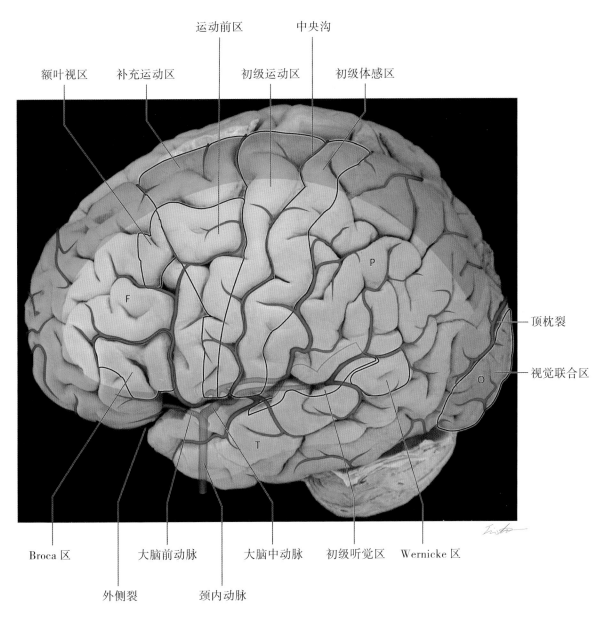

图 8.4　**大脑的血液供应 4**——皮层：背外侧（有覆盖物的图片）。F：额叶；P：顶叶；T：颞叶；O：枕叶；▨ 大脑前动脉；▨ 大脑中动脉；▨ 大脑后动脉

图 8.5　脑的血液供应 5

皮质：内侧（有覆盖物的图片）和脑干

这幅图是大脑半球内侧的血液供应情况与大脑照片叠加起来呈现的（图 1.7）。这一区域有两条动脉供应——大脑前动脉和大脑后动脉。这幅图中不同的血管所供给的区域已用不同的颜色标注出来。

大脑前动脉（ACA）是 Willis 环中颈内动脉的一个分支（图 8.1~8.3）。它走行于两个大脑半球之间的缝隙处，位于胼胝体之上（图 2.2A、图 9.1B），供应内侧额叶和顶叶；这包括负责下肢感觉和运动功能的皮质区域。

大脑后动脉（PCA）供应了枕叶和视皮质中枢、17 区、18 区及 19 区（图 6.5、图 6.6）。PCA 是椎基底动脉或后循环的分支血管。这些动脉供应区域之间以顶枕裂为界限。

两组动脉均有延伸至大脑半球背外侧表面的分支。如图 8.4 所示，在这些区域和大脑中动脉供血区之间仍然存在一个间隙，称为动脉边界区或分水岭区。

脑　干

脑干和小脑的血供透视图见图 8.1。3 个小脑动脉——小脑后下动脉、小脑前下动脉和小脑上动脉——均是椎基底动脉的分支动脉，供应脑干的横向面至小脑。

临床联系

ACA 闭塞最典型的临床表现是特定部位无力及对侧下肢痉挛。在临床上，控制排尿的中枢似乎在大脑内侧区域，有可能在补充运动区（图 5.8），自主膀胱控制功能异常相关的症状可能与此区域的损伤有关，但通常双侧均损伤时才会出现症状。

一侧大脑后动脉的闭塞所造成的临床症状通常是双眼一半的视野缺损——同向偏盲。距状皮质、视觉皮质、17 区在图 6.6 中已讨论。根据闭塞的大小不同，还可以损伤至内侧颞叶、丘脑和顶叶。

读者注意：这时可以回顾视觉通路和不同损伤部位的视野缺损相关症状。

研究表明，缺血区域的核心区周围有一圈虽然缺血但仍然可以挽救的区域，称为缺血半暗带。这个区域围绕着梗死组织，血供减少，低于神经组织功能水平，属于"沉默"区域，但神经元仍然是存活的。

这些研究引发了我们关于卒中治疗的反思。

- 在急性期，如果患者可以尽早就医（最好 3h 内，最多 4.5h 内）并立即检查，病损部位是可以明确的。有些医院的"卒中代码"可以使这一类患者的治疗更加及时。如果明确有梗死，那么就可以立即开始相应的治疗措施，用强效药物使血栓溶解或借助介入神经放射治疗（在大型医疗中心）。如果在卒中后很快予以治疗，有可能不留任何后遗症。

- 超过此时间范围可能会有一段额外的时间，因为通过使用神经保护剂——一种特殊的药物，可以挽救缺血半暗带中的受损神经元，避免因为缺血所致的损伤等后果。这一领域目前是研究热点。

功能缺失和生活质量下降是卒中的后果，所以神经科学研究领域中最为活跃的是预防卒中发生的研究，例如高血压人群血压的控制、血液胆固醇水平的调节。由于老年人群体的扩大，这种预防性措施显得更为重要。

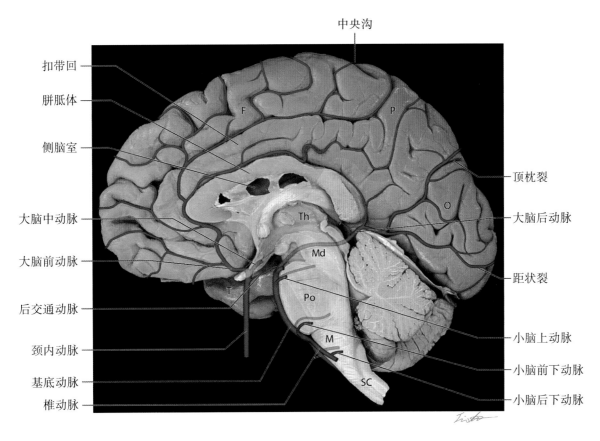

中央沟

扣带回

胼胝体

侧脑室

F

P

Th

Md

Po

T

M

SC

O

顶枕裂

大脑中动脉

大脑前动脉

后交通动脉

颈内动脉

基底动脉

椎动脉

大脑后动脉

距状裂

小脑上动脉

小脑前下动脉

小脑后下动脉

图 8.5　大脑的血液供应 5——皮层：内侧（有覆盖物的图片）及脑干。F：额叶；
P：顶叶；T：颞叶；O：枕叶；Th：丘脑；Md：中脑；Po：脑桥；M：延髓；
SC：脊髓；▨ 大脑前动脉；▨ 大脑后动脉

图 8.6 脑的血液供应 6

纹状动脉（有覆盖物的图片）

大脑中动脉分支中最重要的一组分支位于外侧裂（此动脉见于解剖图 8.1）。这些分支称为纹状动脉，又称为豆纹动脉。它供应了大脑半球内部结构的大部分区域，包括内囊和基底神经节（图 4.4）。

这些分支见于图 8.3 中的动脉图中。

本图为脑的冠状切面图（如上方的小图所示，分别为外侧观和内侧观），大脑中动脉穿过了外侧裂。此动脉由 Willis 环的一个分支起始。其中一些小分支供应了豆状核、内囊及丘脑。此动脉穿过外侧裂后显现出来，供应背外侧皮质（如前所示）。

这些小血管是内囊和邻近部分基底神经节（尾状核和壳核）及丘脑的主要血供来源（图 3.6A、图 3.6B）。Willis 环也有直接分出来的一些小分支额外供应这些区域（图 8.1）。

临床联系

这些直径较细的动脉与大脑皮质血管的功能不同。首先，它们是终末动脉，没有相互汇合。其次，由于长期的高血压可以导致它们发生退行性变化，从而导致血管壁的肌肉出现变性——称为纤维素样坏死。

这将引起以下两种可能性。

- 这些血管有可能堵塞，造成内囊区域的小梗死灶，在影像学上表现为一些小洞，常称为腔隙。因此，它们被称为腔隙性脑梗死，俗称卒中。腔隙是位于脑白质区域的小灶性梗死，可见于中枢神经系统的任何部位。这种类型的脑梗死造成的临床症状的严重程度取决于内囊中梗死的部位和大小。一个相对较小的病变可能会导致对侧运动系统或感觉系统的损伤，有时可能同时损伤。人体的这种损伤可能会因对侧瘫痪而导致毁灭性的功能丧失。

读者注意：在这个时候，学生应该复习通过内囊的主要的上行和下行神经通路。

- 另一个可能性是，这些薄弱的血管出现破裂导致大脑半球深部出血（脑出血可以在 CT 扫描中看到；见图 3.6A）。

虽然供应至大脑白质区域的血液显著减少（因为代谢需求降低），但这些神经组织也需要源源不断的氧气和葡萄糖供应。脑白质的缺血将导致轴突（和髓鞘）的损伤，从而导致信息传递的中断。因为出血自身可以导致脑组织的损伤，并且出血的远端区域也会出现缺血的情况，所以这种类型的卒中可能导致更加显著的临床症状。

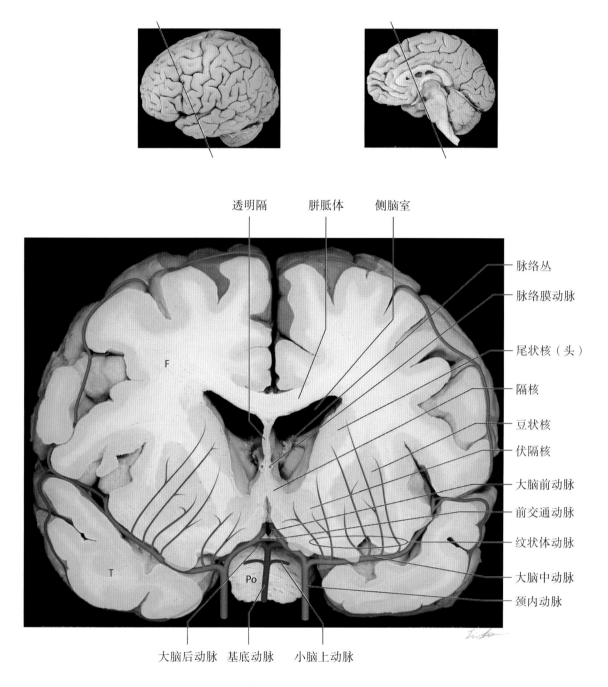

图 8.6　**大脑的血液供应 6——纹状动脉（有覆盖物的图片）**。F：额叶；T：颞叶；Po：脑桥；
░ 大脑前动脉；░ 大脑中动脉；░ 大脑后动脉

图 8.7 脊髓 A

血液供应（有覆盖物的图片）及图解

这张图从正面展示了整个脊髓（图 1.1、图 1.11），其中脊髓前动脉用高亮显示。旁边的图片是一个放大了的颈髓区域。大部分的附着神经根是来自脊髓腹侧角的腹（运动）根（在图 1.12 和图 7.3 中讨论）；图中也可见少量进入脊髓背角的背（感觉）根。

椎动脉入颅后汇入基底动脉。每个分支下降一个脊髓节段（图 8.8），组合形成脊髓前动脉。这个路径有些曲折的脊髓前动脉向前延伸至脊髓中线，在腹正中裂（图 3.9）。此动脉是供应脊髓腹侧部的主要血管，它的前 2/3——轴位图（横断面）插图所示（右下角），包括脊髓的腹侧角及所有的前束和侧束（图 6.10）。在这个过程中，脊髓前动脉收到来自主动脉分支的供血，称为根动脉，伴随神经根走行。

脊髓前动脉下降时会变细，从而在下胸段（脊髓）水平产生了一个血供相对薄弱的区域。这有十分重要的临床意义（参见下文"临床联系"部分）。

椎动脉也发出分支分布于脊髓后部，称为脊髓后动脉（图 8.8 中未显示），这些血管全程单独走行，途中有神经根动脉汇入。这些血管供应的区域为脊髓背角的灰质和后索区域（图 5.2、横断面图及图 A.11）。

临床联系

如上所述，下胸段脊髓的血液供应是很脆弱的；事实上，这一区域的脊髓前动脉接受来自胸主动脉分支的补充，称为腰膨大动脉（Adamkiewicz 动脉；见图 8.8）。血压急剧下降，如发生心脏骤停或失血过多时，有可能首先影响脊髓前动脉的供血而导致供血区下段的脊髓梗死。后果的严重程度相当于用刀（部分）切断脊髓。最严重的后果是病变水平以下的自主运动功能缺失，称为截瘫。此外，病变水平以下的双侧痛觉和温度觉也可能损伤；脊髓后索感觉（如振动）将不会受到影响。临床图片是基于脊髓的感觉和运动传导束制成的（在第 2 部分中讨论）。

补充说明

软脑膜直接附着在脊髓上。脊髓腹侧和背根之间的蛛网膜下腔内可以见到软脑膜层贴附于内侧的蛛网膜——称为齿状韧带（图 1.11）。这些韧带位于脊髓间隔处沿脊髓分布，被认为可以减少脊髓的活动度而保护脊髓。

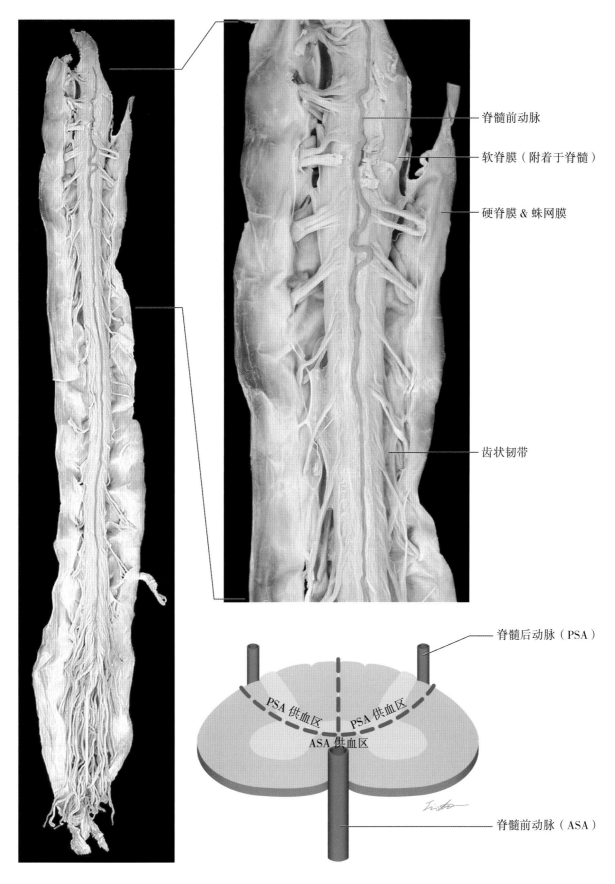

脊髓前动脉

软脊膜（附着于脊髓）

硬脊膜 & 蛛网膜

齿状韧带

脊髓后动脉（PSA）

PSA 供血区　　PSA 供血区

ASA 供血区

脊髓前动脉（ASA）

图 8.7　脊髓 A——血供实物图（有覆盖物）和示意图

图 8.8 脊髓 B

血液供应（绘制图和 CTA 成像）

这幅关于大脑、脑干和脊髓（摘自《整合神经系统》）的图片显示了脊髓的血供，尤其是双侧椎动脉分出的脊髓前动脉（脊髓后动脉未显示）。主动脉的一个特别重要的分支负责脊髓交界区的血供，并补充血液以供应脊髓。胸主动脉的分支——腰膨大动脉（Adamkiewicz动脉）汇入脊髓前动脉供应了 T_8 至 L_1 的脊髓供血，并流向低位的脊髓以补充血供。有趣的是，人群中此动脉最常见于左侧（注意方向）。

CTA 成像（合成图）

这种使用计算机断层扫描进行的倾斜定向动脉造影称为 CTA 成像（本章引言中讨论），此成像是一个合成图，展示的是 Adamkiewicz 动脉进入椎管并汇入脊髓前动脉。细节图显示了脊髓前动脉在向上和向下两个方向上的一小段。这种细节图并非常规检查。

临床联系

外科医生在操作腹主动脉手术（如主动脉瘤）时，必须尽一切努力保护主动脉的小分支血管，因为这些分支血管是脊髓供血的关键。没有人希望患者在动脉瘤术后出现截瘫。

脊髓梗死也有可能是脊髓前动脉的栓子通过 Adamkiewicz 动脉时栓塞所致。

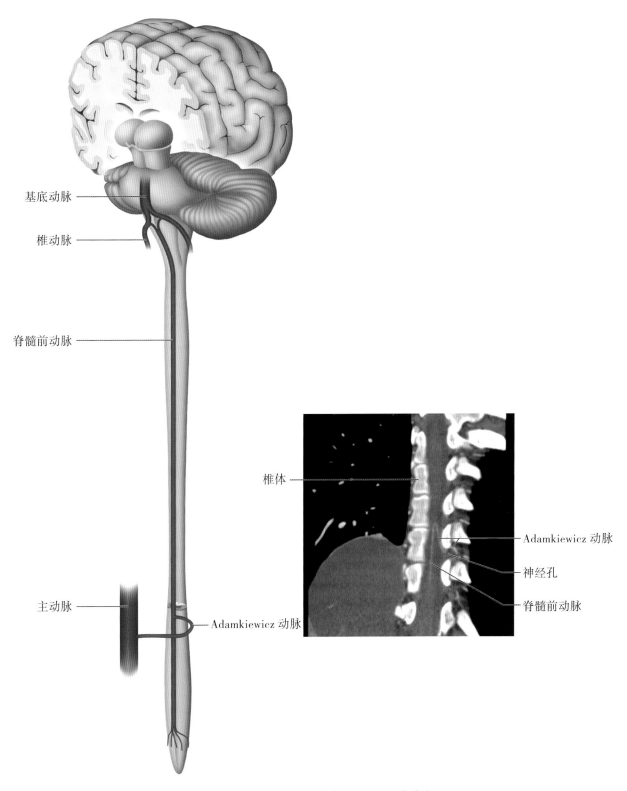

图 8.8　脊髓 B——血供（模式图及 CTA 成像）

第 4 部分
边缘系统

边缘系统的定义几乎等同于情感脑——脑组织中涉及情感的部分。1937 年，James Papez 博士提出我们脑组织的一些边缘结构构成了情感的解剖学基础，从而开启了边缘系统时代（图 10.1A）。

演化观点

Paul MacLean 博士（1913—2007 年）提出了三位一体的大脑进化模型。早于哺乳动物（爬行类）的动物，其脑组织有基本的自我支配能力，并且行为上它可以形成固有的程式化的行为模式。在较高等的物种，包括哺乳动物，皮质结构通过自适应进化而来，允许根据情况调整行为。

MacLean 博士提出了边缘系统的概念（1952 年）。他提出了一整套功能相互关联的结构假设，认为这些功能在哺乳动物早期建立起来，负责激励、情感的相关行为，包括繁殖、喂养和养育子女。

因此，我们现在认为边缘系统是参与调节动物与内部及外部世界关系的"情绪"状态（见定义）的大脑的一部分。

定　义

当我们使用术语"情感"或"感受"时，我们大多数人对自己想表达什么意思都很清楚或有一定程度的认识，但这一概念在一定程度上难以解释或精确定义。一本医学词典（斯特

德曼医学词典）将情感定义为"一种强烈的感觉，引起针对某一明确对象的心理状态、强烈内驱力或不安，并由心理和行为的变化所证实"。因此，情感包含以下方面。

- 心理变化：这些变化包括基本的驱动，包含口渴、性行为和食欲。它们通常会涉及自主神经系统或内分泌系统，或两者兼而有之。
- 行为：动物或者人类做一些事，也即执行某种类型的活动（如喂养、战斗、逃离、表达愤怒、交配活动）；在人类，还可能包括面部表情。
- 精神状态的变化：这些可以理解为主观的改变，是生物体对存在状态或对外部世界发生事件的"感觉"或做出的反应。在人类，我们使用心理反应这一术语。

很明显，至少对于人类来说，这些心理功能和行为必定涉及大脑皮质。此外，这些改变是有意识的并且涉及联合皮质区。事实上，人类有时能够用语言表达他们的反应或他们感觉的方式。皮质和皮质下区域（如基底神经节）都可能参与情绪反应相关的行为反应。下丘脑和脑干核团一起控制自主变化，以及作为内分泌反应基础的腺垂体活动。

因此，我们最终可以对边缘系统达成这样一个定义：参与心理/情绪状态以及与之相关的生理、行为、心理反应调节的一组大脑皮质和皮质下（非皮质）结构和通路。边缘系统的这一特征描述会在本部分末的"综合"部分再次讲述。

神经结构

在神经解剖学的术语中，边缘系统包括皮质和非皮质（皮质下、间脑和脑干）结构。

- 核心结构是和边缘系统明确相关的结构。
- 扩展结构是和边缘系统功能存在密切联系的结构。

皮质结构

- 核心：海马结构（包括 3 个子结构）、海马旁回、扣带回。
- 扩展：前额叶和眶额皮质的一部分（边缘前脑）。

非皮质结构

- 前脑：
  - 核心：杏仁核、隔区、基底神经节的腹侧部分，包括伏隔核。
  - 扩展：基底前脑。
- 间脑和脑干：
  - 核心：丘脑和下丘脑的一些特定核团。
  - 扩展：中脑的一部分（边缘中脑）。

所有这些结构统称为边缘系统。嗅觉系统及其功能联系将在边缘系统的上下文中进行讨论（图 10.4）。

边缘系统关键结构的概述

边缘系统具有一些关键结构，负责整合信息和联系内外部世界——海马结构、海马旁回、杏仁核、下丘脑。

- 从进化论的观点来看，海马结构是一个相对古老的皮质区域，参与信息的整合；它对事实及事件记忆形成的作用将会在后面讨论。
- 海马旁回和许多皮质（尤其是感觉）区域具有广泛的联系，可能是传入到海马的信息最重要的来源。
- 杏仁核在某种程度上是皮质下核团，与内

部（内脏传入）信息有关，并且接收嗅觉信息的传入（我们的嗅觉）。
- 下丘脑负责自主生理和内分泌调节。

杏仁核和下丘脑都参与机体的运动（即行为）反应，杏仁核一部分通过下丘脑，并且两者都与其他结构一起参与"情绪化"反应的形成。

边缘联系

边缘系统具有涉及关键结构的内部通路，这些通路联系了海马结构、海马旁回、杏仁核、下丘脑，以及边缘系统其他结构。在这些结构内部和结构之间有多种相互联系，并且对于边缘系统环路（非常复杂）的认识允许我们对边缘系统内的通路进行追踪。目前提出的通路知识仅为其中的一部分。最著名的功能环路（由于历史原因）是 Papez 环路（将在图 10.1A 中讨论）。本部分还讨论了其他通路，这些通路连接边缘结构和其余部分的神经系统，并且大脑边缘系统通过这一通路影响神经系统的活动（会在边缘系统"整合"部分讨论）。

记　忆

然而，边缘系统的定义和描述并不包括大脑功能中可能与边缘系统共同进化的方面，即记忆。目前的记忆系统划分为两种类型（图 9.4 将会进一步讨论）。

- 对运动技巧的记忆，称为程序性记忆（也称为内隐记忆）。
- 对事实和事件的记忆，称为陈述性或情景记忆（也称为显性记忆）。

海马结构的一部分对于情景记忆的最初形成是特别必要的。最初的这一步对于任何新的记忆痕迹的形成是绝对必需的，理解这一点至关重要。一旦海马结构进行了编码，记忆痕迹随后就会转移到大脑的其他部分进行短期和长

期存储。边缘系统似乎不参与长期记忆的存储和检索。

一个有趣的推测是，遗忘可能理论上更适合用边缘系统的这一独特功能解释。这个观点认为，为了撤销或解锁古老爬行动物大脑的固定行为模式，大脑的某些部分必须具有"记录"已经发生事情的功能。为了改变反应，机体需要"记住"最后一次面对类似的情况时发生了什么。因此，大脑的记忆功能的发展可能和边缘系统的演变相关。存储记忆的能力使哺乳动物搁置或放弃典型的爬行动物的行为习惯成为可能，从而可以在面对变化的环境或情形时具有更大的灵活性和更强的适应能力。

总之，边缘系统——包括皮质和非皮质部分，包含一组"F"功能：喂养（和其他基本驱动因素）、性交（繁殖）、战斗和逃跑（行为）、感觉（心理）、"遗忘"（记忆）、家庭，可能还包括自我意识。

第 9 章

主要的边缘结构

图 9.1A　边缘叶 1

皮质结构

边缘叶是指边缘系统的皮质区域。这些皮质区域被称作"边缘"，形成了一个包围间脑、中脑内部结构的边界（图 1.7、图 9.1B）。核心皮质区域包括海马结构、海马旁回和扣带回。

在人类颞叶的最内侧（也称为最中间）区域有很多皮质构成了边缘叶的一部分。这些区域统称为海马结构，包含 3 个部分——海马体、齿状回和钩回下区（图 9.3A、图 9.3B）。海马体实际上不在大脑的表面，所以不属于任何皮质区。齿状回是一块非常小的皮质，可见于大脑表面。钩回下区位于脑表面但深入颞区。这些结构是边缘叶的中心结构。

人类各脑叶的典型皮质包括 6 层（有时还包括亚层），称为大脑新皮质。在大多数情况下，边缘皮质的特点之一是都是由（从进化的角度看）较老的皮质组成的 3~5 层皮质，称为不均皮质。海马体和齿状核有 3 层皮质（原脑皮质），而钩回下区有 4~5 层（旧皮质）。

读者注意：在此阶段，对这些结构的位置的理解是十分有挑战性的。部分海马结构是"埋藏"在颞叶里的，而且一定程度上仍不清楚。建议学生应该浏览一些"海马"的插图（图 9.4），也可以通过学习海马的一些结构（图 9.3B）更加清楚地理解 3 个组成部分的构造及与海马旁回的关系。这些不同边缘结构的细节，包括其重要的连接和功能方面，在特定的图中讨论。

海马旁回位于大脑的内侧面（图 1.5、图 1.6），是最重要的边缘结构，它主要有 5 层皮质。它与海马结构紧密相连。海马旁回的前部称为内嗅皮质。此回也与大脑皮质的许多区域有广泛联系，包括所有的感觉皮质区域及扣带回。它被认为在记忆功能的板块起关键性作用。

扣带回位于胼胝体上部（图 1.7），由 5 层皮质及新皮质组成。扣带回通过白质纤维束与海马旁回相互连接，称为扣带束（图 9.1B）。它连接了边缘"叶"的各个部分，与额叶也有广泛连接。

边缘系统的很多区域之中的两个重要区域——穹窿和前连合见图 9.1A。

- 穹窿是很多可见的区域之一，通常在大脑解剖时可见（图 1.7）。此纤维束连接了海马和其他组织（在图 9.3A 和图 9.3B 中讨论）。
- 前连合与胼胝体及连接大脑双侧边缘系统的一些结构相比，是一个较古老的联合体。包括杏仁核、海马结构和海马旁回的部分区域，以及颞叶的前部区域。在很多边缘系统的图片中都可见到前连合，其对于方向的判断是一个有用的参照物（图 9.6B）。

图中所示的其他结构包括间脑（丘脑）和脑干。胼胝体"区域"在这些插图中被作为参考点（图 9.1B）。

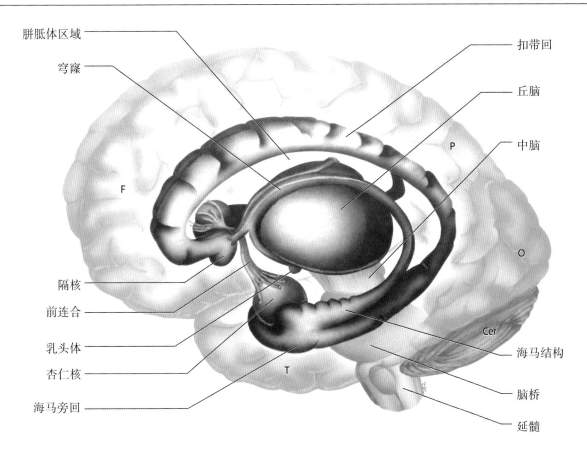

图 9.1A 边缘叶 1——皮质结构。F：额叶；P：顶叶；T：颞叶；O：枕叶；Cer：小脑

胼胝体区域

穹窿

隔核

前连合

乳头体

杏仁核

海马旁回

扣带回

丘脑

中脑

海马结构

脑桥

延髓

图 9.1B　边缘叶 2

扣带回（实物图）

该图为大脑的内侧观（图 1.7）。丘脑（间脑）已经被移除，露出了内囊纤维（图 4.4）。此标本略有倾斜以方便展示颞叶内侧。

扣带回的皮质除掉后，可见表面有一束纤维组织，解剖延续至海马旁回，又被侧副沟或裂隙隔开（图 1.5、图 1.6）。此纤维束称为扣带束，见于两个脑回的边缘叶之间，即扣带回、海马旁回。此联系通路是边缘系统的一部分，称为 Papez 回路（图 10.1A）。

此种解剖方式下的大脑组织可以见到穹窿（双侧），此纤维束经过了颞叶海马、间脑，朝向连接处走行（图 9.3A、图 9.3B）。

扣带回

MacLean 的研究表明，扣带回与哺乳动物的进化有关。他推测，扣带回对于看护和游戏行为十分重要，与哺乳动物对幼崽的饲养行为特征有相关性。此行为包括对于幼儿声音的识别和反应（研究了啮齿动物、猫和其他动物），以及幼儿哭时母亲安抚他（她）的特殊语气。这个集群行为模式组成了边缘系统功能列表中的另一个"F"，即家庭。

扣带回似乎也在角色行为的另一个关键方面——注意力中起到十分重要的作用。

胼胝体前部（嘴部）以下的小皮质区也包含在边缘系统内。这些小的脑回（未标出；见图 1.7）是隔区的一部分（图 9.1A），被认为与隔核相连（图 10.3）。

边缘叶扩展

现在已知大脑的其他区域涉及边缘功能，现在被划入边缘系统的功能区。这些区域包括一个体积很大的前额叶皮质，特别是位于眶上的皮质——眼窝前额皮质（未标注）及额叶内侧皮质（在图 10.1B 讨论）。

临床联系

在最近一段时期，出现了一种新的治疗方式——脑深部电刺激（deep brain stimulation，DBS）。这包括将电极植入到一个特定的大脑区域，使用微量电流（可调节）以改变大脑的一些功能电路。此类技术在运动障碍类疾病（多为帕金森病）中已经证实对一部分患者有效。

脑深部刺激的治疗部位中包括扣带回的部分区域，包括位于胼胝体"下方"的前部区域，用于对其他治疗方式无效的重度抑郁症的治疗，以及一些强迫症等行为适应不良症状的治疗。DBS 是否有助于这些情况或其他情况的改善有待于时间来验证。

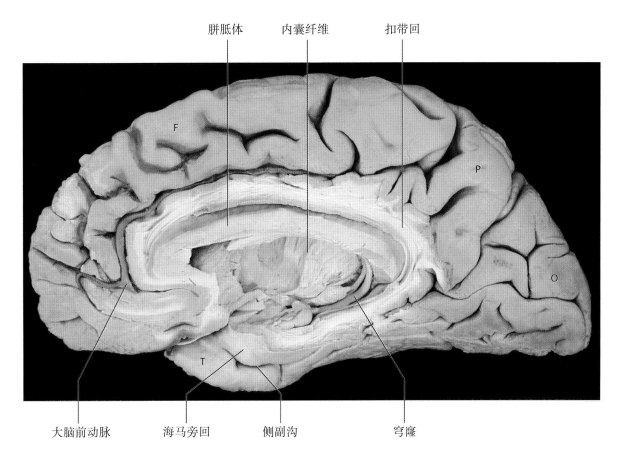

图 9.1B　边缘叶 2——扣带回（实物图）。F：额叶；P：顶叶；T：颞叶；O：枕叶

图 9.2 大脑边缘系统

非皮质结构

大脑边缘系统这一概念用于概括大脑的各个部分，这些部分与大脑边缘系统的功能定义相联系，于本部分的引言中叙述。

这一完整的图着重于展示大脑边缘系统的非皮质结构组成部分，包括其核心与外延部分（见本部分引言）。这些结构在前脑、间脑及中脑中被发现。每一个结构（包括其连接部分）都将在接下来的图中进行更为细致的说明，阐述严密合理，并将仅用于展示所描述的大脑边缘系统的结构。

非皮质结构如下所示。
- 杏仁核结构。
- 隔区结构。
- 伏隔核。
- 丘脑。
- 下丘脑。
- 中脑边缘。
- 嗅觉系统。

前 脑

杏仁核，又称杏仁核，是大脑边缘系统的核心结构，同时在解剖学上也是基底神经节的一种（在图 2.5A 和图 2.6 中讨论）。从功能及连接上来说，也属于大脑边缘系统的一部分。因此，将它放在这部分讨论（图 9.6A、图 9.6B）。

隔区包括两个组成部分——大脑皮质的脑回，它位于胼胝体的正下方（图 9.1B），以及更深处的核。这些核并非位于人体中的透明隔处（图 8.6），隔区包括皮质脑回及其核（图 9.1A、图 10.3）。

基底神经节

纹状体的腹侧部分和苍白球是人们现在知道的和边缘系统功能有关的两个部分，同时它们也是大脑边缘系统的外延部分。伏隔核位于新纹状体的下方（具体地说，它也是尾状核的头部；见图 2.5B 和图 2.7）。人们现已发现一个在活动中非常重要的功能区，这个功能区参与奖励机制，这也是人们现在认为的与"成瘾"现象有关的大脑重要区域（在图 10.7 中讨论）。

该图中没有展示基底前脑。皮质下区域由一些位于下丘脑旁边和前连合下方的细胞群组成（图 10.5A、图 10.5B）。这一略模糊的区域与几个边缘区域和前额叶皮质有连接。

间 脑

丘脑的两个核——前核和背内侧核（图 4.3、图 6.13）是大脑边缘系统通路的一部分，由皮质下核向皮质边缘部分传递信息（扣带回和前额叶皮质区域见图 10.1A 和图 10.1B）。

下丘脑位于丘脑的下方略靠前部（图 1.7）。许多下丘脑的核也作为大脑边缘系统的一部分发挥功能。这些核中只有少数核是显性的，其中也有突出的乳头体核，其可见于大脑下面观（图 1.5）。而下丘脑与垂体腺的连接未显示。

中 脑

延伸的边缘系统包括了中脑核团，即所谓的边缘中脑。一些边缘系统下行通路就终止于此，并且这个区域在边缘系统中的作用也非常重要。一个重要的边缘系统的通路就是内侧前脑束，它连接了隔区、下丘脑以及边缘中脑（图 10.3）。腹侧被盖区（ventral tegmental area，VTA）——边缘系统的循环通路中的一部分，就定位于中脑上部（图 10.6）。

嗅觉系统

因为嗅觉系统与大脑边缘系统有很多直接连接处，故嗅觉系统常与大脑边缘系统一起描述。以前，人们常认为不同的边缘结构是"嗅脑"的一部分。我们现在知道这一论点不完全正确。嗅觉输入直接连接到边缘系统（并不通过丘脑；见图 10.4），但是边缘系统现已知有许多其他功能。

神经束

大量的神经束与边缘结构相连接——穹窿、终纹、腹侧杏仁核通路——它们大都与相关结构一起讨论。

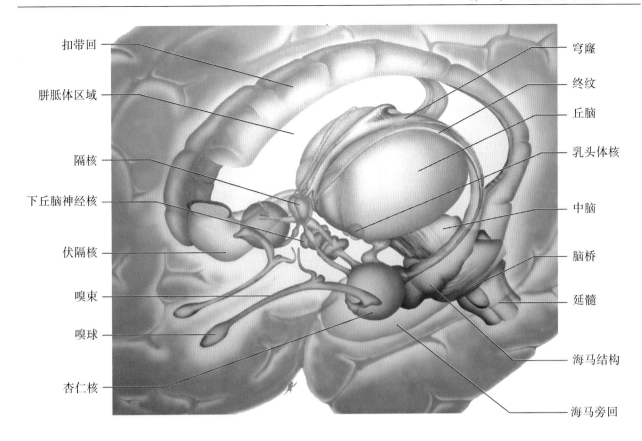

扣带回

胼胝体区域

隔核

下丘脑神经核

伏隔核

嗅束

嗅球

杏仁核

穹隆

终纹

丘脑

乳头体核

中脑

脑桥

延髓

海马结构

海马旁回

图 9.2　大脑边缘系统——非皮质结构

图 9.3A 海　马

海马结构 1

该图和图 9.2 一样，侧重于讨论边缘叶的功能部分——即"海马"（即，海马结构及被称作穹窿的通路）。

海马结构包括旧皮质区域，这里的所有皮质都不足 6 层，它们都位于人体颞叶内侧。理解这些结构的困难之处在于它们位于颞叶深处。

老鼠的海马结构位于丘脑上方的背侧。在颞叶不断演变发展的过程中，海马结构不断迁移到颞叶处，并且留下了纤维通路。穹窿位于丘脑之上（事实上，海马结构仍有一部分残留在胼胝体之上，如图所示——未标记）。

海马结构包括以下部分（图 9.3B）。

- 海马固有区，有 3 层皮质区，并且在其不断发展的过程中变得褶皱，而不再位于半球表面（就像其他皮质区域一样）。
- 齿状回，是一块 3 层皮质区，部分位于大脑表面，它的位置十分深入，对专业度不足的医生来说，定位这一薄脊状的皮质并将其可视化是一个巨大的挑战。
- 下脚区，这一过渡部分有 3~5 层皮质，与海马旁回相连（位于大脑的下方；见图 1.5）

穹窿是纤维丛，其可见于大脑内侧（位于透明隔的下缘；见图 1.7）。这些纤维从海马结构发出（图 9.4、图 9.1B），走行于丘脑之上，胼胝体以下（见冠状面；见图 2.9A、图 9.5A）。纤维终止于隔区处和下丘脑的乳头体核处（图 9.3B）。一些穹窿处的纤维可以从这些部分把信息传递到海马结构处。最好把穹窿看作连接束，也是边缘通路的一部分。因为它的连接，以及其在研究海马结构功能时的可视性和易得性（特别是关于记忆的），穹窿吸引了很多研究者的注意。

记　忆

动物研究表明，神经元恰巧位于海马区一个叫 CA3 的区域，这一区域是形成新记忆的关键所在——叙述或是情景类记忆（非程序性）。这意味着为了让大脑"记住"一些新事物，必须将新的信息"记录"在海马结构中。这些信息经过一些复杂的处理环节被"保留"在海马结构中，但只能保留几秒钟。为了记忆的时间更久，则需要对此有一些理解，这样瞬间记忆才能保存到大脑的其他部分去，从而储存到记忆库或转化为长期记忆（就像计算机一样：如果文档未保存，将无法再次使用）。记忆存储的过程需要几个小时，有时需要几天。

在动物海马体功能实验中，有很多证据表明海马体有构建"空间地图"的功能。根据这一理论，大脑的这一部分在复杂环境（比如迷宫）中可以辨别方向。目前，尚不清楚记忆功能或是空间位置的表示是否依赖于海马结构和海马旁回与大脑其他部分的联系。

临床联系

海马结构记忆功能的临床意义将在图 9.4 中进行更深入的阐述。

现在，我们可以通过 MRI 详细查看海马区及评估海马结构的体积（图 9.5B）。双侧海马结构破坏与人类阿尔茨海默病的记忆能力丧失明显相关，特别是对于记忆新事件或新信息影响巨大（这一问题将在图 9.4 深入探讨）。

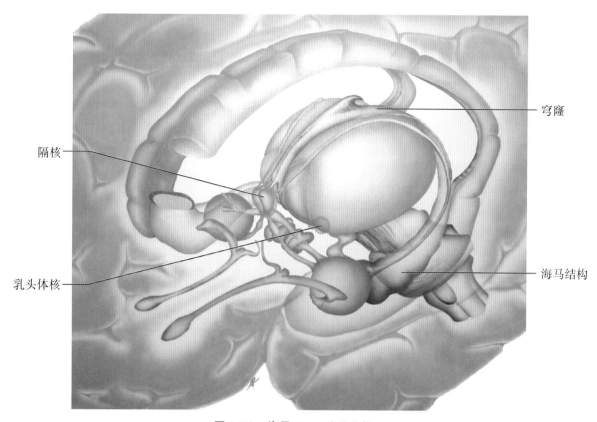

隔核

乳头体核

穹窿

海马结构

图 9.3A　海马 1——海马结构

图 9.3B　海马 2

海马结构：3 个部分

海马结构是人类边缘系统最重要的组成部分之一。它的结构相当复杂。该图展示了分离的双侧海马结构。

有人预计，大脑表面存在皮质区域，包括位于裂缝深处的沟底表面。在海马结构的进化发展过程中，这些区域形成了大脑的"褶皱"。在这 3 部分中，海马固有区完全位于"脑内"。

读者注意：建议学生研读威廉姆斯和沃里克（见文献注释）的 *Functional Neuroanatomy of Man*，以更加详细地观察和理解海马结构的发展现象。

海马固有区

海马固有区由 3 层皮质区构成。海马体质量颇大，实际上，它占据了侧脑室下角的空隙（图 7.5、图 9.5A）。在冠状位上，海马结构与海马的形状很相似（图 9.5A）。"海马"是以形状命名的，来源于法语中的"海马"一词。它还有另外一个名字，叫作 Ammon 角或者海马角（简称 CA），是以埃及神灵羊角来命名的，因为海马在大脑中是弯曲的。这部分皮质被划分为不同的区域（CA1~CA4 区，在更深入的教材中会有介绍）。

齿状脑回

齿状回同时也是系统发育的旧皮质区域，其由 3 层皮质组成。如之前所述，皮质的前缘分离，形成了齿状回。部分齿状回可见于大脑表面。

因为这一小块表面处于颞叶最内侧及裂缝深处，它很少被纳入全脑研究。它的皮质表面有锯齿，因此命名为齿状脑回（图 9.7）。

齿状回的外观可以从颞叶内侧面视图（远侧插图）看到。从颞叶的截面图看（如下图所示），齿状回比其露出的部分范围更广。

下脚区域

构成海马结构皮质褶皱的另一部分是皮质下区域。皮质的厚度从 3 层的海马结构过渡到更多分层的海马旁回（图 1.5）。同样，这一区域的很多部分在入门课程中鲜少涉及。

连接和功能

颞叶，海马结构毗邻 6 层皮质的海马旁回，它们之间有广泛的联系。海马结构同样也从杏仁核接受输入信息。海马体本身的组成部分之间有广泛的互联关系。

大脑皮质的输出部分直接返回海马旁回，海马旁回本身便与大脑的其他皮质区产生了广泛联系，特别是与感官区域。这与之前提到的皮质关联途径相类似。

海马结构的其他主要输出是通过穹窿完成的（图 9.4）。只有海马体和下脚可以输送纤维进入穹窿。这可以被视为一个终止于中隔区（通过前连合纤维；见图 10.3）和下丘脑乳头体核的皮下通路（通过后连合纤维；见图 10.2）。在穹窿中同样也有从中隔区返回到海马结构的连接。齿状回只连接海马结构的其他部分而没有超出海马范围的输出纤维。

临床联系

术语"颞叶内侧硬化"是对位于大脑这一部分的海马区域损伤的总称。这一区域的病变与癫痫也有关联，特别是精神运动性癫痫，它们属于复杂发作性癫痫。

核磁共振成像对于颞叶内侧硬化的诊断用处很大。假设另一侧海马功能正常（图 9.4），在所选案例中医生可能会建议切除前颞区，以在抗癫痫药物无效时缓解癫痫病的发作。

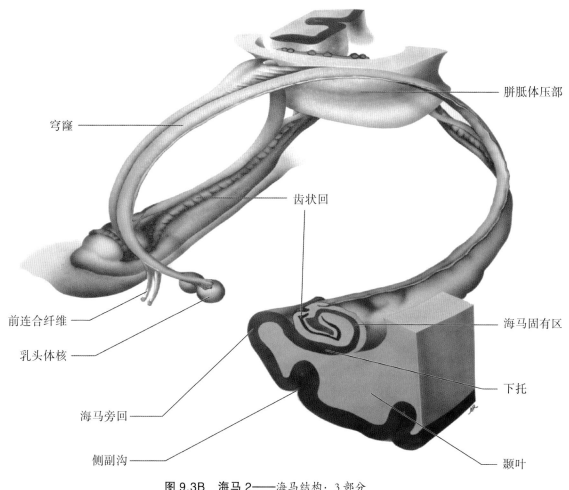

穹窿

胼胝体压部

齿状回

前连合纤维

乳头体核

海马固有区

海马旁回

下托

侧副沟

颞叶

图 9.3B　海马 2——海马结构：3 部分

图 9.4　海马体 3

海马结构（实物图及 T1 加权 MRI 成像）

　　所示为大脑的侧面观（图 1.3、图 1.4）。左半脑已去除皮质和胼胝体上的白质，从而从这一角度暴露出侧脑室（图 2.1）。从脑室中移除脉络丛以使海马结构更加清晰地呈现。这一解剖也展示了豆状核的横切面，即壳核，以及内囊与丘脑之间的纤维连接（图 1.7、图 2.10A 和图 2.10B）

　　对颞叶也采取了类似的解剖方法，暴露出侧脑室的下脚（图 2.8）。人们发现大量的组织突入该脑室的下脚——即海马，一个可见的大脑结构。事实上，现在使用的正确术语应该叫作海马结构。在这一部分的冠状面上，可见海马结构突入侧脑室下角，几乎占据了整个脑室（图 9.5A，也可见图 2.9A 和图 2.9B）。图 7.6 是从一个独特的视角——俯视角度观察海马结构（特别是其右边的插图）。

　　海马结构由 3 个不同部分构成——海马状突起（Ammon 角）、齿状回和下脚区域，如图 9.3B 所示。纤维束发自可视的"海马"，即穹窿，可以看到其临近颞叶海马（图 9.1A、图 9.1B），在丘脑顶端延续（在图 9.3 讨论；可参见图 1.7）。

T1 加权 MRI

　　同一视角的 T1 加权 MRI 可以看到整个侧脑室、颞叶下角的海马结构，以及核心部位的结构（豆状核的壳核和内囊纤维）。注意：脉络丛位于侧脑室的中庭（图 6.5）。

临床联系——记忆

　　现在人们知道了海马是记忆的关键结构。对海马结构功能的认知与理解得益于一位人人皆知的人物——亨利·莫莱森（1926—2008），他在文献中被称为 H.M。莫莱森患有难治性癫痫（这可能是由他 7 岁时发生的一场自行车事故所导致的）。1953 年，27 岁的他接受了外科手术希望可以缓解病情（这次手术确实对病情有所帮助），这次手术主要是双边内侧颞叶切除手术，术中切除了大部分海马及其相邻结构。

　　手术后，医生发现莫莱森不能形成对新事物的记忆（情景记忆，也称作外显记忆），但后来的研究表明，他可以学习新的运动技能（称为隐性或程序性记忆）。

　　我们对于记忆的认知——包括记忆的不同类型和海马结构对于事物形成新记忆的作用，由加拿大著名心理学家布伦达·米尔纳（后搬到蒙特利尔神经学研究所，与世界著名的神经外科医生怀尔德·潘菲尔德一同工作）通过对莫莱森病例的研究得出。

　　我们现在知道，双侧损害或切除前颞叶结构，包括杏仁核和海马结构，将导致不再形成新的陈述性记忆和情景记忆，但旧记忆不受影响。发生以上情况的人将不记得在此之后所发生的事情，因此他也不具有学习能力（比如获得新信息），无法独立工作。

　　为了确定海马结构的功能，人们设计了韦达测验。该测试包括给每一条颈动脉注射短效巴比妥酸盐并且观察其对于两侧半脑语言及短期记忆的影响。功能磁共振成像（functional MRI，fMRI）与韦达测试互为补充。

　　现如今，如果要在这一区域进行手术，必须要进行额外的特殊神经测试，以确定手术对侧海马体完整且功能正常。

　　读者注意：建议学者进一步了解记忆，多阅读莫莱森及其他类似的神经心理学案例（文献注释）。

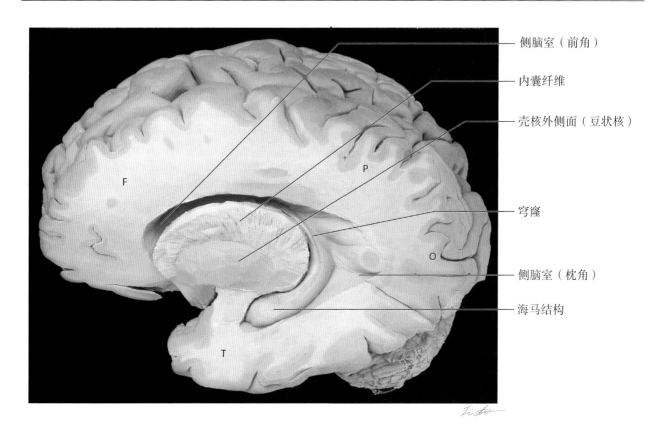

側脑室（前角）

内囊纤维

壳核外侧面（豆状核）

穹窿

側脑室（枕角）

海马结构

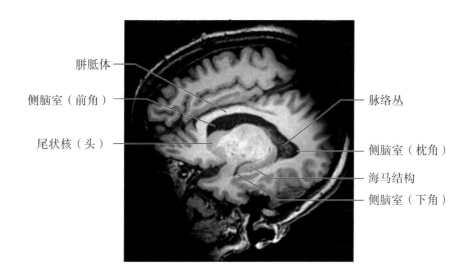

胼胝体

側脑室（前角）

尾状核（头）

脉络丛

側脑室（枕角）

海马结构

側脑室（下角）

图 9.4　海马 3——海马结构（实物图与 T1 加权 MRI 图像）。F：额叶；P：顶叶；T：颞叶；O：枕叶

图 9.5A　海马 4

冠状脑切片（实物图）

这一部分在图 2.9A 之后（左上图），它包括侧脑室下角（图 2.8、图 9.4）。基底核、壳核和苍白球不再显示（图 2.10A）。胼胝体位于大脑纵裂深处，在横切面，穹窿位于胼胝体下方（图 1.7），其下为丘脑。这一结构包括侧脑室体部（图 2.1A），脉络丛位于内侧角处（图 7.8）。尾状核体临近侧脑室体部。这一部分经过中脑（红核和黑质）和脑桥，如右上图所示。

人们发现侧脑室下角（下方图中高倍放大显示）存在于双边的颞叶之中，仅为一个小月牙状腔（图 6.2）。侧脑室的下角是一个逐渐变窄的狭缝，因为此处有大量纤维从内下方进入。仔细检查这些纤维可以发现其为灰质，事实上，这些灰质就是海马固有区。

从上方看（在下方的大图中显示更清楚），人们可以看到灰质从海马固有区内侧穿越到一个中间地带，这就是人们所知道的下托或钩回下区（图 9.3B），一直到它变成连续的海马旁回灰质。海马结构由 3 层皮质构成。钩回下区由 4 ~ 5 层构成，海马旁回很大部分则由 5 层皮质构成。我们从这一视图还可以知道，海马旁回如此命名是因为它在海马结构的旁边。

临床联系

海马区域神经元损害的原因众多，包括血管疾病。记忆功能的关键神经元位于海马，这些神经元对于缺氧十分敏感。急性缺氧事件（如心脏骤停）则被人们认为是导致这些神经元在几天后延迟死亡的原因，这个过程称为细胞凋亡，或细胞程序性死亡。现在许多研究正在进行中，以试图理解这种细胞现象并设计出某种方法以求阻止这些神经的死亡。

目前的研究表明，某些形式的痴呆，特别是阿尔茨海默痴呆（Alzheimer's dementia，AD），在同一区域会选择性损伤海马神经元。这一损伤是由于受累神经元的疾病发展所致。再次，这与记忆缺失的类型有关（丧失短期记忆），虽然痴呆显然还涉及其他新皮质区，与其他典型的认知缺陷是一致的。

现在基于广泛研究可知，新的神经元产生于成年人类大脑的齿状回，它们中的一些新的神经元存活并且进入大脑回路。许多研究正在寻找方法以加强这一过程，以及如何在大脑其他区域中诱导类似的"替代项目"，尤其是在损伤和卒中后。

读者注意：在大脑中，唯一一个除齿状回以外可以生成新神经元的区域是成人大脑的嗅觉系统。成人神经发生的进一步讨论见图 9.5B。

补充说明

侧脑室和尾状核的关系在两处展示——脑室体和脑室顶下角的尾部（图 2.5B、图 2.7）。

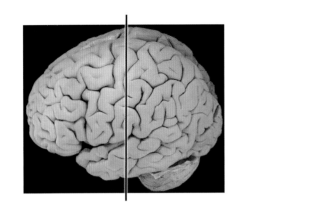

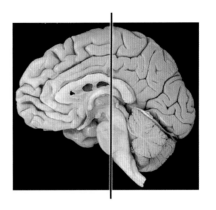

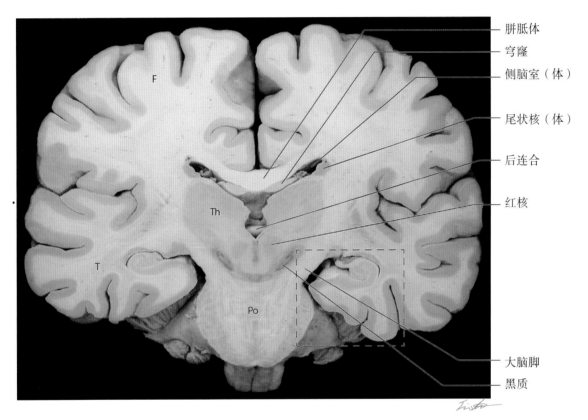

胼胝体

穹窿

侧脑室（体）

尾状核（体）

后连合

红核

大脑脚

黑质

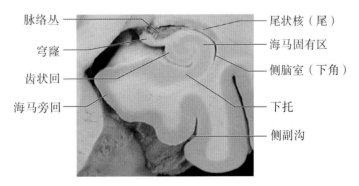

脉络丛

穹窿

齿状回

海马旁回

尾状核（尾）

海马固有区

侧脑室（下角）

下托

侧副沟

图 9.5A　海马 4——冠状脑切面（实物图）。F：额叶；T：颞叶；Th：丘脑；Po：脑桥

图 9.5B　海马 5

冠状位（TI 加权 MRI 成像）

特别应用颅脑冠状位成像来显示颞叶的内侧部分，而此部分是"癫痫好发区"的一部分（由于颞叶内侧部分病变与癫痫的相关性）。

上图所示的平面包括被隔膜隔开的额叶和侧脑室前角。在两侧均标记侧脑室与第三脑室的联系——室间孔（图 7.8）。

在该图像中可见颞叶侧脑室下角的海马结构损伤（图 9.4、图 9.5A）。

这个图像可以被用来"量化"海马结构的体积，特别是针对研究中记忆力下降或痴呆的患者，观察其海马体积是否减小。目前对于海马体积的量化还未列入阿尔兹海默病的诊断标准中。

图中显示内囊纤维继续进入中脑，形成大脑脚（图 4.4、图 5.15 和图 9.5A）。同样，图中脑桥和延髓的轮廓是可以分辨的。

补充说明

我们知道人类的神经再生，即神经元的再生是贯穿一生的，尽管随着年龄的增长，再生速度越来越慢。越来越多的证据表明成人生活方式的改变可以促进神经再生。这些研究属于如今较热的领域，尤其针对患有轻度认知障碍的老年患者或阿尔兹海默病患者。

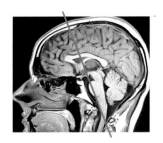

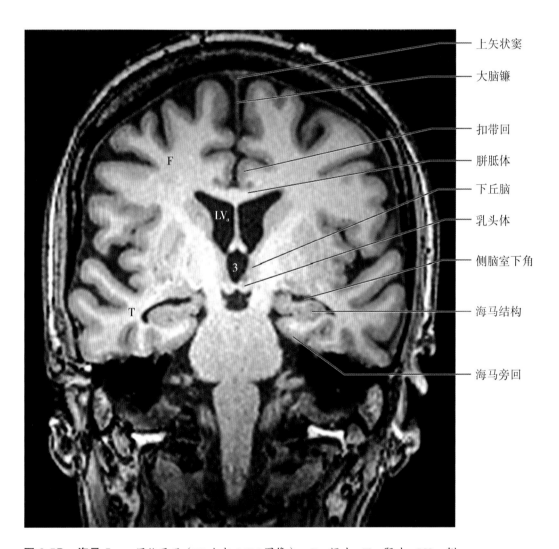

上矢状窦

大脑镰

扣带回

胼胝体

下丘脑

乳头体

侧脑室下角

海马结构

海马旁回

图 9.5B　海马 5——冠状面观（T1 加权 MRI 图像）。F：额叶；T：颞叶；LV_a：侧脑室；3：第三脑室

图 9.6A 杏仁核 1

杏仁核：位置与功能（T2 与 FLAIR 磁共振成像）

与图 9.2 相似，本图强调了边缘系统的功能部分——杏仁核及其通路、终纹、杏仁核腹侧传出通路，隔区（核）也包含其中。

杏仁核是皮质下的核结构，位于颞叶（图 2.5A、图 2.5B）。作为前脑的皮质下核，按照定义应属于基底神经节，但由于它与边缘结构的相关性，通常被归入边缘系统。

杏仁核位于颞极（颞极的最前端）与侧脑室下角尾部（颞叶；见图 2.1A）之间。核位于钩回内，从大脑下看时，是位于颞叶前方的一个大的向内侧的突起（图 1.5、图 1.6）。

杏仁核接受来自嗅觉系统及内脏系统的纤维。有两个连接杏仁核与其他边缘结构的纤维传导束，一个是背侧传导束（终纹），一个是腹侧传导束（杏仁核腹侧传出通路，包含两个部分）。这些会在图 9.6B 中做更详细的展示。

利用功能磁共振成像可以显示人类的杏仁核，杏仁核是大脑中与人类的情感反应关系最密切的部分，常与恐惧相关。个体的情感反应最终传到额叶皮质（图 9.6B），在此做出可能的应对决策。通过这种方式，个体的反应与情感状态达到协调。

刺激杏仁核可产生许多自主神经系统反应，包括舔舐及咀嚼运动。从功能上说，在动物实验中刺激杏仁核可能会产生激怒行为，然而去掉杏仁核（双侧）可导致动物变温顺。刺激或损伤下丘脑可产生类似的反应。这些反应可能经过了中脑及延髓的神经核。

去除猴子双侧的颞叶前部（包含杏仁核）可产生行为反应，被称作双侧颞叶切除综合征。在手术后猴子变得温顺，但是将任何东西都往口里塞，并且有不适宜的性行为。

杏仁核含大量脑啡肽。至今仍不清楚其机制及功能意义。

磁共振影像学表现（T2 与 FLAIR）

插图下部的 MRI 扫描图像为从两个视角扫描的颞叶内杏仁核结构。位于左侧的水平轴向图是 T2 加权成像，可见杏仁核占据了颞极。位于右侧的冠状位图是 FLAIR（液体衰减反转恢复序列）图像，可在侧脑室下角最前端快消失处看到杏仁核；在图像的右侧，杏仁核位于突出的钩回下方（图 1.5、图 1.6）。事实上，杏仁核组成了钩回。

临床联系

杏仁核对于放电的阈值很低，因此其可能与癫痫的发生有关，这在一个癫痫的试验模型中得到了验证。在人类，起源于颞叶前方与内侧的癫痫经常是复杂的部分性癫痫发作，又被称作颞叶癫痫，表现为咂嘴动作及手部摸索动作，伴有短暂的认知功能损害（图 9.3）。

在很少的情况下，对于用其他方法不能控制的暴力行为人群采取双侧杏仁核损毁术来矫正，这种治疗属于精神外科学。

杏仁核在记忆形成中的地位仍不清楚。严重癫痫患者在采取双侧颞叶前部切除术治疗后患者出现了记忆损伤，被切除的这部分被称为海马结构（图 9.4、图 9.5A）。杏仁核在记忆形成中的作用可能是通过其与海马形成的核复合体或与下丘脑背内侧核的联系发生的（图 10.1B）。

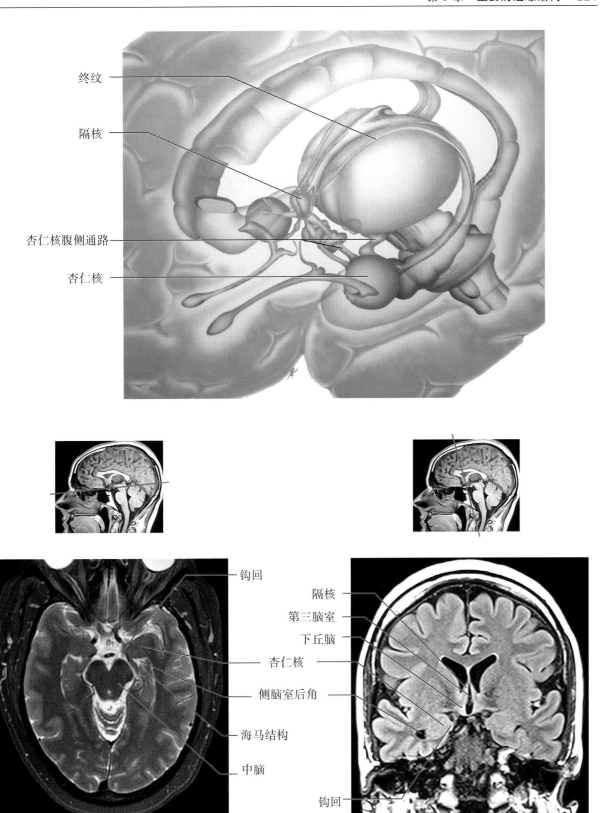

图 9.6A　杏仁核 1——杏仁核：位置与功能（T2 和 FLAIR 磁共振成像）

图 9.6B　杏仁核 2

杏仁核：联系

杏仁核与其他基底神经节的主要区别之一是杏仁核不是均质的核结构，而是由许多成分构成，这些部分在基础入门课程中通常不会学到。

杏仁核接受许多来自大脑其他部分的信息传入，包括邻近的海马旁回（未被提到）。它还直接（通过外侧嗅纹；见图 10.4）和间接（从钩回皮质；在图 9.6B 的左侧）接收嗅觉信息的传入。

杏仁核与下丘脑、丘脑（主要为背内侧核）和隔区相关。这种联系是相互性的，通过以下两条路径相连。

- 背侧通路是终纹，走行与脑室曲线相似，位于丘脑的上面（图 9.6A）。终纹临近尾状核体，连接杏仁核与下丘脑及隔区。
- 腹侧通路是腹侧杏仁核的传出通路，这条通路穿过基底前脑区（图 10.5A），将杏仁核连接到下丘脑（如图所示）与丘脑（图中标示了纤维），特别是背内侧核（图 6.13、图 10.1B）。

在动物实验中，刺激下丘脑与杏仁核产生了相似的反应，下丘脑与杏仁核的联系可能构成了其基础（图 9.6A、图 10.2）。连接下丘脑的通路可能导致内分泌反应，连接中脑及延髓的通路可能导致自主反应（图 10.2）。

杏仁核还可能通过隔区与其他的边缘结构及大脑的其他部分产生联系（图 10.3），还可以通过丘脑背内侧核到达额叶皮质（图 10.1B）。

前连合联系着两侧的杏仁核。

临床联系

前颞部的癫痫活动可以通过一组称作钩状束的纤维传播到眶额区（见下方的补充说明）。

补充说明

颞叶的前部及额叶的下部（眼眶）之间有一个相联系的白质通路，称为钩束，是一个呈"U 形"的纤维束。建议学生参阅其他文献中有关此结构的内容（请参阅文献注释，如 Nolte 的第 6 版 *The Human Brain* 中的图 22-9；更清晰的解剖图见 Nolte 第 5 版 *The Human Brain* 的图 22-11）。该途径在"钩回发作"癫痫患者中的作用在图 10.4 中进行了讨论。图 10.8（也可见图 6.13）及第 10 章结尾处的"边缘系统：整合"部分讨论了额叶的眶部及内侧在边缘系统中的作用。

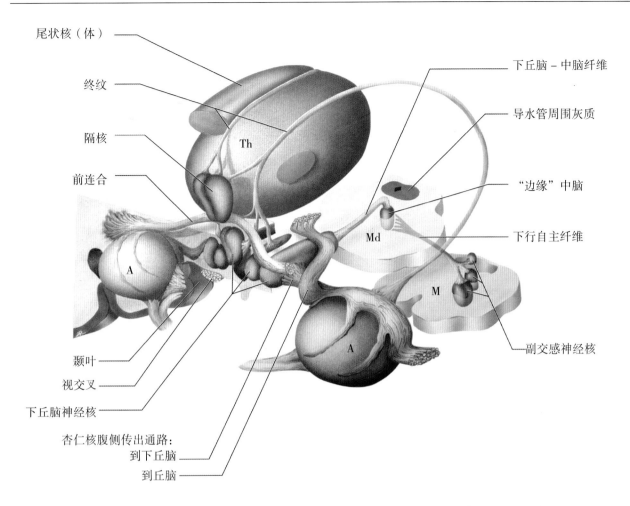

尾状核（体）

终纹

隔核

前连合

下丘脑 – 中脑纤维

导水管周围灰质

"边缘"中脑

下行自主纤维

副交感神经核

颞叶

视交叉

下丘脑神经核

杏仁核腹侧传出通路：
到下丘脑
到丘脑

图 9.6B　杏仁核 2——杏仁核：连接。Th：丘脑；A：杏仁核；Md：中脑；M：延髓

图 9.7 边缘"新月"

边缘结构和侧脑室

颞叶是大脑半球中进化较新的部分，它在大脑发育过程中出现较晚。在颞叶的发育过程中，某些结构——侧脑室、海马结构、尾状核、许多传导束、穹窿、终纹迁移到其中。

侧脑室及其相关结构构成了新月状、形似反写的字母"C"的结构（图 2.1A）。通过对侧脑室的详细分解展示了侧脑室结构间的关系。

- 第一部分通过侧脑室的前角，在室间孔前方。
- 接下来的部分通过脑室体部，越过丘脑背侧。
- 下一部分显示侧脑室在其弯曲处进入颞叶（这部分称为房部或三角部）。
- 最后一部分经过侧脑室前角，位于颞叶，包含海马结构。

读者注意：插图的主要部分用组织结构名称的首字母标记。

尾状核

尾状核的许多部分——头、体、尾沿着侧脑室的内侧曲线走行（图 2.5A）。较大的头部与侧脑室前角有关，前者突入侧脑室间隙（图 2.9A、图 2.10A）。尾状核体与侧脑室体部相一致，位于其侧面（图 2.9A、图 9.5A）。尾状核跟随侧脑室进入颞叶，构成尾状核的尾部，位于下角的上半部分，形成顶部（图 6.2、图 9.5A）。

海马结构

海马结构位于颞叶的侧脑室中下部（图 9.3A、图 9.3B 和图 9.4）。其突入侧脑室，几乎占据了整个空间；经常很难在标本中看到新月形的侧脑室。齿状回远端表面呈锯齿状（9.3B）。组成海马结构的 3 个部分在后半部分讲述。

穹窿

在研究大脑时很容易发现穹窿（图 1.7）。它的纤维可以看成是海马结构的延续（图 9.3B、图 9.4B），这些纤维经过脑室内侧部分，向前越过丘脑上方。在丘脑上部与胼胝体下部之间的区域（图 2.9A，冠状位），穹窿位于透明隔的下缘。一侧穹窿事实上也邻近另一侧穹窿（图 9.2），两侧穹窿间有一些内在联系。

穹窿纤维穿过室间孔的前方（图 1.7），然后分成前连合纤维到隔区（图 9.3A、图 9.3B 和图 10.3），后连合纤维经过下丘脑到乳头核（在此图中未描述；见图 1.5、图 1.6、图 9.3B、图 10.1A 和图 10.3）

杏仁核

杏仁核在侧脑室下角的前方及海马结构前方（图 2.5A、图 9.6A）清晰可见。

终 纹

终纹与穹窿的走行相似（图 9.2），联系杏仁核与隔区和下丘脑（图 10.3）。

补充说明

终纹位于丘脑背面稍内侧，在侧脑室体的顶部。在颞叶，终纹位于侧脑室下角的顶部。

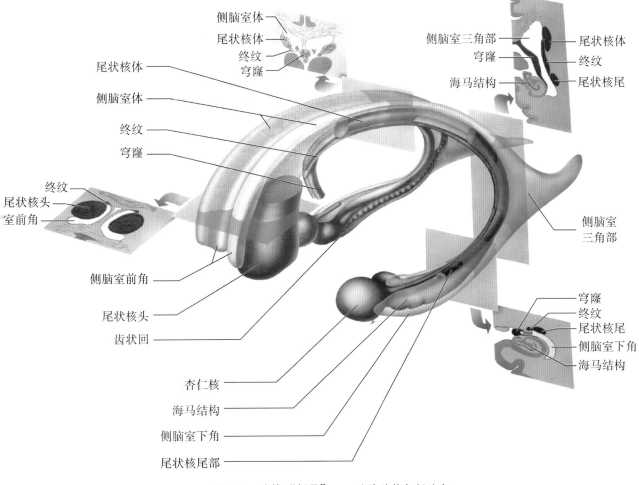

侧脑室体
尾状核体
终纹
穹窿

尾状核体

侧脑室体

终纹

穹窿

终纹
尾状核头
室前角

侧脑室前角

尾状核头

齿状回

杏仁核

海马结构

侧脑室下角

尾状核尾部

侧脑室三角部
穹窿
海马结构

尾状核体
终纹
尾状核尾

侧脑室
三角部

穹窿
终纹
尾状核尾
侧脑室下角
海马结构

图 9.7　边缘"新月"——边缘结构与侧脑室

———————— 第 10 章 ————————

边缘系统 – 非皮质结构

图 10.1A　边缘间脑 1

丘脑：前核

这张图详细展示了经过丘脑的边缘系统，是边缘系统的主要连接之一。此图展示了一侧丘脑和内囊投射纤维的放大视图（图 4.3、图 4.4），尾状核的头部（图 2.5A），以及扣带回的一小部分（图 1.7、图 6.13）。下面是下丘脑，仅可见两个乳头体核（图 9.3A）。

前核 – 扣带回

穹隆的纤维携带来自海马的信息到达乳头体核（如后连合纤维；见图 9.3B）。一束丘脑核的主要纤维——乳头 – 丘脑束离开乳头体核，与丘脑核群的前核相联系（图 4.3、图 6.13）。

读者注意：建议学生参考丘脑核团的分类（图 4.3）。

轴突离开丘脑前核穿过内囊前肢（图 4.4），走行在尾状核（头和体）和豆状核之间（仅在背侧可见）。通过胼胝体终止于扣带回皮质（图 1.7、图 6.13）。这个神经传导环路——Papez 环路将在下面讨论。

Papez 环路

James Papez 于 1937 年描述了一条涉及边缘系统和皮质结构的通路及其相关通路。他认为，这是情绪体验形成的解剖学基础。这个途径形成了一系列的连接，在过去被称为 Papez 环路。虽然我们也在不断学习许多其他参与"情感"处理的通路和结构，但 Papez 环路是我们学习的基础。

纤维离开海马通过穹隆继续前行，其中一些纤维被证实止于下丘脑乳头状核。一个新的途径，即乳头 – 丘脑束向上到达丘脑前核组，这组纤维投射到扣带回（图 6.13）。

从扣带回发出一束联系纤维连接扣带回与海马旁回，构成边缘叶的一部分（图 9.1A、图 9.1B）。海马旁回有纤维投射到海马结构，后者处理信息并通过穹隆传送到下丘脑（和隔膜区域）的乳头体核。

虽然现在我们对边缘系统有了更深的认知，但并未完全理解 Papez 环路的精确功能。尽管存在形成环路的通路，但是各种结构与边缘系统的其他部分及与大脑的其他区域相互连接，从而可以影响其他神经元的功能（在本部分结束时"整合"部分讨论）。

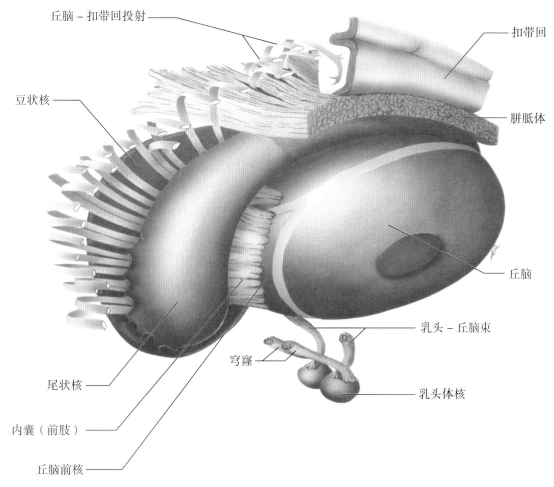

丘脑 – 扣带回投射

扣带回

豆状核

胼胝体

丘脑

尾状核

乳头 – 丘脑束

内囊（前肢）

穿窿

乳头体核

丘脑前核

图 10.1A　边缘间脑 1——丘脑：前核

图 10.1B　边缘间脑 2

丘脑背内侧核

双侧丘脑如图所示：丘脑内侧核与背内侧核，是丘脑最重要的联络核团之一（图 4.3），有时被称为中背核。

下面是杏仁核，腹侧杏仁核的纤维投射到背内侧核（图 9.6A、图 9.6B）。这种通路把"情感的"信息传递到丘脑，且背内侧核收集各种来源的信息，包括来自其他丘脑核团及下丘脑不同核团的信息（图 6.13）。

背内侧核与额叶皮质区有大量纤维联系，特别是与被称为前额叶皮质的区域（图 1.3、图 6.13）。这些联系包括体验的情感成分。这条通路穿过内囊前肢、尾状核的头部和豆状核（图 2.10A、图 4.4），投射到前额叶的白质。

我们对边缘系统观点有了更广泛的认识，包括前额叶皮质，特别是眶部和额叶内侧，其又被称为边缘前脑。边缘系统的广泛分布和额叶皮质（特别是额叶内侧和眶部）的关联与人类对疼痛的反应，特别是慢性疼痛，以及人类的悲伤体验和对悲剧的反应有关。

临床联系：精神外科手术

投射到前额叶皮质的背内侧核纤维被视为关键通路，其在一种现已被禁止的外科手术中会被切断。在药物治疗精神疾病的时代之前，当各国一半以上的精神病院中住满了精神疾病患者时，有人试图用精神外科手术的方式缓解痛苦。

该手术经眼眶上方（非常薄的骨板）骨入路（双侧），将钝性器械插入额叶。这个过程会中断穿过白质的纤维，据推测可能包括背内侧核的投射纤维。这种操作被称为额叶切除术。

长期研究表明，行额叶切除术的人，其人格会出现显著变化。这些人变得很"温顺"，在人际交往中失掉了一些人格特征，难以用语言描述。此外，手术后的人可能会发生一些在手术前不符合该患者人格的不当行为。

自从这个手术的长期不良后果显现后，同时又有许多可选择的强效药物可广泛用于各类精神疾病，额叶切除术在 1960 年被废弃，再也没有使用过。

作为患者姑息治疗的一部分，同样的手术程序也被推荐用于晚期癌症患者的疼痛治疗。该手术后，患者仍然有疼痛，但不再"痛苦"（即，患者的痛苦心理感受已被消除），患者对吗啡等止痛药的需求也会减少。而现在可使用其他方法来管理疼痛。

菲尼亚斯·盖奇

此人已成为大脑研究历史中的传奇人物。菲尼亚斯是 19 世纪的铁路工人，在铁路建设时，一次意外爆炸使钢钉穿过他的大脑。钢钉穿透眼眶和额叶，并从头骨穿出，非常像前面描述的外科手术。他幸存下来并能够生活，但伴随此次意外事件的人格改变类似于前面所描述的额叶切除术。菲尼亚斯的脑损伤病例发表于 2004 年 12 月 2 日的 *New England Journal of Medicine* 上。

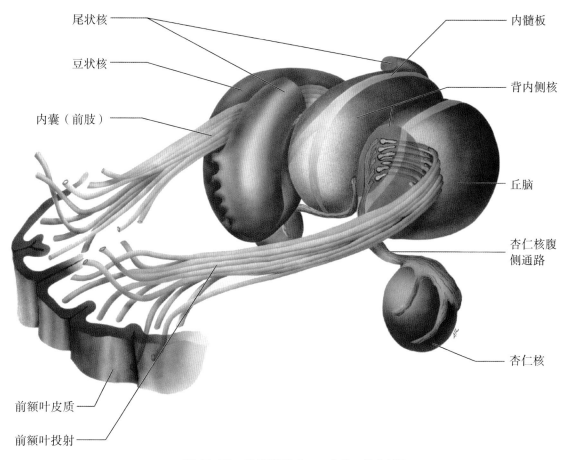

尾状核

豆状核

内囊（前肢）

前额叶皮质

前额叶投射

内髓板

背内侧核

丘脑

杏仁核腹侧通路

杏仁核

图 10.1B　边缘间脑 2——丘脑：背内侧核

图 10.2　边缘间脑 3

下丘脑

本图与图 9.2 相似，强调了边缘系统的一个核心结构——下丘脑，以及下丘脑的一部分——乳头体核。第三脑室位于两侧间脑之间，两侧下丘脑组织在第三脑室下部融合形成正中隆起（图 1.5、图 1.6 和图 10.3）。

下丘脑通常分为一个内侧核群和一个外侧核群（图 10.3）。控制垂体前叶核群的某些核团位于内侧核群，它们通过正中隆起和沿垂体柄的门静脉系统控制垂体前叶核群；视上区的其他核（视交叉上方）直接通过垂体与垂体后叶连接（图 1.5、图 1.6）。

一些主要的传入纤维自边缘结构到下丘脑，包括杏仁核（通过终纹和腹侧通路；见图 9.6A 和图 9.6B）及海马结构（通过穹窿；见图 9.3B）。刺激下丘脑的特定小区域可以导致多种行为（例如假怒），类似于刺激杏仁核后发生的行为。

下丘脑通过边缘连接调节某些基本的驱动力（这些在心理学领域是已知的），如饥饿（喂养）、口渴（喝水）、生殖及体温调节。这些功能的许多受体机制现在已知位于高度特异性的下丘脑神经元。下丘脑有两种反应方式：作为神经内分泌结构控制脑垂体的活动；作为与边缘系统连接的神经结构。

下丘脑作为自主神经系统的“高级中枢”，通过影响交感神经和副交感神经活动发挥其作用。饥饿、口渴、寒冷环境通常会导致一系列复杂的、几乎是自动的肌动活动，以及自主调节和内分泌变化。此外，在人类，存在一种内源性的对寒冷、饥饿、口渴的不适感，我们称之为情绪反应。除此之外，行为（驱动）活动还需要其他连接，伴随的心理反应需要前脑及边缘皮质区参与（在本章“整合”一节进一步讨论）。

乳头体核是边缘系统特别重要的一部分。乳头体核通过穹窿直接接收海马信息的传入（图 9.3B），并发出乳头-丘脑束至丘脑前核群，称为 Papez 回路的一部分（图 10.1A）。此外，还有直接连接到边缘中脑的纤维（图 10.3）。

通过下丘脑外侧的核团是一个突出的纤维束——前脑内侧束，连接下丘脑与前脑隔区及与边缘系统相关的某些中脑核（在图 10.3 中还会讨论）。其他纤维束连接下丘脑与边缘中脑，也有一些间接连接通过下行的自主神经纤维连接到髓质核（图 10.3）。

临床联系

科萨科夫综合征：是一种主要与慢性酒精中毒有关的疾病。除了神经问题（影响视力和步态），还有记忆力的缺失，包括新旧记忆。虚构为主要的行为异常，经常被称为科萨科夫精神病（也称韦尼克-科萨科夫综合征）。该病与乳头体核变性及丘脑背侧核相关，可能也与其他区域（如海马）有关。它被认为是一种由于硫胺素（维生素 B_1）缺乏所致的神经代谢障碍。

补充说明：缰核（未标出）

许多文献中标注和讨论了间脑缰核区，本书在边缘系统部分做了讨论。缰核是位于上丘脑的一组小型核团，松果体附着在脑的这一区域（图 1.9）。

还有一种回路，神经冲动通过间隔被传送到中脑。该通路的第一部分是髓纹（注意不要混淆几个相似的名词），连接隔核（区域）与缰核。髓纹位于丘脑内侧面。从缰核发出缰核-脚间束下行至中脑网状结构，主要是到大脑脚间的脚间核（见中脑截面图、图 A.4；该束也叫后屈束）。

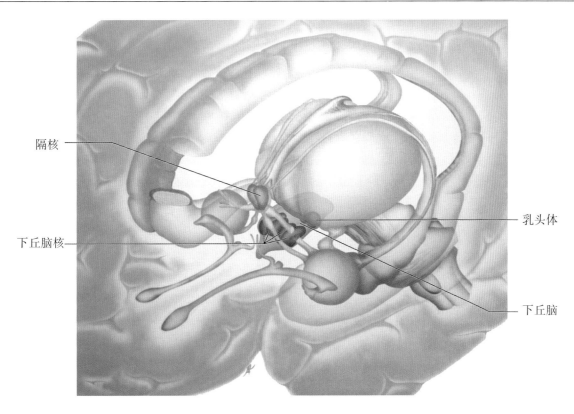

隔核

下丘脑核

乳头体

下丘脑

图 10.2　边缘间脑 3——神经丘脑

图 10.3　前脑内侧束

隔区与边缘中脑

图 10.3 提供了详细的边缘系统其他重要组成部分——隔区和边缘中脑的信息。连接下丘脑和以上区域的是前脑内侧束（medial forebrain bundle，MFB）。

隔区

隔区包括前脑皮质区和皮质下区域。皮质区位于胼胝体嘴的下方（胼胝体较靠下的部分）及胼胝体下回（图 1.7、图 9.1A）。隔区深部聚集着一些神经核团，称为隔核（图 9.6A），在某些物种隔核实际上位于透明隔（分隔侧脑室前角的隔膜；见图 1.7 和图 2.9A）；人类与之不同（图 8.6）。在本图谱中，术语"隔区"包括了这两个区域。

隔区接受海马的信息（通过穹隆的前连合纤维；见图 9.3B）和杏仁核的信息（通过终纹；见图 9.6B）。隔区与下丘脑及边缘中脑主要通过 MFB 连接。

几十年前（1954 年），Olds 和 Milner（参考文献见文献注释）做了一个实验：在大鼠的隔区植入小电极，按下电棒就接通了电路，产生微小（无害）电流通过这个区域的脑组织。结果表明，大鼠很快学会了按电棒发出微小电流传到隔区。事实上，动物不断地按下电棒，据推测，是动物通过刺激这个区域获得了某种"快感"，该区域被命名为"愉悦中心"。已经证明，类似的行为也可以产生在其他领域。然而，这种积极的效应并非出现在大脑的各个部分，事实上在某些区域会观察到相反的反应。

边缘中脑

某些边缘通路终止于中脑网状结构，包括中脑导水管周围灰质，导致了这样一种观念，即认为这些区域是一体的，包括扩展的边缘系统（在 4 部分中介绍过）。这一概念产生了术语"边缘中脑"。

两大边缘通路——MFB 和起于乳头体核（乳头 - 被盖束）的下行通路，在中脑网状结构终止。从这里有明显的下行通路传达"命令"到副交感神经核，脑桥和延髓的其他核（例如，迷走神经背侧运动核、情绪的面部反应的面神经核），以及与心血管和呼吸控制机制有关的延髓网状结构区域（在图 3.6A、图 3.6B 中讨论）。其他连接包括脊髓自主神经元连接（如交感型反应）。

内侧前脑束

内侧前脑束相关知识对于了解边缘系统通路及边缘系统如何影响神经系统活动非常重要。

MFB 连接间隔区与下丘脑并延伸到边缘中脑，这是一个双向传导。它的一部分通过下丘脑外侧部分，通过此处的纤维变得分散（如图所示），与延髓中的神经核也有进一步连接。隔区和下丘脑如何影响动物的自主活动和行为很容易理解。

补充说明

从下丘脑到边缘中脑还有其他通路，如背侧纵束（如图所示）。

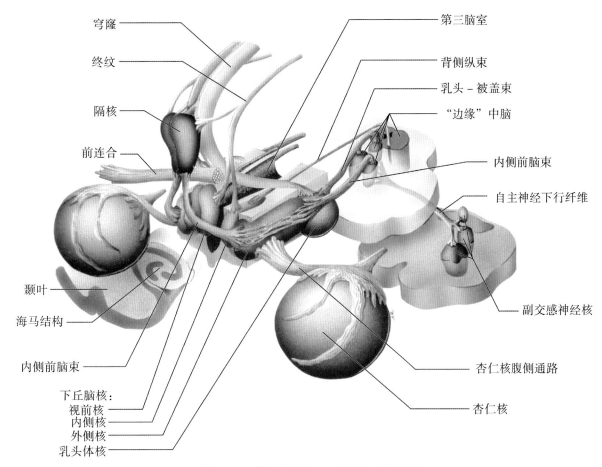

穹窿

终纹

隔核

前连合

颞叶

海马结构

内侧前脑束

下丘脑核：
视前核
内侧核
外侧核
乳头体核

第三脑室

背侧纵束

乳头 – 被盖束

"边缘"中脑

内侧前脑束

自主神经下行纤维

副交感神经核

杏仁核腹侧通路

杏仁核

图 10.3　前脑内侧束——隔区和边缘中脑

图 10.4　嗅觉系统

嗅觉（插图和照片）

嗅觉系统是一种感觉系统，嗅觉直接传入边缘系统，不经过丘脑核（图4.3）。

嗅觉系统是一种比较古老的感觉系统。嗅觉系统的体积取决于物种，在嗅觉更敏锐的动物中体积更大；而在人类，嗅觉系统很小。它的组成部分是嗅神经、嗅球、嗅束，以及初级嗅觉纤维末端，包括杏仁核和钩回区皮质。

插　图

该图与边缘系统其他结构的示意图为同一幅（图9.2），突出显示了嗅觉部分。

照　片

这是一个放大的大脑额叶内面，侧重于显示嗅觉系统（图1.5、图1.6）。

嗅神经、嗅球和嗅束

鼻黏膜中的感觉细胞将轴索投射到中枢神经系统。这些微小的纤维构成周围嗅神经（第Ⅰ对脑神经），在鼻顶部穿过筛骨（筛骨）板，止于嗅球（为中枢神经系统的一部分）。嗅球中有一系列复杂的相互作用，然后一种类型的细胞将其轴索投射到嗅觉通路，一种中枢神经系统通路。

嗅束向后沿额叶的下表面（图1.5、图1.6）分为外侧束和内侧束，称为嗅纹。在这个分界点有许多小孔，血管（即纹状动脉）可以穿过，供应脑下部（图8.5、图10.5B）；这个三角形的区域被称为前穿质。

最好记住只有外侧束是嗅觉系统中主要的传导束。这些皮质组织沿着外侧束走行，终止于一些嗅觉纤维。外侧束止于钩回区皮质（图1.5、图1.6），部分纤维终止于杏仁核邻近区域（图9.6A、图9.6B）。嗅觉系统直接止于旧皮质嗅觉区，而不在丘脑中继。

嗅觉的连接

嗅觉系统的连接包括边缘皮质。这些连接被称为次级嗅觉区，包括海马旁回的前部皮质，被称为内嗅皮质（术语"嗅脑"指中枢神经系统的嗅部）。这种嗅觉信息传入大脑边缘系统是有意义的，因为边缘系统的功能之一是物种繁衍。气味在许多物种的交配行为和识别巢或领土中发挥着十分重要的作用。

嗅觉的影响可能扩散到边缘系统的其他部分，包括杏仁核和隔区。通过这些不同的连接，信息可以到达丘脑背内侧核。

嗅觉是一种有趣的感觉。我们都有被某种特定气味唤起往昔回忆的经历，往往带有强烈的寓意。这只是证明了嗅觉系统与边缘系统的组成部分以及与脑的其他部分具有广泛的连接。

临床联系

癫痫的一种发作形式往往有一个显著的嗅觉先兆（癫痫发作之前）。气味通常是不典型的，如烧焦的橡胶味。出现这种情况时，往往"触发"部位是眶额皮质或颞叶钩回。这种特殊形式的癫痫被称为"钩回发作"。这个名字来源于一个联合束——钩回束，这部分连接额叶和颞叶前部，嗅觉连接位于此处（图9.6B）。

补充说明：斜角带

这种鲜为人知的纤维束和与之相关的细胞核（图10.5A）也属于嗅觉连接，其中一些连接杏仁核与隔区（图10.5B）。

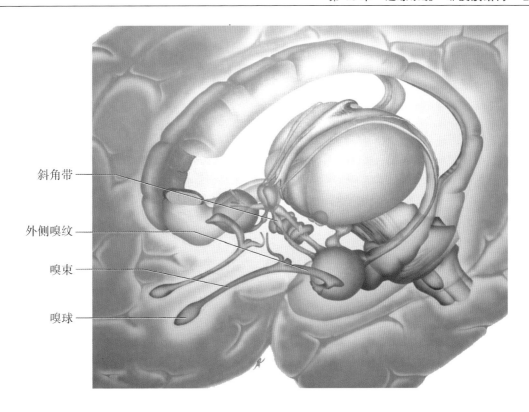

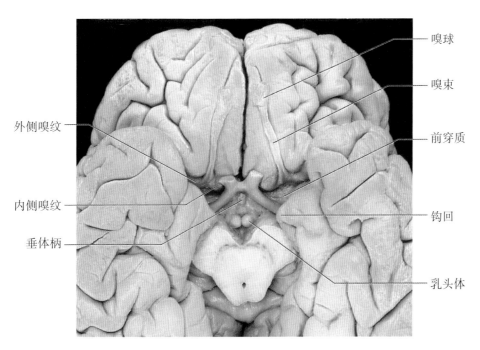

图 10.4　嗅觉系统——嗅觉（示意图与实物图）

图 10.5A 基底前脑 1

基底核（T1 加权 MRI 成像）

基底前脑与边缘系统共用一张图（图 9.2）。该区域以前被称为无名质，含有多种神经元。

基底前脑区位于前连合下方（被作为标志物；参见图 10.5B）和下丘脑外侧。前连合比前胼胝体出现早（图 2.2A、图 2.2B）。它被认为是边缘系统联合与前颞叶区的连接结构。在脑底面可以看见基底前脑区，嗅束终止于此并分为内侧纹和外侧纹（图 1.5、图 1.6 和图 10.4）。如图 10.4 所示，纹状动脉通过这个特定的点进入脑实质（图 8.6），它被称为前穿质，基底前脑区被发现位于这一区域"上方"（图 10.5B）。

基底前脑包含一组不同的结构：

- 大细胞群为胆碱能，统称为基底核（或 Meynert 核），于本图讨论。
- 壳核的腹侧部分和苍白球，即腹侧纹状体、伏隔核、腹侧苍白球，在图 10.5B 与图 10.7 讨论。
- 与杏仁核连接的细胞群（现在称为泛杏仁核）在补充说明中讨论。

基底核

这些大神经元遍布这一区域。这些细胞投射到前额叶皮质的广泛区域，并提供该区域的胆碱能神经支配。

T1 加权 MRI 成像

中部的小插图显示了通过额叶的略倾斜的冠状切面（通过 T1 加权 MRI 成像可见侧脑室的大小和形状，如下面的插图所示）。弓形的白色束为前连合，连接前颞区，包含边缘结构。前脑基底核区位于前连合下，该区域在相邻的高倍放大视图中有标记。

临床联系

1982 年巴特斯等人（文献注释）发布的一份报告中显示了动物和人类胆碱能功能障碍与记忆缺失之间的关联，引出了"老年记忆障碍的胆碱能假说"。随后的报告（例如，弗兰西斯等人，1999 年——见文献注释）显示，胆碱能功能障碍与记忆缺失患者中存在基底前脑胆碱能细胞丢失。许多研究者认为，阿尔茨海默病的"原因"已被发现（即一组独特的细胞变性和神经递质缺陷；这种思维方式的另一代表是帕金森病）。紧接着进行了几个通过选择性抑制胆碱酯酶提高大脑乙酰胆碱水平的药物治疗试验。这些药物可能短期内可改善神经心理功能，但不会影响或减缓阿尔茨海默病潜在的神经变性过程。

目前认为，皮质退化是阿尔茨海默病的主要原因，往往开始于大脑顶叶区。我们现在知道，其他一些神经递质在阿尔茨海默病的大脑皮质中被耗尽了。这些信息将使我们假定前额皮质中的目标神经元（即胆碱能神经元的终止位点）缺失，之后或与此同时，基底前脑的胆碱能细胞退化。此外，还有记忆丧失伴海马变性（图 9.4、图 9.5A）。

尽管目前对于阿尔茨海默病的认识有限，但通过药物干预以提高大脑胆碱能水平的治疗被认为是有效的，特别是在疾病的早期阶段。维持或提高大脑中乙酰胆碱水平的新药目前正在进行评估。报告显示，在一些患者中，可见到短暂的数周或数月的记忆和认知功能改善或衰退状况稳定。

补充说明——泛杏仁核

一组细胞沿着杏仁核的内侧和腹侧通路延伸（腹侧杏仁核通路；见图 9.6B 和图 10.1B），通过基底前脑区。这些神经元接收到各种各样的由边缘皮质区和其他部分传入的信息。传出纤维投射到下丘脑和脑干自主相关区，从而影响神经内分泌、自主神经及躯体活动。

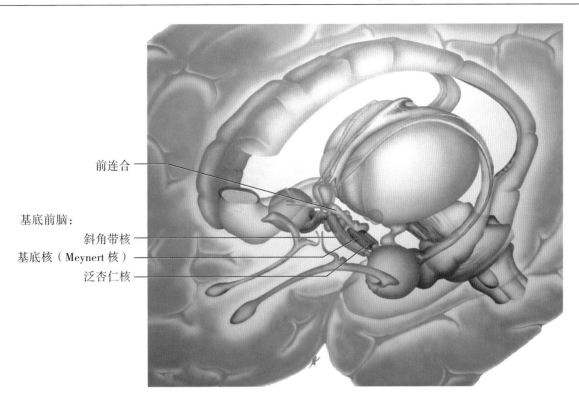

前连合

基底前脑：
斜角带核
基底核（Meynert 核）
泛杏仁核

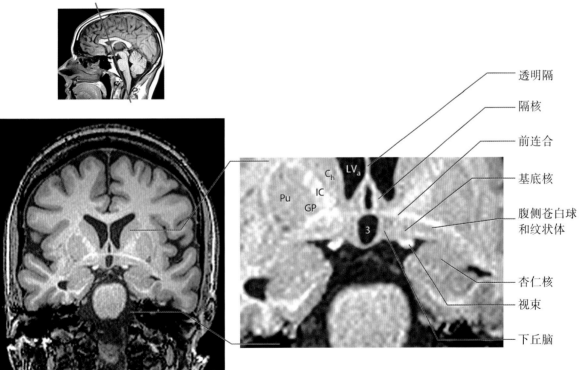

透明隔
隔核
前连合
基底核
腹侧苍白球
和纹状体
杏仁核
视束
下丘脑

图 10.5A　**基底前脑 1**——基底核（T1 加权 MRI 成像）。C_h：尾状核（头）；IC：内囊；Pu：壳核；GP：苍白球；LV_a：侧脑室（前角）；3：第三脑室

图 10.5B　基底前脑 2

腹侧纹状体（T1 加权 MRI 成像）

这是一个基底前脑区各种"核"的示意图。下丘脑与第三脑室显示在中线。在前穿区可见穿通动脉。该图显示腹侧通路自杏仁核发出，有的纤维到达下丘脑，另一些纤维将到达丘脑背内侧核（图 9.6B、图 10.1B）。前连合构成了这个区域的上边界（图 9.1A、图 10.5A）。形成基底（胆碱能）核的细胞团在该区域有涉及，但未全部显示。

腹侧纹状体和苍白球

壳核和苍白球最低点见于基底前脑区，它们在此处被称为腹侧纹状体和腹侧苍白球（图 2.5B、图 2.7）。

纹状体的腹侧部分——伏隔核接受边缘皮质区的信息，以及来自中脑中一组含多巴胺细胞的多巴胺能通路的信息（腹侧被盖区；见图 10.7 和图 10.8）。然后信息传递到腹侧苍白球（右图示；苍白球的两个部分可以在左图看到）。该区有重要纤维投射到丘脑背内侧核（由此到前额叶皮质）。

因此，尽管中继和终止的位置不同，整个组织结构与基底神经节的背侧是非常相似的。

正如杏仁核现在被认为是一个边缘核，许多学者主张应该将腹侧纹状体和苍白球归入边缘系统。

总之，基底前脑的区域与边缘系统的其他部分有重要联系。前额叶皮质有一条主要传出纤维，通过丘脑背外侧核，被认为是边缘系统的前脑组成部分（于图 10.8 中讨论）。基底前脑被认为对"内驱力"、情感及更高级的包含情感成分的认知功能具有强大影响力。这一领域的胆碱能神经元可能在记忆中有重要作用。

T1 加权磁共振成像

左侧图为倾斜的冠状切面（图像显示），类似于前图 10.5A。右图显示轴位（水平位）切面比尾状 – 壳核和内囊的切面更低（图 2.10A、图 2.10B）。两者都是 T1 加权图像。

因此右图的冠状切面上，可以看到尾状核头和壳核之间是连续的；这是伏隔核的位置（图 2.5B、图 2.7）。在轴向（水平）视图中，切口在穿过中线时处于前连合水平，伏隔核在它前面（图 10.5A）。

补充说明

斜角带（Broca）连接内侧隔核与基底核，位于其路径的一些核可能是胆碱能的（图 10.4）。

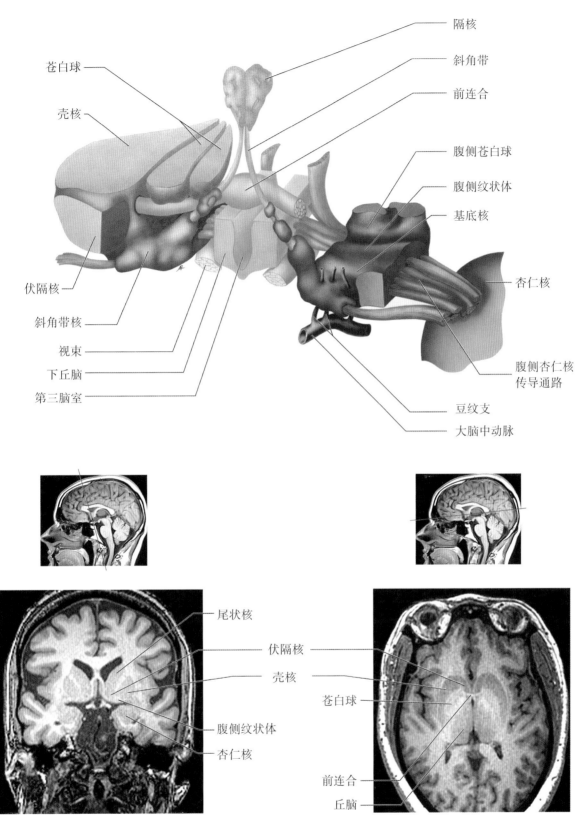

隔核

斜角带

前连合

苍白球

壳核

腹侧苍白球

腹侧纹状体

基底核

伏隔核

斜角带核

视束

下丘脑

第三脑室

杏仁核

腹侧杏仁核
传导通路

豆纹支

大脑中动脉

尾状核

伏隔核

壳核

苍白球

腹侧纹状体

杏仁核

前连合

丘脑

图 10.5B　基底前脑 2——腹侧纹状体（T1 加权 MRI 成像）

图 10.6　腹侧被盖区

边缘中脑（重复视图）

中脑区有多巴胺神经元，位于腹侧，称为腹侧被盖区（ventral tegmental area，VTA）。这些多巴胺能神经元与大脑边缘系统有联系。

上　图

这是正中矢状面图（图 1.7），用于显示其纤维投射（图 10.7、图 10.8）。

下　图

下图显示了该位置的解剖学视图，在上部中脑水平（图 A.3）。请注意，在这个切面也可见黑质（复习其连接；见图 5.14）。VTA 有许多不同的投射纤维来自黑质神经元，投射到边缘系统的不同核团，包括杏仁核和海马。

腹侧被盖区主要投射到伏隔核（在图 10.7 中讨论），目前已知，当我们日常生活中发生与愉悦感正相关的事件时，多巴胺能通路就会被激活，如食物和性。但该系统还可被非法活动激活（如赌博和药物成瘾），给人一种"欣快"感，因此参与成瘾行为发展。

额叶"边缘"皮质区的投射如图 10.8 所示。

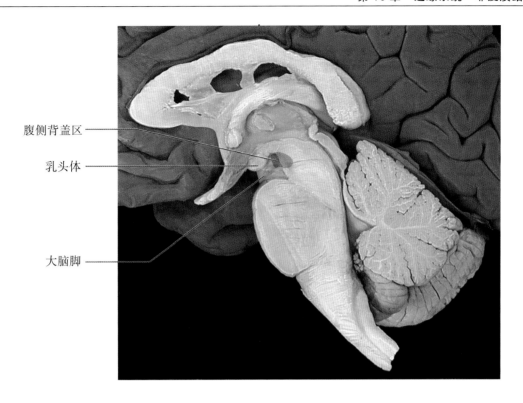

腹侧背盖区——

乳头体——

大脑脚——

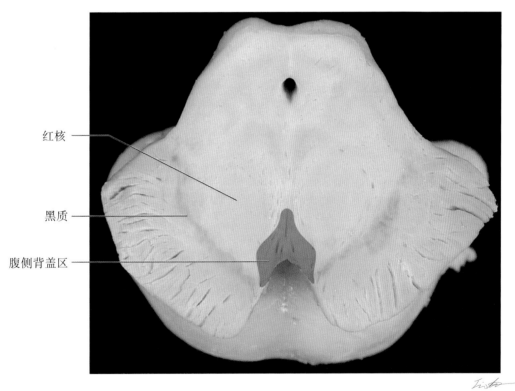

红核——

黑质——

腹侧背盖区——

图 10.6　腹侧被盖区（VTA）——边缘中脑（有覆盖物的实物图）

图 10.7　VTA 投射 1

伏隔核、杏仁核、海马（半缺血状态）

图 10.7 在图 2.7 中基底节（中间的一个）的基础上添加了海马结构，标出了大脑内结构，为正中矢状位视图。

另一个核被认为是大脑奖赏系统与成瘾过程的组成部分——伏隔核，位于尾状核下方（图 2.5B、图 2.7）。

根据定义，伏隔核属于基底核，但其与尾状核、壳核及纹状体几乎没有关联。从神经解剖学角度看（图 2.5B、图 2.7），尾状核和壳核来自背侧纹状体。伏隔核，因为它位于尾状核头"下方"，然后构成腹侧纹状体，这给已经混淆的术语又增加了一层复杂性（图 10.5B）。

这组细胞包括基底节或其他神经元（可能是边缘叶神经元）。它的功能有待证实，虽然现在似乎是肯定的，在涉及奖励时，通过整合某些认知方面的情况与情绪成分，这个神经区域可被激活。

这个核接收发自 VTA 的大量多巴胺能纤维传入，后者也投射到海马结构和杏仁核，如图所示。

伏隔核投射到丘脑的两个核（前核和背内侧核），这两个核与边缘系统相关（图 6.13、图 10.1A 和图 10.1B）。这些核投射到边缘扣带和前额叶皮质，将在图 10.8 进一步描述和讨论。因此，他们是所谓的"延伸的边缘叶"——边缘前脑（在"边缘系统"部分的介绍及本章结束处的"整合"一节讨论）。

临床联系

有强有力的证据表明，伏隔核参与了动物（可能也有人类）的成瘾行为（于图 10.6 讨论）。

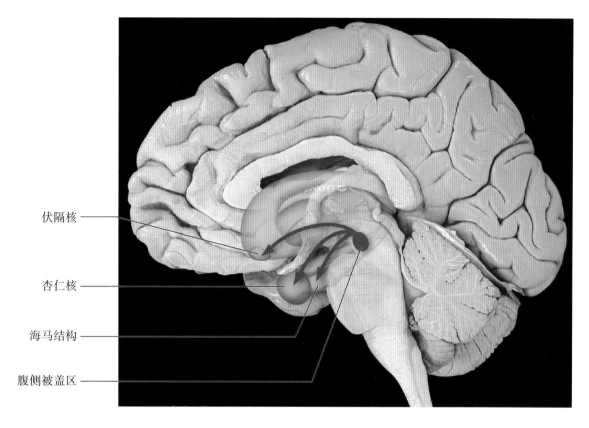

伏隔核

杏仁核

海马结构

腹侧被盖区

图 10.7　VTA 投射 1——伏隔核、杏仁核、海马（半缺血状态）

图 10.8 边缘投射 2

边缘前额叶皮质（重复视图）

腹侧被盖区多巴胺能神经元选择性地投射到前额叶皮质区，即内侧和眶部（图 6.13）。这种选择性投射与来自脑干其他核的去甲肾上腺素能纤维和 5- 羟色胺能纤维截然不同，因为前者广泛投射到各个区域的皮质。

前额叶皮质的内侧和眶区也接受丘脑背侧核的纤维投射（在图 10.7 和图 6.13 中讨论）。因为伏隔核是这个投射的一部分，已知 VTA 参与成瘾行为（图 10.7），因此不难理解前额叶皮质在人类不良行为中的作用。

翻回图 1.1 可以发现，前额叶皮质有几个部分：背外侧、眶部和内侧部分（图 1.3~1.7）。现在许多研究表明前额叶背外侧皮质具有"决策"和首席执行官（the chief executive officer，CEO）功能模式，即所谓的"理性冷静的棋手"（在图 6.13 中讨论）。

假设这是正确的，那么前额叶皮质的其他区域的作用是什么？许多边缘系统连接可追踪到额叶眶部和内侧区域，它们构成了边缘"循环"的一部分。

有人提出了以下假设：决策很少不含"情绪"成分，一种"内脏"感觉、直觉。这种边缘输入可能影响我们决策行动方案的主观性。

可以推测，内侧前额叶区域作为中介调节边缘系统传入纤维到额叶眶区（可能是通过钩束；见图 9.6B），而前额叶背外侧则执行功能（执行 CEO 功能；见图 4.5）。我们可以回忆小脑的工作方式，小脑有一项功能——比较预期动作与实际动作（图 3.17）。这将在边缘系统"整合"章节进一步讨论。

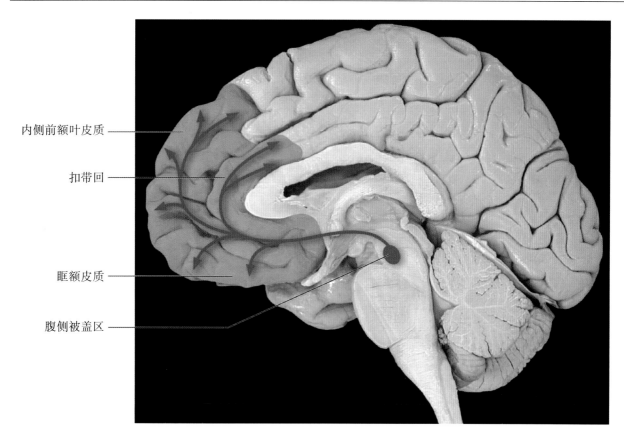

内侧前额叶皮质

扣带回

眶额皮质

腹侧被盖区

图 10.8　边缘投射 2——边缘前额叶皮质（有覆盖物的实物图）

边缘系统：整合

在一些章节中学习了边缘系统的结构、联系之后，综合这些解剖信息，将其视为大脑"情感"部分似乎是恰当的。要理解在第4部分的引言中边缘系统是如何负责"情感"反应的定义并不容易。

边缘系统的主要结构是边缘叶（皮质，包括海马）、杏仁核、下丘脑和隔区。这些边缘区域通过边缘通路相连（例如Papez回路）。边缘结构似乎在许多方面相互连通。目前还不清楚这些结构中的活动如何影响大脑的其他部分。边缘系统如何影响生理系统的变化（内分泌和自主神经）、运动/活动（行为）及心理（心理反应）？

下面的讨论是理解边缘功能的结果或输出的一种方法——与第4部分引言中的反应类别相同。

生理反应

内分泌和"稳态"的反应

内分泌和激素的变化受下丘脑调节，是情绪状态的急性和慢性生理反应的一部分。例如：Hans Selye博士的研究表明，慢性压力会对我们的身心产生不利影响（对大脑也可能有不利影响）。

自主反应

许多副交感神经和交感神经反应伴随情绪状态，包括瞳孔大小（在恐惧状态时）、流涎、呼吸、血压、脉搏和各种胃肠道功能改变。这些反应部分由下丘脑控制，同时受中脑和延髓的边缘连接控制。

行为反应

生理调节往往涉及复杂的电活动，例如，口渴、温度调节及满足其他基本驱动的电活动。杏仁核和下丘脑可能参与了与这些基本驱动相关的运动模式。

边缘系统以特定方式参与中脑网状结构和脑干其他核团的功能。最好的例子也许是与情绪相关的面部表情，包括产生于脑干的对疼痛的反应，紧急情况下基本的"战斗或逃跑"反应。所有这些激活了相当数量的电通路，基底节腹侧部分和各皮质区可能是中枢神经系统参与情绪反应相关活动的区域。

心理反应

脑区参与边缘功能的新皮质区包括部分前额叶皮质（眶部和内侧）、扣带回、海马旁回。这些边缘皮质（和相关丘脑核）中的活动显然是情绪的心理（精神）反应的基础。这些反应可影响行为，可能进入意识，也可能不进入意识。

总　结

总之，大脑边缘系统有许多外部联系，通过这些联系影响大脑的内分泌、自主神经、运动和心理功能。

海马旧皮质区似乎有一个额外的功能，与新情景记忆形成有关，尤其是事件和事实型信息。其原因和机制目前尚无定论，只能猜测。

如图10.8中讨论的，内侧和眶前额叶皮质的边缘传入可能影响决策。如果这个或类似的假设得到进一步发展，其含义是几乎所有决定都含有情感成分，无论是女性还是男性。也许在认识到这一点后，我们应该学会更多地关注我们"边缘"的声音。

边缘系统是复杂而有趣的，为我们的感官和运动/活动之外的人类行为提供了一个窗口。整体功能与部分功能的关系并不总很是清楚。此外，一些途径是模糊的，也许会令人困惑。然而，他们是讨论边缘系统对机体功能的神经解剖学框架部分。有趣的是，边缘功能的完善与自我意识的发展密切相关。

最后一个注意事项，我们只能希望可以通过更高级的皮质的影响来控制与自我保护和物种保存这些基本行为密切相关的边缘系统，从而引导人类走向一个更人性的未来。

附录　神经病相关神经解剖学

根据本图谱的其他相关章节，该附录展示了关于人类脑干、脊髓及其纤维束与核团的组织学相关内容。

脑干

为更清晰、系统化地描述和研究脑干的结构功能，人为地将脑干沿轴位横断，得到脑干的平面图（图 A.2）。

- 腹侧部/基底部：是脑干每一层最前面的一部分，包含了许多下行的皮质纤维，特别是皮质-延髓束、皮质-脑桥束及皮质-脊髓束（图 5.9、图 5.10）。
- 中央部：又称脑干被盖部。其包含了所有的上行纤维束、部分下行纤维束、绝大多数的脑神经核团和其他特殊的神经核团，如红核、下橄榄核。另外，网状结构占据了被盖部的中心部位（图 3.6A、图 3.6B）。
- 室腔部：脑干各部位内均有脑室系统，其内充满脑脊液（图 3.1~3.3）。脑干水平通常可以根据这个区域的脑室系统来确定，在中脑为中脑导水管，在脑桥及延髓为第四脑室。
- 背侧部/顶盖部：第四脑室将脑桥和延髓与小脑分隔开，小脑位于第四脑室顶的后上方，在中脑，上、下丘位于中脑导水管的后方（背侧，后面还会讨论；见图 1.9、图 3.3）。

血液供应

脑干的血液由椎-基底动脉系统供应（图 8.1、图 8.5）。靠近中线的核团和纤维束主要由基底动脉的穿支供应，这些穿支被称为旁中央支；脑干两侧的纤维束及核团由小脑动脉环之一供应，包括小脑后下动脉、小脑前下动脉和小脑上动脉（图 8.1）。

组织学染色

不同的染色方法可显示相应生理或病理条件下的组织学特征。有多种多样的组织学染色方法可以显示各种正常或异常的组织成分。对于神经系统，有许多旧的染色方法和许多日新月异的抗体染色方法，通常这些抗体带有荧光素标记。总体来讲，标准的染色法包括：

- 细胞成分，神经元的胞体和神经胶质细胞（及血管内皮细胞）。这些常规染色就可以实现，如 HE 染色。
- 神经元，特别是树突（包括树突棘）和轴突。这些最好用高尔基染色法。
- 正常的或受损的神经纤维。
- 神经胶质成分，包括正常的和活化的星形胶质细胞。
- 正常的或受损的神经髓鞘。

在本图谱中，组织切片染色为细胞和髓鞘的复合染色法；这种复合染色被称作"Kluver-Barrera"染色法。因特定脑区的有髓纤维常集中在一起，故容易染色清楚。由于神经元胞体分布较为分散，所以染色较淡，但高倍镜下细胞胞体清晰可见。

学习计划

- 每页图谱上半部分是示意图，下半部分是相应的人类脑干组织切片图。
- 在本图谱中，根据读者指南中的颜色编码，脑干的不同神经核团及纤维束用不同的颜色标识（见第 2 部分）。这种视觉分类在整个脑干的横截面上保持一致。

按照从上到下的顺序描述脑干（从中脑到延髓），原因有两个：

1. 脑神经的顺序是从中脑开始向下排序的；
2. 前文描述从皮质发出的下行纤维束时就是按照这个顺序；

其他人可能喜欢自延髓向上描述各横截面。

读者注意：这部分内容与相应网页版图谱内容一致，网页版图谱增加了断面结构凸显功能，学生移动鼠标可同时显示切面示意图和组织学染色图，建议读者配合网页上的图片学习脑干结构，这样更容易掌握脑干的组织学结构。

图 A.1　脑干组织学 A

腹侧面观（示意图）

对脑干的进一步学习，需要进一步掌握脑干的一系列横断面组织学神经解剖结构。脑干的相关知识非常多，下面仅列举一些重要知识点：

- 脑神经核团。
- 上、下行传导束。
- 某些属于网状结构的脑干核团。
- 其他特殊核团。

很多时候，由于学习的重点为脑神经，因此脑干横断面的解剖知识相对较少。该图为脑干的腹侧面及与之相连的脑神经，其中左半部分为感觉核团（图 3.4），右半部分为运动核团（图 3.5）。横线标注了横断面的位置，这些横断面会在后面的章节展示给读者。

脑干的 3 部分共 8 个横断面需要学习，这些横断面的实物照片见本图谱的第 2 部分（第 4 章）。

- 中脑：两个断面（实物图；见图 4.2C）。
  - 中脑上部（上丘）断面——动眼神经（Ⅲ）。
  - 中脑下部（下丘）断面——滑车神经（Ⅳ）。
- 脑桥：3 个断面（实物图；见图 4.2B）。
  - 脑桥上部断面——某些特殊的神经核团。
  - 脑桥中部断面——三叉神经（Ⅴ），穿过主要的感觉和运动核团。

- 脑桥下部断面——展神经（Ⅵ）、面神经（Ⅶ）和部分前庭蜗神经（Ⅷ）。
- 延髓：3 个断面（实物图；见图 4.2A）。
  - 延髓上部断面——前庭蜗神经。
  - 延髓中部断面——舌咽神经（Ⅸ）、迷走神经（Ⅹ）、舌下神经（Ⅻ）。
  - 延髓下部断面——某些特殊的神经核团。

关于该部分有两点重要提示：

1. 在脑干的各个横断面的图谱中，均有脑干的两幅小图标注在图谱的旁边，一幅是脑干的腹侧面（图 A.1），一幅是脑干的矢状面（图 A.2），其上均有横断面的横断位置，并标明了该层的横断位置。

2. 脑干的 8 个横断面中，其中 3 个层面在该图谱第 2 部分（功能系统）中展示传导通路时已经有所涉及，这 3 个层面是中脑上部断面、脑桥中部断面和延髓中部断面（图 4.6）。

临床联系

如前所述，脑神经根是学习和理解脑干结构的重要解剖标志（图 1.8、图 3.1）。当观察到某根脑神经时，就能推测出该脑神经相关的脑神经核团（或核团之一）位于该层（图 3.4、图 3.5）。因此，若掌握了脑神经连接脑干的位置，也就抓住了理解脑干结构的关键。在临床上，一根或多根脑神经受累的症状体征对脑干病变的定位诊断有重要意义。

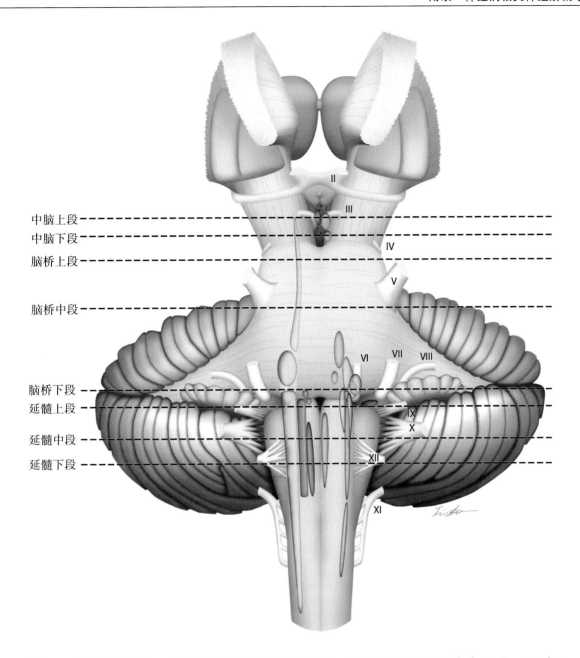

图 A.1 脑干组织学 A——腹侧面观（示意图）。Ⅱ：视神经；Ⅲ：动眼神经；Ⅳ：滑车神经；Ⅴ：三叉神经；Ⅵ：展神经；Ⅶ：面神经；Ⅷ：前庭蜗神经；Ⅸ：舌咽神经；Ⅹ：迷走神经；Ⅺ：副神经；Ⅻ：舌下神经；▨三叉神经；▨前庭神经；▨蜗神经；▨孤束神经；▨自主神经；▨副交感神经

图 A.2　脑干组织学 B

正中矢状位（示意图）

　　该示意图显示的是脑干矢状位正中切面（图 1.7、图 3.2）。该图是显示脑干解剖常用的图片之一。学生应当结合图 A.1 的脑干腹侧面观图片学习。为了引导学生观察脑干切面结构，每张水平切面图旁均有脑干正中矢状面示意图，正中矢状面图中的横线标明了切面位置。

　　脑干矢状位示意图形象地展示了脑干形态，包括中脑、使脑桥呈"膨隆状"的脑桥核及逐渐变细并演变为脊髓的延髓，同时也显示了脑神经连接脑干的部位。

　　为了便于描述脑干的结构，示意图为脑干平面图，其结构由 4 部分组成：

- 腹侧部或基底：脑干每个区域的最前部有一些发自皮质的下行传导束，特别是皮质 – 延髓束、皮质 – 脑桥束、皮质 – 脊髓束（图 5.9、图 5.10）。在中脑，所有传导束均位于大脑脚。皮质 – 延髓束支配脑干的不同部分和不同的脑神经核。在脑桥，皮质 – 脑桥束构成了脑桥腹侧部的隆起，终止于脑桥核；皮质 – 脊髓束在脑桥分散在这些脑桥核团中。在延髓，皮质 – 脊髓束再次聚集，形成锥体，在延髓的末端左右交叉（图 1.8、图 5.9 和图 6.12）。

- 中间部：脑干的中间部称为被盖，该部分包含了第 Ⅲ ~ Ⅻ 对脑神经的核团及其他核团，如红核、下橄榄核，还包括上行传导束及部分下行传导束。网状结构占据了被盖的中心部位（图 3.6A、图 3.6B）。

- 脑脊液：脑室系统贯穿脑干上下（图 3.1、图 3.2、图 3.3、图 7.8）。脑干的脑室系统常被看作脑干各部分的标识，如中脑导水管及第四脑室。

- 背侧部或顶部：上下丘合在一起形成顶盖，位于中脑导水管的背侧。第四脑室将脑桥及延髓与小脑分开（图 1.9、图 3.2）。第四脑室顶的上半部分称为上髓帆（图 3.3）。

临床联系

　　该部分所呈现的信息可以帮助识别临床症状在脑干的定位，特别是当病变累及脑神经时。病变若损害上行或下行纤维束，患者出现的症状等信息将有助于确定病变部位。特殊病变将与脑干横断面结构一起讨论。

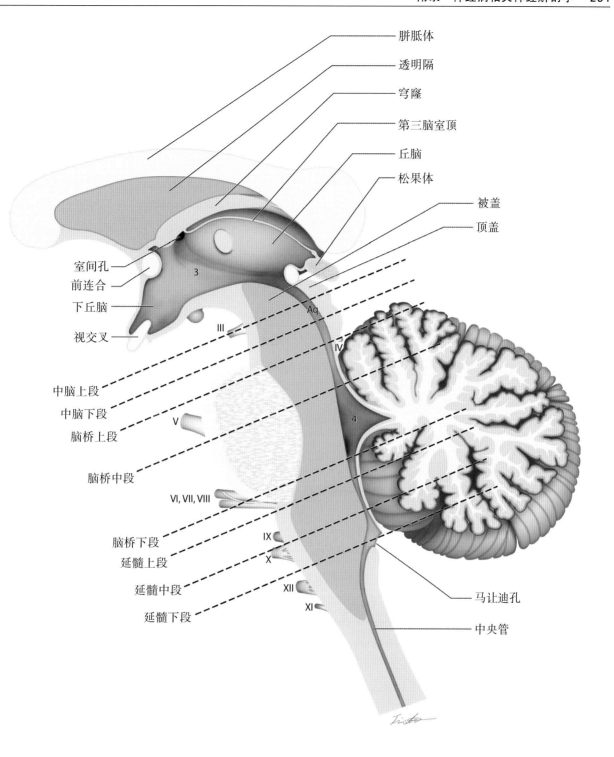

图 A.2 脑干组织学 B——矢状面观（示意图）。Ⅲ：动眼神经；Ⅳ：滑车神经；Ⅴ：三叉神经；Ⅵ：展神经；Ⅶ：面神经；Ⅷ：前庭蜗神经；Ⅸ：舌咽神经；Ⅹ：迷走神经；Ⅺ：副神经；Ⅻ：舌下神经；3：第三脑室；Aq：中脑导水管；4：第四脑室

图 A.3 中脑上部：横断面（示意图及组织学图谱）

中脑上部横断面特征性结构包括腹侧的大脑脚及其背侧的黑质。导水管周围灰质围绕在中脑导水管周围。剩余的部分为大脑脚被盖，内含神经核团、纤维束。中脑导水管的背侧为上丘。

纤维束在大脑脚内界限清楚（图 5.9、图 5.10和图 6.12）。黑质由功能各异的两部分组成，包括致密部和网状部。网状部位于腹侧，靠近大脑脚，由许多散在的神经元组成；这些神经元作为接受基底神经核传出的结构之一，联系基底神经核与丘脑（与苍白球内段类似；见图 5.18）。致密部为细胞富集区，更靠近背侧，此处的神经元含有黑色素样物质。这些多巴胺能神经元发出纤维投射至新纹状体（在图 5.14 中讨论）。如果这些神经元丢失，会导致帕金森病（图 2.5A、图 5.14）。

读者注意：中脑的实物照片（图 4.2C）显示黑质的致密部为一黑色的条带。组织被进一步加工切片后着色消失。

因此，尽管被称为黑质，但致密部在大部分图片当中颜色发白，显得比较清楚。如为髓鞘染色，这部分显示不出来；如为细胞染色，这部分神经元的胞体则显示得较为清楚。

红核位于大脑脚被盖，从腹侧面看，红核为典型的大神经元。髓鞘染色的断面上，细胞核不被着色。红核发出下行纤维——红核-脊髓束，参与调节身体运动（图 5.11）。

动眼神经核（第Ⅲ对脑神经）较大，位于中脑导水管周围灰质的前部，靠近中线，找到动眼神经就能确定中脑上部和上丘水平。这些运动神经元胞体较大且容易识别。该核团的副交感神经元部分位于核团内部，称为 E-W 核（图3.5）。动眼神经发出的纤维向前穿过红核内侧并在大脑脚之间的脚间窝出脑干（图 1.8）。

中脑的上行（感觉）传导束是其在脑干的延续。内侧丘系、上行的三叉神经通路及与它们结合在一起的前外侧系统纤维（图 5.5、图6.11）沿着被盖的外侧部上行，传导至丘脑相关核团（图 6.13）。

网状结构核团位于脑干的中心部位（被盖部），其功能与脑干网状上行激活系统有关，在维持意识和清醒方面有重要作用（图 3.6A、图 3.6B）。导水管周围灰质位于中脑导水管周围，其有部分下行传导通路参与疼痛控制（图 5.6）。

上丘是眼球运动的皮质下中枢，其发出下行纤维——顶盖-脊髓束下行，参与控制和协调眼球及颈部运动，其下行至颈髓的部分纤维参与构成内侧纵束（medial longitudinal fasciculus，MLF；见图 6.9）。

MLF 在髓鞘染色法下着色明显，在脑干各层均位于脑神经运动核团之前，靠近中线。该部分的另一个标志为与听力传导有关的下丘臂（图 3.3、图 6.1 和图 6.2）。

临床联系

基底动脉血栓引发的一类特殊的脑干病变可损伤脑干的大部分结构，但中脑内部不受损害。这类患者只有极少数可以存活下来，但都遗留有明显的后遗症，生活不能自理，被称作闭锁综合征。患者意识清楚，脑高级功能完好，其思维、智力均正常，然而患者丧失了除部分眼球运动（眼球垂直运动；见图 6.8）外的几乎所有随意运动功能，偶可见双手及手指有轻微的运动。由于呼吸肌麻痹，这类患者需要呼吸机辅助呼吸并 24h 全程护理。另外，其躯体感觉功能全部或部分丧失。

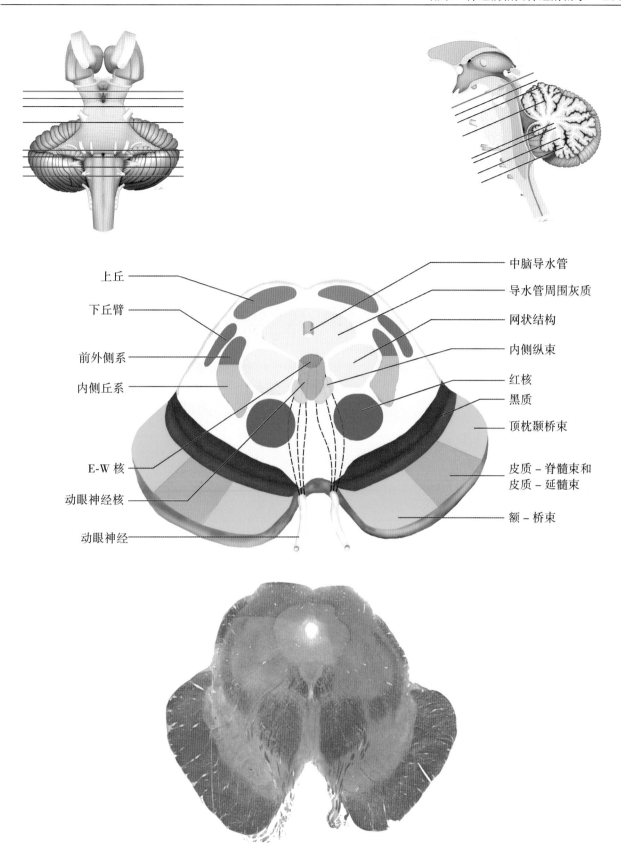

上丘

下丘臂

前外侧系

内侧丘系

E-W 核

动眼神经核

动眼神经

中脑导水管

导水管周围灰质

网状结构

内侧纵束

红核

黑质

顶枕颞桥束

皮质－脊髓束和
皮质－延髓束

额－桥束

图 A.3　中脑上部：横断面（示意图及组织学图谱）

图 A.4　中脑下部：横断面（示意图及组织学图谱）

该水平横断面包括位于前部的大脑脚，其背侧毗邻黑质。该层的特征性结构为占据横断面中心的小脑上脚交叉纤维，位于下丘水平。其次，中脑导水管周围为导水管周围灰质，下丘位于导水管背侧。通常，该层还包含某些脑桥核（在下图的组织学断面图中也可以看到）。因此，此处可见一些易令人混淆的混合结构。

大脑脚中的纤维排列仍保持中脑上部的顺序。被盖部有上行纤维束、内侧丘系、三叉丘系及脊丘系，这些传导束位于中脑下部切面的外侧缘（图 6.11）。

中脑下部切面可见大量纤维（在髓鞘染色下）占据了该层的中心位置，这些交叉纤维是小脑上脚的延续（图 3.3、图 6.11）。这些纤维来自小脑深部核群，主要来自齿状核，位置朝向丘脑腹外侧核，并最终到达运动皮层（在图5.18 中讨论）。一些纤维来自中间小脑深部核团，并在红核形成突触。

该层的中心位置（被盖部）可见网状结构的核团，在网状上行激动系统（ascending reticular activating system，ARAS）功能中有重要作用——维持大脑觉醒（图 3.6A、图 3.6B）。

两侧大脑脚之间有一个较小的脚间核，属边缘系统。中脑导水管周围可见导水管周围灰质，其功能与痛觉及与痛觉调控相关的下行传导通路有关（图 5.6）。

双侧滑车神经核，位于导水管周围灰质之前，靠近中线。因其仅支配 1 条眼外肌，故体积较动眼神经核小。滑车神经从脑干背侧稍低于下丘的位置穿出（图 6.12）。内侧纵束（MLF）紧邻滑车神经核之前。导水管周围灰质的边缘可见体积巨大的圆形细胞，这些细胞是三叉神经中脑核的一部分（图 3.4）。

该层面还含有传导听觉冲动的外侧丘系，其纤维传至下丘，是听觉通路的一个中继核（图6.1、图 6.2）。听觉冲动在此换元后，下丘发出纤维经下丘臂传导至内侧膝状体，下丘臂亦可在中脑上部断面看到（图 A.3）。

临床联系

在该层面中，传导痛温觉的纤维在中脑的外缘，这就提示可能在很特殊的情况下，在该层面可以用手术完全切断上行感觉传导通路。这种手术常被用于伴有顽固疼痛症状的恶性肿瘤患者。现今，这种缓解疼痛的手术仅被当做最后手段。目前可以用药物来控制疼痛症状，通常是作为姑息疗法的一部分，或者辅以其他治疗方法。

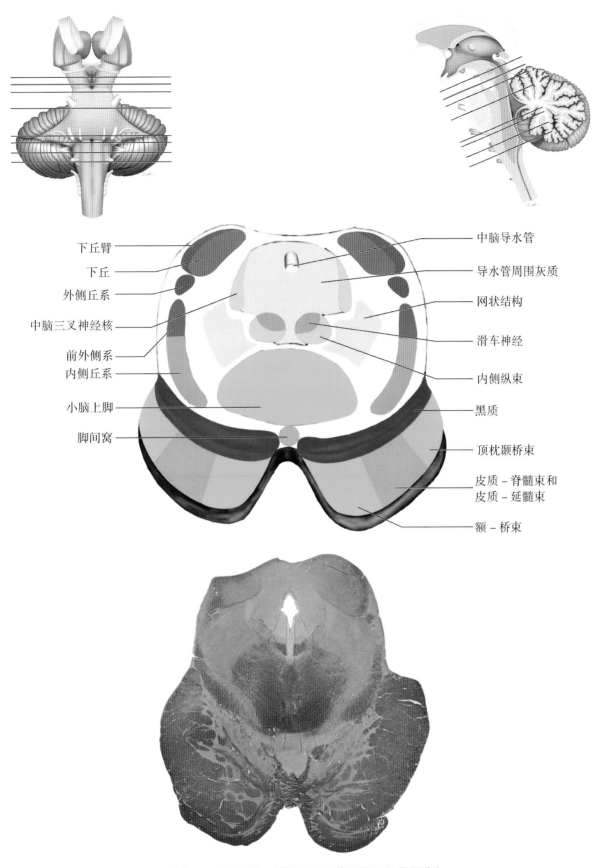

下丘臂

下丘

外侧丘系

中脑三叉神经核

前外侧系

内侧丘系

小脑上脚

脚间窝

中脑导水管

导水管周围灰质

网状结构

滑车神经

内侧纵束

黑质

顶枕颞桥束

皮质－脊髓束和
皮质－延髓束

额－桥束

图 A.4　中脑下部：横断面（示意图及组织学图谱）

图 A.5 脑桥上部：横断面（示意图及组织学图谱）

　　该层可以帮助读者理解从中脑到脑桥的结构演变。该脑干横断面是脑桥的最高一个层面，位于滑车神经（Ⅳ）出脑干处（下丘的下方；见图 1.9、图 3.3 和图 5.17）。滑车神经是唯一一对从脑干背侧出脑的脑神经，其纤维在出脑前左右交叉（图 6.12）。

　　脑桥核位于该层面的最前端，该核团接收皮质 – 脑桥束的纤维，之后发出纤维交叉到对侧小脑，形成小脑中脚（图 5.15）。皮质 – 脊髓束纤维分散在这些细胞核之间，成束排列（图 5.9、图 6.12）。

　　上行传导束包括内侧丘系、脊丘系（传导躯体感觉；见图 5.2、图 5.3 和图 6.11）、三叉丘系（图 5.4、图 6.11）、外侧丘系（听觉；见图 6.1）。三叉丘系的纤维在脑桥交叉至对侧（来自三叉神经感觉主核，传导精细触觉的纤维），传导痛温觉的纤维在延髓与脑桥上部连接处交叉到对侧并加入内侧丘系（图 5.4、图 5.5 和图 6.11）。内侧丘系位于该层的中心位置偏背侧，一直延伸至中脑（图 6.11）。在髓鞘着色染色中，其有经典的"逗点状"结构。听觉相关纤维在该层的背侧，在中脑下部进入下丘（图 6.2、图 6.11）。在该层的中心位置，中脑导水管开始扩大，移行为第四脑室。MLF 在第四脑室腹侧，同样位于中线两旁。

　　网状结构的核位于被盖部（图 3.6A、图 3.6B）。该层有一些特殊核团，包括蓝斑核，位于被盖的背侧，距第四脑室边缘不远。因其在新鲜标本上呈蓝色而得名（图 4.2B）。做组织学检查时，经过处理，蓝斑核不再呈蓝色。因其几乎与脑内任何一个部分都有广泛的纤维联系，故蓝斑核通常被认为是网状结构的一部分（图 3.6B，在示意图中为黄色）。蓝斑还有一个特征，其神经递质为去甲肾上腺素，属于儿茶酚胺类神经递质。

　　脑桥被盖部还有一个重要结构就是小脑上脚，这些纤维将信息从小脑传递至丘脑及红核。小脑上脚纤维为小脑深部神经核团发出的轴突，离开小脑后途经第四脑室顶（上髓帆；见图 1.10 和图 5.3）。进入脑桥后，横行至脑桥中线部位，最终在中脑下部交叉到对侧（图 5.17、图 A.4）。

　　该断面可以见到小脑的最上部，即小脑小舌，是位于小脑中部的小脑蚓的一部分。该特殊的小叶结构常被作为学习小脑解剖结构的标志（图 3.7）。

补充说明

　　在第四脑室边缘上，可以发现许多三叉神经中脑核的较大神经元（图 3.4）。该小簇神经元并非在所有该断面标本上均可见。

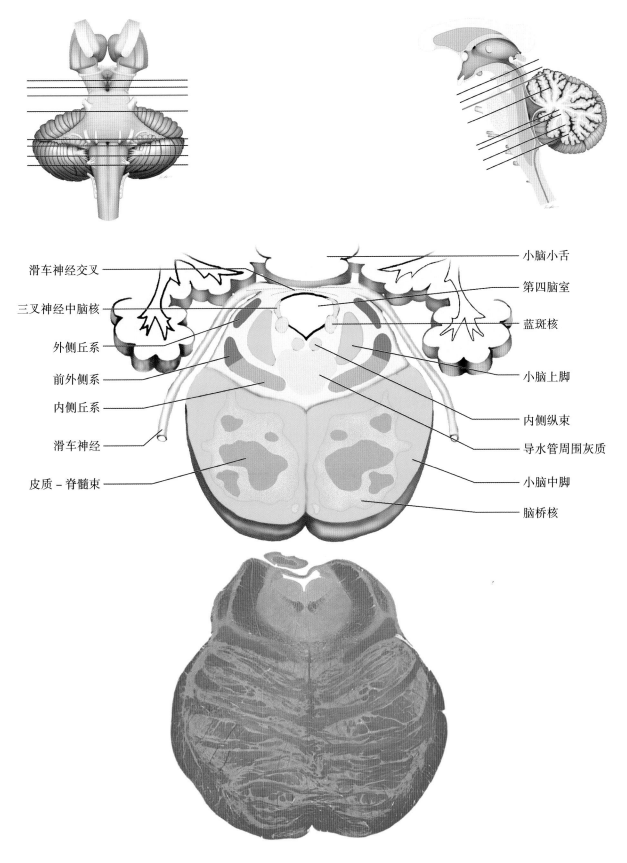

滑车神经交叉

三叉神经中脑核

外侧丘系

前外侧系

内侧丘系

滑车神经

皮质 - 脊髓束

小脑小舌

第四脑室

蓝斑核

小脑上脚

内侧纵束

导水管周围灰质

小脑中脚

脑桥核

图 A.5　脑桥上部：横断面（示意图及组织学图谱）

图 A.6　脑桥中部：横断面（示意图及组织学图谱）

　　该断面取自三叉神经连接水平。在前端，脑桥核及成束的皮质－脊髓束很容易辨认。脑桥核及其轴突在该层面数量很多，其纤维交叉到对侧组成小脑中脚进入小脑（图 5.15）。在该层面，皮质－脊髓束分散为许多束，分布于脑桥核之间（图 5.9、图 6.12）。

　　三叉神经沿小脑中脚进出脑干。三叉神经有多个功能各异的核团与之相连（图 3.4、图 5.4）。这些核团有 4 个，图中的层面是其中两个，分别为三叉神经感觉主核和三叉神经运动核。其中感觉主核负责精细触觉，其纤维占据了三叉神经的大部分，管理面部大部分区域，特别是口唇及舌表面。三叉神经运动核支配咀嚼肌，通常认为在其沿大感觉神经根出脑干时神经可分离（图 6.12）。在脑桥，这些核团被三叉神经纤维分开，感觉核团（细胞较小）位于外侧，运动核团（细胞较大）位于内侧。

　　在该层面，上行传导束易被辨认。内侧丘系在上行过程中逐渐远离中线（图 6.11）。脊丘系位于腹外侧边缘与内侧丘系相伴而行。另外，三叉神经上行传导纤维加入内侧丘系。内侧丘系的外侧为外侧丘系。MLF 仍位于第四脑室前。

　　被盖的核心区域为网状结构及网状核。其中一些网状核被称作脑桥网状结构喙部（图 3.6B）。这些核团发出纤维组成下行的网状－脊髓束，参与间接随意运动调节，其主要调节肌张力（图 5.12B）。

　　在该层面，第四脑室较宽阔。第四脑室边缘可见发自小脑的小脑上脚，朝向中脑（红核）和丘脑。小脑上脚位于其边缘，从小脑发出至中脑（红核）及丘脑。上髓帆是连接双侧小脑上脚的薄层白质板（图 3.3）。在该层面，小脑占据很大面积，位于第四脑室后方。小脑小舌仍存在于该层面，在第四脑室后方并突入其中。

补充说明

　　在分离出的脑干标本上，小脑上脚及上髓帆位于其背面（图 1.9）。这些结构位于下丘下方，其上紧邻脑干背侧面滑车神经的传出神经。

　　读者注意：通常脑桥的组织切片不包括小脑，原因是制作如此大的组织切片技术上很困难，还要向不同的染色液中转移，并将大组织切片锚定在载玻片上。

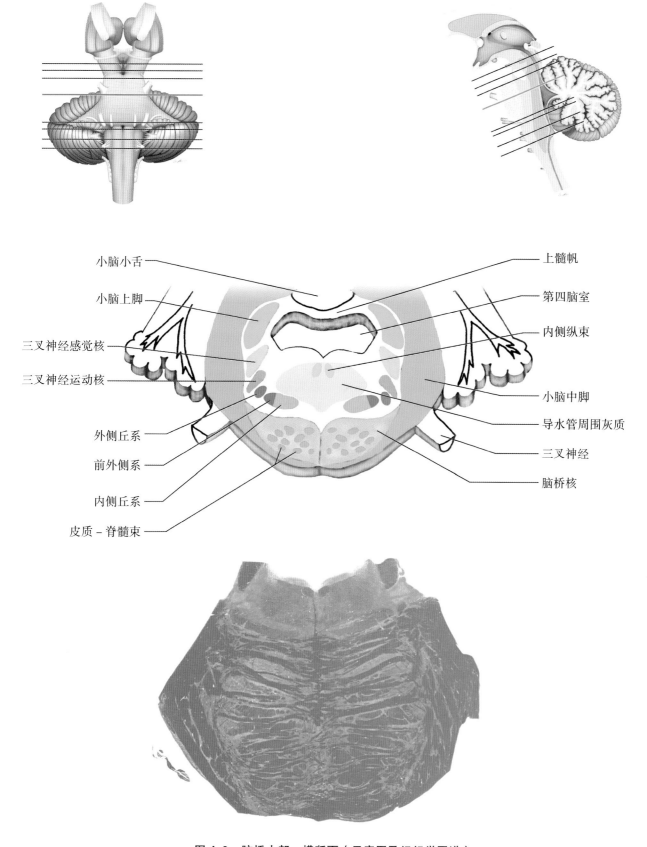

图 A.6　脑桥中部：横断面（示意图及组织学图谱）

图 A.7　脑桥下部：横断面（示意图及组织学图谱）

由于与三叉神经、展神经、面神经和前庭蜗神经等脑神经有关的核团位于被盖区，因此该切面非常复杂。此层面中，有些传导束在此形成或位置发生变化，或者两者都有。在前面，脑桥核全部消失，皮质 – 脊髓束逐渐重组成更为紧凑的纤维束，并逐渐演变为延髓内的锥体束（图 A.8）。

- 三叉神经（CN V）：三叉神经传递痛觉和温度觉，于脑桥中部进入脑干，组成下行的三叉神经束，也称作三叉神经 – 脊髓束；其内侧为相应的核团（图 3.4）。换元后的纤维束穿过延髓，交叉后上行（图 5.4），最终在脑桥上部加入内侧丘系（图 5.5）。
- 展神经（CN VI）：展神经核位于网状系统前部，控制眼部的外直肌运动（图 3.5）。内侧纵束靠近中线，位于展神经核的前方。在脑桥和延髓的交界处，可见部分向前穿出脑干的展神经纤维。
- 面神经（CN VII）：面神经核的运动神经元位于被盖的腹外侧区，管控面部表情肌。面神经纤维绕展神经核上方形成一个内环（图 6.12）。图中看似显示了面神经的全长，但实际只有部分神经通过了此脑桥水平。
- 听神经（CN VIII）耳蜗部：听神经从脑干较低处的小脑脑桥角脚进入（图 1.8、图 3.1）。在低于此水平的延髓的一个截面可看到听神经纤维在背侧和腹侧蜗神经核换元（图 A.8）。在这个组织学水平上，听神经截然不同的两部分纤维交叉形成斜方体和上橄榄核群（图 6.1、图 6.9）。换元后纤维上升，在此水平开始形成外侧丘系。
- 听神经（CN VIII）前庭神经部：4 个前庭核中的 3 个位于此水平（图 6.8、图 6.9）。前庭外侧核胞体巨大，位于第四脑室侧缘；此神经核发出前庭 – 脊髓外侧束（图 5.13）。前庭内侧核同样位于此水平，即延髓的延伸区。一个小的上前庭核也位于此区。后两者发出的纤维形成了内侧纵束，与眼球运动的前庭感觉形成有关（图 6.9）。

脑桥的被盖部也含有上升的感觉束和网状结构。内侧丘系紧邻中线，常被斜方体的纤维遮盖，但在延髓其位置发生变化（图 6.11、延髓的横截面、图 A.9 和图 A.10）。由于前外侧系太小，故肉眼无法看到。网状结构核包括脑桥网状结构的尾部，后者也构成脑桥网状脊髓束（图 5.12A）。

因为小脑蚓部的小叶——小节（绒球小结叶的一部分；见图 3.7）占据了此空间，所以第四脑室实际很大但看起来较小。内侧纵束在第四脑室前方，靠近中线。

在此平面也可以看到小脑中脚的最低部分，还能看到小脑下脚，在较低水平进入小脑（图 1.8），位于小脑的较内部。在横断面水平可见小脑深部核团，位于小脑白质内（图 3.8、图 5.16）。

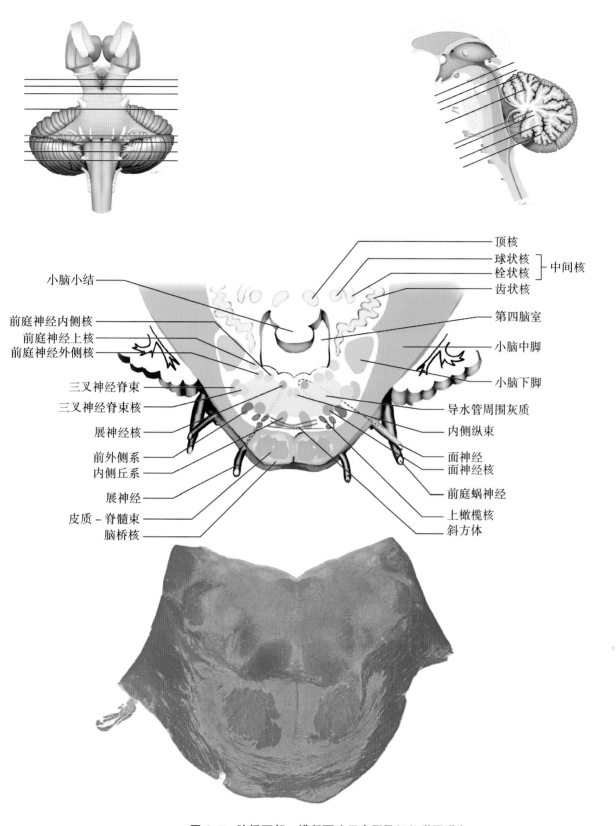

图 A.7　脑桥下部：横断面（示意图及组织学图谱）

图 A.8　延髓上部：横断面（示意图及组织学图谱）

此断面具有延髓的特征，可见前面的锥体及后外侧的橄榄核。

来自脑皮质 4 区和 6 区管理随意运动的皮质 – 脊髓束穿过半球的白质，穿过内囊后肢，继续穿过中脑的大脑脚和脑桥，然后在延髓的锥体内形成明显的纤维束。因为纤维构成了锥体，所以通常将皮质 – 脊髓束称作锥体束（图 5.9）。

内侧丘系是穿过延髓的最明显的上行纤维束，传递精细触觉、关节位置和震动觉（图 5.2、图 6.11）。此纤维在中线两侧，呈前后（腹侧）方向（图 6.11），位于锥体后侧；在脑桥部其改变方向，更加靠近脑桥侧面。一对内侧纵束靠近中线，位于内侧丘系背侧，第四脑室前方。较小的传递痛温觉的前外侧神经束位于橄榄核的背部（图 5.3、图 6.11）。在此平面的内侧丘系和前外侧系携带有来自对侧的纤维束。交叉之前的下行神经核和三叉神经位于侧面，携带有传递同侧面部和口腔痛温觉的纤维（图 5.4、图 6.11）。

延髓上部另一个隆突的神经束是小脑下脚。它将来自脊髓、延髓和下橄榄核的纤维投射至小脑（图 5.15）。

前庭蜗神经经过小脑下脚，于延髓的最高水平面——小脑脑桥角进入延髓，并与蜗神经腹侧核和背侧核（图 3.4）伴行。蜗神经在此形成突触连接，继而发出纤维终止于脑桥下部的上橄榄核复合体。脑桥最下部可见横行交叉的纤维形成的斜方体（图 6.1、图 6.11）。

在这一水平上，前庭神经的前庭部分由两个核组成，即前庭内侧核和前庭下核（图 6.8）。这两对神经核的位置与脑桥的前庭神经核相同，均紧邻第四脑室的外侧缘。由于有许多神经纤维穿过，所以前庭下核更为特殊。前庭神经核发出的纤维参与了内侧纵束的形成（图 6.9）。

孤束核也在此平面，围绕孤束，是味觉传入纤维（主要是面神经，也有舌咽神经）的中继站，也接受来自胃肠道和其他内脏的舌咽神经和迷走神经的内脏传入纤维。孤束核及其神经束位于前庭神经核的旁边（在其之前）。

此平面的核心区域是网状结构（图 3.6A、图 3.6B）。在此水平其最显著的核团为巨细胞核，形成外侧网状 – 脊髓束（图 5.12B）。此处应当回顾网状结构的其他功能，包括来自于中缝大核的下行疼痛传导系统（图 5.6）。

在此平面第四脑室也相当大。其顶部的下方可见脉络丛（图 7.8）；尽管其顶部是不连续的，但仍可见于组织切片的一个片段。小脑蚓部（中线）和小脑半球位于脑室的后面。在此水平，可见小脑内最大的核团——齿状核（图 3.8）。另外，小脑未经组织学处理。

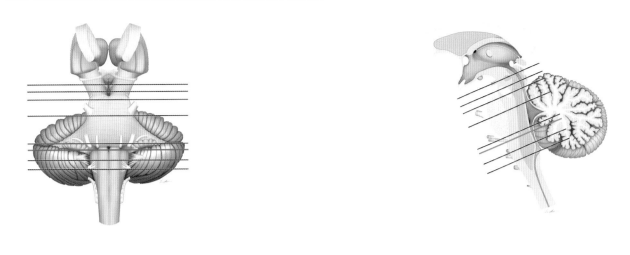

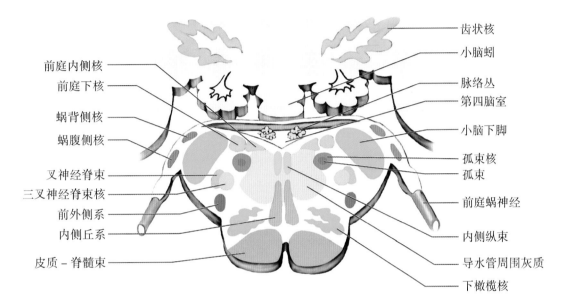

齿状核

小脑蚓

前庭内侧核

前庭下核

蜗背侧核

蜗腹侧核

叉神经脊束

三叉神经脊束核

前外侧系

内侧丘系

皮质 - 脊髓束

脉络丛

第四脑室

小脑下脚

孤束核

孤束

前庭蜗神经

内侧纵束

导水管周围灰质

下橄榄核

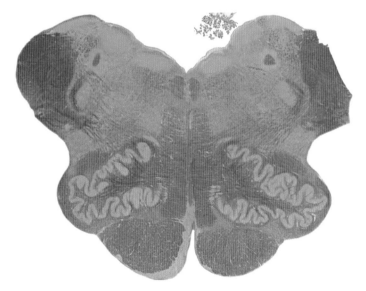

图 A.8　延髓上部：横断面（示意图及组织学图谱）

图 A.9　延髓中部：横断面（示意图和组织学图谱）

　　该断面为经典解剖学断面，延髓前面的锥体和下橄榄核极易辨认。

　　内侧丘系位于橄榄核之间，靠近中线（图6.11）。内侧纵束同样也靠近中线，位于内侧丘系的后方（背部）。前外侧系（脊丘系）的纤维束位于橄榄核的背部。三叉神经系的下行核及其纤维束在此平面的位置与在被盖部外侧面的位置相似。

　　舌下神经核靠近中线，位于脑室前方，其纤维向前穿出，在锥体和橄榄之间走行（图1.8、图3.1）。舌咽神经和迷走神经位于延髓的外侧面（图1.8、图3.1）。其传出纤维来自于两个神经核：副交感系统的迷走神经背侧运动核（迷走神经）和控制咽喉部肌肉运动的疑核(图3.5)。迷走神经背侧运动核靠近第四脑室，位于舌下神经核的外侧。疑核位于橄榄核的背部，因为在此平面仅能观察到其数个细胞，因此水平切面不易辨认。传递味觉和内脏的传入纤维在位于被盖后下方的孤束核换元，被孤束包绕。

　　被盖的中心为网状结构，巨细胞核位于网状结构的这一部分（图3.6B）。这些细胞发出下行纤维束，形成外侧网状－脊髓束，是间接调节随意运动传导束的一部分（图5.12B）；该纤维束也可对下运动神经元的兴奋性发挥重要的调节作用，以影响牵张反射和肌张力。

　　此断面的两侧可见小脑下脚，其向后发出纤维至小脑（图5.15）。被盖后方的第四脑室依然为一大的腔室，脉络丛紧贴其顶部，由于此薄壁组织是非连续的，所以脑室看起来似乎是"开放的"。另一种可能是因为此截面在小脑水平下方，所以考虑在其后并无小脑组织（参见图 A.9 中的矢状面示意图）。

临床联系

　　在脑干，此区域的血管损伤并不罕见。中线区的血供来自椎动脉靠近中央的分支（图8.1）。此区域结构包括皮质－脊髓束、内侧丘系及舌下神经核。

　　外侧部的供血来自椎动脉的分支——小脑后下动脉（图8.1、图8.2和图8.5），神经放射学家将其缩写为 PICA。由于一些不明确的原因（也许为其弯曲度），此动脉易发生梗死。在此区域有舌咽神经和迷走神经的神经核及其纤维，下行三叉神经核及其神经束，前外侧系统的纤维，孤束核及其神经束，以及下行自主纤维。小脑下脚和（或）前庭神经核也可能存在于此区域。所有这些临床现象称为延髓背外侧综合征（也称瓦伦贝格综合征；见图6.11）。

　　下行自主纤维发生损害在临床上称作霍纳综合征。此综合征为（图6.7）一侧脸部的交感神经受损，导致同侧上睑下垂、皮肤干燥、瞳孔缩小。瞳孔的异常是由于依旧完好的副交感神经纤维竞争的结果。能够中断交感神经走行的任何其他部位的损伤也可导致霍纳综合征。

　　读者注意：检查患者血管损伤后的临床症状，并指出病变中涉及的神经纤维束和神经核团的功能缺失，以及哪侧肢体会受累，这些对学生具有启发性。这些综合征的临床知识将在临床案例中体现。

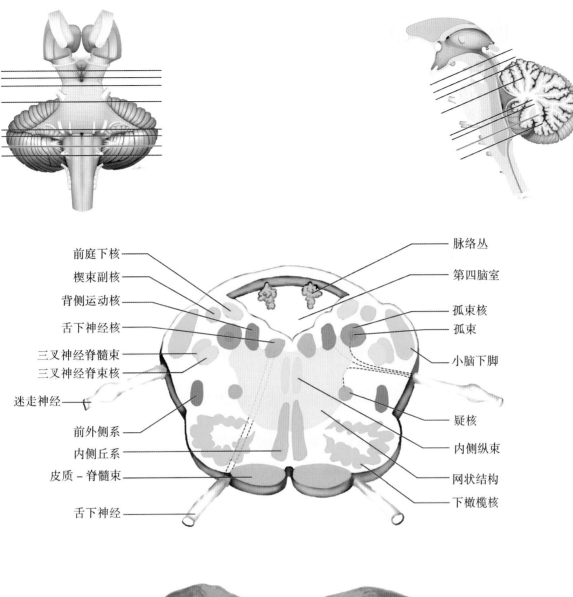

前庭下核 — 脉络丛
楔束副核 — 第四脑室
背侧运动核 — 孤束核
舌下神经核 — 孤束
三叉神经脊髓束 — 小脑下脚
三叉神经脊束核 —
迷走神经 — 疑核
前外侧系 — 内侧纵束
内侧丘系 — 网状结构
皮质–脊髓束 — 下橄榄核
舌下神经 —

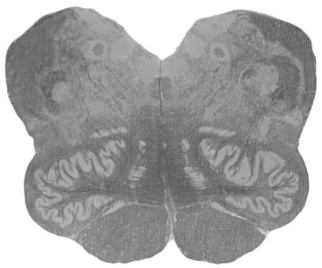

图 A.9　延髓中部：横断面（示意图和组织学图谱）

图 A.10　延髓下部：横断面（示意图和组织学图谱）

延髓在这个平面看起来明显变小，与下面的脊髓大小相近。根据前方锥体（皮质－脊髓束）和相邻的下橄榄核的结构特点，在这个断面上延髓仍然可以轻易识别。

被盖部包含脑神经核、网状结构和其他传导束。迷走神经核、舌下神经核、三叉神经下行核及三叉神经传导束均同前（同延髓中部；见图 A.9）。MLF 和前外侧纤维也位于同一位置。孤束纤维与孤束核仍在同一位置。内侧弓状纤维位于这一水平；这些纤维发自薄束核和楔束核，交叉形成内侧丘系（见下文）。这些纤维常常使疑核不容易识别。网状结构仍可见。

延髓被盖的背侧由两个大核团构成，外侧的楔束核和中间的薄束核。这些核团位于延髓的背面（图 1.9、图 6.11）。这些核团是从脊髓后索上行而来的同名纤维束的中继站（图 5.2、图 6.10 和图 A.11）。薄束核主要支配下肢和较低的躯体；楔束核支配较上部的躯体和上肢。这些纤维束在核团中继，然后形成内侧弓状纤维穿过延髓向前，交叉后在对侧的位置形成内侧丘系（图 6.11）。在这个水平，内侧丘系位于橄榄核和锥体背侧之间，呈前后位。

在后方，第四脑室逐渐变小，形成一个"V"形位于延髓背侧（图 3.1、图 3.3）。通常脑室顶部在这个水平消失。这可能是由于第四脑室正中孔的存在，脑脊液通过该孔从脑室系统进入蛛网膜下腔（矢状位示意图；见图 3.2 和图 7.8）。这个区域的后方是小脑延髓池，也被称为枕池（图 3.2 中的 T1 加权 MRI 图像及图 7.8）。

在此水平，脑室底部存在一个特殊核团（图 3.3，但未在图中标出），称最后区。其形成一个小的突起，在某些部位可以看见。最后区参与控制呕吐，被称为呕吐"中心"。这个区域缺乏血脑屏障，因此该核团被直接"暴露"在脑血流循环中。其可能通过连接迷走神经核团参与呕吐行为。

补充说明

在该平面及中延髓平面可见副楔束核。这些核团接受来自小脑上端的传入纤维（图 5.15、图 6.10）。这些纤维随后通过下小脑脚进入小脑。下小脑脚在这个平面还没有形成。

延髓最下部的横断面可能包括交叉的皮质－脊髓纤维（即锥体交叉；见图 6.11）；这将显著改变这部分结构的外观。

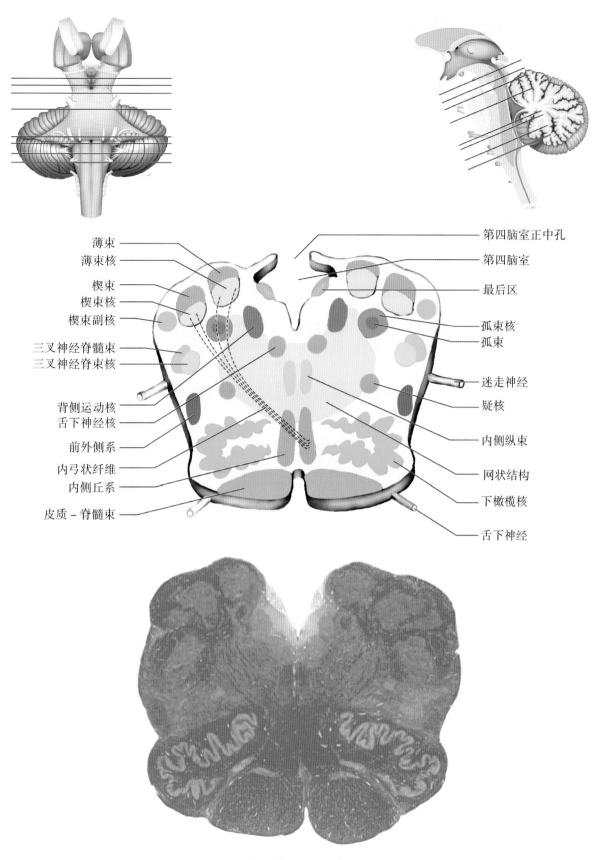

图 A.10　延髓下部：横断面（示意图和组织学图谱）

图 A.11　脊髓：横断面（组织学图谱）

脊髓已经在图谱的第 1 部分，第 1 章"脊柱的外观"（图 1.10、图 1.11）中作过介绍。脊髓中的神经组织内部是灰质，呈典型的蝶形或 H 形，灰质周围被白质包绕（图 3.9）。脊髓的功能在第 2 部分作过介绍，包括神经核团以及与传入神经的连接（感受器；见图 5.1），以及部分反射弧的传出回路（效应器；见图 5.7）。

灰质周围的白质可以分为 3 个区域——背部、侧面和前部。这些区域有时被称为索。这些区域中存在许多传导束，有上行的，也有下行传导束，在前文已经总结过（图 6.10）。

以下是脊髓不同水平的横断面，采用髓鞘和细胞染色。

颈髓——C_8

这是经过脊髓颈膨大的一个横断面。这个平面被用于各种路径的说明（第 2 部分）。颈膨大与上肢臂丛神经的形成有关，由于支配上肢，特别是上肢肌肉的神经元数量多，尤其是手部，灰质体积明显增大。脊髓后角增大是因为来自手指和手部皮肤的传入神经增多。

白质在这个层面更大的原因有：

- 图中可见所有上行纤维，同时传导下部躯体及上肢的信息。
- 所有的下行纤维也都能看见，因为许多传出纤维终止于颈髓区。事实上，很多传出纤维不再继续下传至更低平面。

颈髓——T_6

由于灰质数量减少，脊髓胸段的形态发生了变化。胸部区域肌肉数量较少，皮肤神经分布密度减低。另外，这些灰质有一个侧角，支配交感神经节前神经元（图 3.9）。侧角存在于 T_1 至 L_2 节段。

腰髓——L_3

脊髓 L_3 水平断面也经常被用来阐述各种路径（本图谱第 2 部分）。这个横断面外观上与颈髓非常相似，因为他们都支配肢体。但在腰椎水平白质的数量成比例减少。由于大多数纤维已终止于上位节段水平脊髓，因此，下行传导束变小。上行传导束更小，因为上行传导束仅传输来自身体下部区域的信息。

骶髓——S_3（未显示）

骶骨水平的脊髓是最小的，最容易识别。白质数量非常少，不过还存在相当数量的灰质，这些灰质支配骨盆肌肉。

这个区域的脊髓呈圆锥形（图 1.10、图 1.11），含有自主神经系统的副交感神经节前神经元。这些神经元支配肠道和膀胱。

血　供

脊髓前动脉是供应脊髓血液的主要血管，发自两侧椎动脉的分支（图 8.8）；它在中线下降（图 1.10、图 8.7），营养脊髓前角、前群和侧群传导束，包括皮质 – 脊髓侧束。脊髓后动脉营养脊髓后角和后索（图 8.7）。

临床联系

脊髓的血供是从边缘向内供应，尤其在下胸部区域（图 8.8）。

鼓励学生鉴别各个脊髓层面损伤的临床症状，在临床案例部分可以见到各种病变。

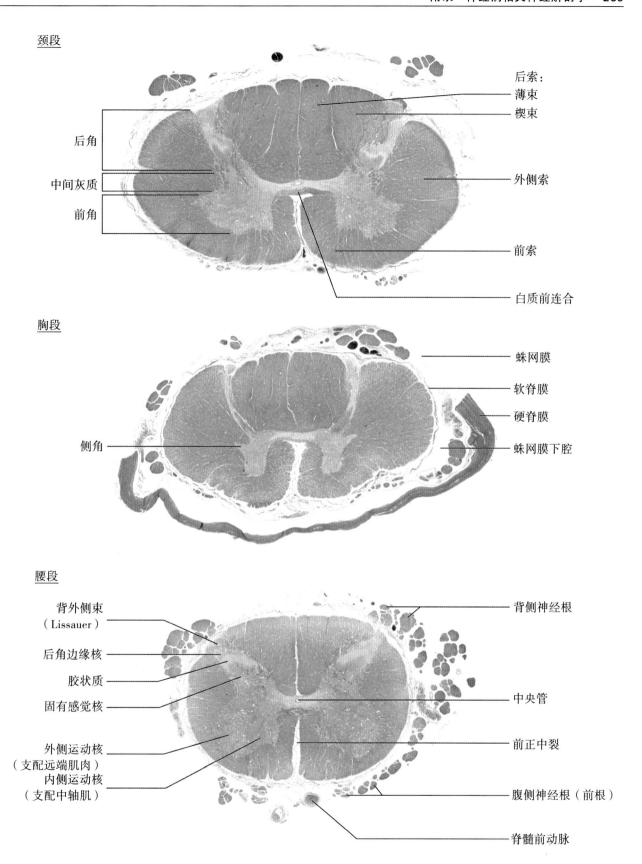

颈段

后索：
薄束
楔束

后角

中间灰质

前角

外侧索

前索

白质前连合

胸段

蛛网膜

软脊膜

硬脊膜

侧角

蛛网膜下腔

腰段

背外侧束
（Lissauer）

后角边缘核

胶状质

固有感觉核

外侧运动核
（支配远端肌肉）
内侧运动核
（支配中轴肌）

背侧神经根

中央管

前正中裂

腹侧神经根（前根）

脊髓前动脉

图 A.11 脊髓：横断面（组织学图谱）

临床病例

以下临床问题旨在强调神经解剖作为临床神经病学基础知识的重要性。它们是在咨询神经科执业医师（包括成人和儿科）后确定的。

读者注意：问题的答案和解释可以在第3版图谱网站找到（www.atlasbrain.com）。

还有更多问题会添加在网站上，敬请定期查看。

1. 严重机动车车祸后重度背部损伤，神经系统查体发现 T_{12} 平面以下双侧痛温觉丧失，腱反射亢进，双下肢精细触觉、位置觉、震动觉正常，跖反射异常（向上伸）。

损伤累及哪个通路？在何脊髓水平？

对应哪个椎体水平？

可能累及哪条动脉？

请绘图说明。

2. 一个戴着头盔骑单车的人撞击后被甩到车把上，神经系统查体发现左下肢运动障碍，跖反射伸性（之前称为巴彬斯基征阳性）。精细触觉、位置觉、震动觉缺失，对侧下肢痛温觉障碍。

损伤定位？

哪个通路受损？

请绘图说明。

3. 一位老人突发右侧颜面和上肢运动障碍，言语不流利，右侧颜面下半部分下垂被送入急诊。

病变的性质？

是否为血管病变所致？

如果是，责任血管是哪一侧的哪条血管？

通过该患者的感觉、视野、运动、反射查体会发现什么？

4. 以下位置的病变视野缺损各是怎样的？

a. 右侧视神经

b. 视交叉

c. 左侧颞叶视辐射

d. 右侧视皮层

绘视野图说明上述病变发生的视野缺损。

5. 年轻女性在家庭医生处就诊，主诉左侧口角下垂数日，不能吹奏大号。神经系统查体：左侧额纹消失，不能闭眼，左侧脸颊及以下肌肉力弱，其余神经检查正常。

哪根神经受损？

损伤发生于何处？

是否有特定的诊断名词？

6. 检查时，让患者触摸检查者的手指，然后检查者尽可能快地触摸患者的鼻尖，可观察到患者指鼻不准，有延迟。无运动和感觉障碍。

这种震颤通常是由于损伤神经系统的哪个部分引起的？

解释相关的传导通路以及参与调节的运动系统。

7. 一位老人以左侧颜面疼痛和呃逆超过24h到急诊就诊。神经系统检查显示左侧颜面、右侧肢体痛温觉障碍，左侧眼睑轻度下垂，左侧瞳孔比右侧小，患者失去平衡，步态不稳（共济失调）。

哪一侧的哪条通路受损？

病变定位？

是否有特定的诊断名词？

请绘图以显示病变位置。

如何解释右侧肢体的感觉障碍？

8. 一位老人和他的妻子缓慢走进诊室，患者的右手有持续性震颤，伴随粗大的搓丸样动作。

神经系统查体时您将会有哪些发现？

这个现象的名称是什么？

涉及神经系统的哪个部分？

接下来您将通过问诊和查体寻找哪些线索？

解释该病已知的发病机制。

缩写 TRAP 代表什么？

9. 一名车祸导致的重型颅脑损伤的年轻人被送至急诊室。患者无应答，查体发现右侧瞳孔散大，对光反射消失，右眼外展并略向下偏转，左侧跖反射伸性（之前称为巴宾斯基征阳性）。

他的颅内发生了什么问题？

哪条通路受损？

请绘出参与瞳孔对光反射和眼球运动异常

相关的神经传导通路。

10. 50 岁男性患者主诉复发性头痛，非处方药治疗无效。同时有逐渐加重的听力减退，左侧明显，偶有左侧耳鸣。

查体发现韦伯试验偏向右侧，双侧林纳试验阳性。

您将考虑尽可能排除什么损伤？

您会进一步做什么检查？

根据神经解剖学，推测病变定位于何处？

11. 一名新生儿 6 周时随访发现头围测量在正常上限，前囟稍膨隆。

您会考虑什么问题？

这个问题的名称是什么？

请绘制脑脊液循环图。

12. 55 岁男性患者主诉多处肌肉疼痛，爬楼梯困难。既往遵医嘱口服他汀类药物降脂治疗数月。查体发现四肢触诊疼痛、力弱，感觉检查未见异常，反应下降。

您会考虑尽快排除什么损伤？

您会选择什么检查？

根据神经解剖学，推测病变位于何处？

13. 您接到一个急诊室的电话，您的一位患者，66 岁，超重，有高血压，突发一侧肢体肌力变弱。左侧腱反射亢进，跖反射伸性，左侧颜面、上下肢力弱，感觉系统未见异常。

哪条通路受损？

绘出传导通路。

病变可能的定位？

14. 一名男性青少年被医务人员从雪山送来，患者卧于平板上，头两侧有沙袋。患者意识丧失，据称是 2h 前在滑雪道外被发现，头部受伤，被发现时未戴头盔。左侧颞部擦伤，左侧瞳孔散大，左眼外展并略向下偏转，左侧跖反射正常，右侧跖反射伸性。

您会考虑什么损伤？

情况是否紧急？

哪条动脉受损？

试述导致这一损伤的解剖基础。

15. 假设你是一名医学院二年级的学生，你父母的一位朋友因突发剧烈头痛手术治疗后正在住院恢复。患者发病时你的父母在场，患者主诉"就像一个霹雳击中了头部"。无外伤和其他已知病史线索。

你会考虑哪些可能的解释？

你会问突发头痛的患者哪些有助于诊断的问题？

仔细思考后，你认为你有足够的神经解剖学和临床神经病学知识来做一个合理的解释吗？

术 语 表

读者注意：本术语表包含神经解剖术语，描述神经系统临床症状、神经查体结果和一些临床综合征的术语。

Abducens nerve 展神经，第Ⅵ对脑神经（CN Ⅵ）；支配外直肌，司眼球外展。

Accessory nerve 副神经，第Ⅺ对脑神经（CN Ⅺ），见脊髓副神经。

Afferent 传入，传导到中枢神经系统，通常指感觉。

Agnosia 失认症，主要感觉系统虽然没有损害，但对感觉刺激（触觉、听觉、视觉）失去辨识能力。

Agonist 主动肌，对关节执行一个特定运动的肌肉，反方向作用的肌肉称作拮抗肌（antagonist）。

Agraphia 失写症，虽然肌肉的力量和协调功能正常，但因为大脑高级中枢病变导致不能书写。

Akinesia 运动不能，运动功能减弱或缺失，自发运动减少，启动困难（如帕金森病）。

Alexia 失读症，失去掌握文字含义的能力，因为中枢病变导致的不能阅读，字盲。

Allocortex 异皮质，较古老的大脑皮质，少于6层结构，包括旧皮质（如下托区为3~5层）和古皮质（如海马和齿状回为3层）。

Alpha motor neuron α 运动神经元，前角细胞的另一别名，也称下运动神经元。

Ammon horn. Ammon 角，海马在横截面上外形似公羊角，也称为 Ammonis 角（cornu ammonis, CA）。

Amygdala 杏仁核，杏仁核或杏仁核位于大脑半球的颞叶，是边缘系统的一部分。

Angiogram 血管造影，应用 X 线、MRI、CT 进行血管的诊断显像，一般需要在血管内注射对比剂完成。

Anopia 盲，视野缺损（如偏盲——一侧视野缺损；象限盲——1/4 视野缺损）。

Antagonist 拮抗肌，与主动肌起反方向作用的肌肉。

Antidromic 逆行，神经冲动沿着与平常轴突传导方向相反的方向传播。

Aphasia 失语症，获得性语言功能障碍，特别是语言表达能力、听力理解、文字理解能力受损；完全性失语是所有语言区均受累的严重失语症。

Apoptosis 凋亡，由基因控制或由细胞损伤诱发的程序性细胞死亡，也可由细胞的损伤诱发。

Apraxia 失用症，肌力、感觉、共济虽然正常，但进行有目的或需技能的动作的能力丧失。

Arachnoid 蛛网膜，脑膜中间的一层，其下形成蛛网膜下腔。

Archicerebellum 古小脑，进化上出现最早的小脑结构，其功能为维持身体平衡，解剖上指绒球小结叶。

Archicortex 古皮质，3 层皮质结构，包括边缘系统，主要位于颞叶的海马和齿状回内。

Area postrema 最后区，一个与呕吐相关的脑区，位于第四脑室底最尾侧，此处无血脑屏障。

Areflexia 反射消失，牵张反射、伸肌反射、深肌腱反射消失。

Ascending tract 上行传导束，中枢感觉传导通路（如从脊髓到脑干、小脑、丘脑的纤维）。

Association fibers 联络纤维，同侧大脑半球的连接纤维。

Astereognosis 实体觉缺失，通过触摸感觉物体形状、大小、性质来识别物体的能力丧失。

Astrocyte 星形胶质细胞，一种具有结构和代谢功能的神经胶质细胞，在中枢神经系统损伤后反应性形成胶质细胞增生瘢痕。

Asynergy 肢体协同不能，肌肉有节律、协调地收缩受到影响，导致动作不能顺利准确地执行。

Ataxia 共济失调，协调自主运动功能丧失，通常与小脑功能障碍有关。

Athetosis 手足徐动症，不自主运动，肢体（尤其是手部）的缓慢扭转动作，由纹状体退行性变引起。

Autonomic 自主的，形容自主神经系统，通常指支配内脏平滑肌和腺体的内脏运动神经。

Autonomic nervous system（ANS） 自主神经系统，内脏神经支配，分为交感神经和副交感神经。

Axon 轴突，把神经元发出的神经冲动传出到其他神经细胞或横纹肌、平滑肌及腺体细胞。

Babinski response 巴宾斯基反应，"巴宾斯基反射"这一提法是不正确的；轻划正常成人足底外侧可出现足趾跖屈；异常反应为趾背屈，其余足趾扇形展开，提示锥体束（皮质 – 脊髓束）受损。目前"伸性跖反射"（extensor plantar response）这一术语更为推荐。

Basal ganglia（nuclei） 基底神经节（基底核），中枢神经系统调节随意运动的神经核；包括尾状核、壳核和苍白球（豆状核），功能上还包括丘脑底部和黑质。

Basilar artery 基底动脉，供应脑干和小脑的主要供血动脉，由两条椎动脉汇合而成。

Brachium 臂，一大束连接纤维（例如：中脑的上丘臂和下丘臂）。

Bradykinesia 动作迟缓，随意运动启动异常缓慢（常见于帕金森病）。

Brainstem 脑干，包括延髓、脑桥、中脑。

Brodmann areas 布劳德曼区，用数字将大脑皮层根据组织学差异进行的功能分区（例如：4 区为运动皮层，17 区为初级视觉中枢）。

Bulb 球，有时用来指延髓，但在"皮质延髓束"的提法中指整个脑干，为脑神经运动核和其他核团之所在。

Carotid siphon 颈动脉虹吸段，颈内动脉在颅内的发夹样弯曲段。

Cauda equina 马尾，下腰段、骶段、尾节发出的脊神经根位于椎管末端的蛛网膜下腔腰池内，像马的尾巴一样。

Caudal 尾，指相对朝向尾部的结构或神经轴最后面的部分。

Caudate nucleus 尾状核，新纹状体的一部分，分头、体部、尾部（延伸到颞叶）。

Central nervous system（CNS） 中枢神经系统，脑（大脑半球）、间脑、小脑、脑干和脊髓。

Cerebellar peduncles 小脑脚，有小脑上脚、中脚、下脚，为连接小脑和脑干的纤维束。

Cerebellum 小脑，位于颅后窝、脑干背侧，发育上比较古老，调节运动功能。

Cerebral aqueduct（Sylvius） 中脑导水管，脑室系统的一部分，脑脊液循环通过中脑的通道。

Cerebral peduncle 大脑脚，下行皮质纤维在中脑基底（腹侧）的部分，有时包括黑质（紧邻其后）。

Cerebrospinal fluid(CSF) 脑脊液，脑室系统、蛛网膜下隙和脊髓中央管内的液体。

Cerebrum 大脑，包括大脑半球和间脑，不包括脑干和小脑。

Cervical 颈段，颈段脊髓，C_1~C_7 椎体对应 C_1~C_8 脊髓节段。

Chorda tympani 鼓索，第Ⅶ对脑神经的一部分（见面神经）；传导舌前 2/3 的味觉，含副交感神经纤维支配腺体。

Chorea 舞蹈病，运动障碍性疾病，临床特征为不规则、间歇性、弹跳性、无法控制的异常面部表情或肢体动作，认为是由基底神经节退行性变引起。

Choroid 脉络，一层薄膜；脑室内可见脉络丛。

Choroid plexus 脉络丛，由软膜和血管构成的血管结构，其表面被室管膜上皮覆盖，负责产生脑脊液。

Cingulum 扣带，扣带回皮层下的一束联络纤维，为 Papez（边缘叶）回路的一部分。

Circle of Willis 颅底动脉环，Willis 环，颈内动脉和基底动脉之间的吻合，位于大脑基底，垂体周围。

Cistern 池，包含脑脊液的蛛网膜下腔的扩大部分，如小脑延髓池、腰大池。

Claustrum 屏状核，一层很薄的灰质，位于豆状核和脑岛之间，功能尚不明确。

Clonus 阵挛，肌肉伸展后出现的一系列不正常的持续性收缩和舒张，通常在踝关节诱发，提示下行运动通路受损，与痉挛状态相关。

CNS 中枢神经系统，中枢神经系统（central nervous system）的缩写。

Colliculus 丘，一个小的隆起，上丘和下丘组成中脑顶盖，面神经丘位于第四脑室底。

Commissure 连合，中枢神经系统一组连接中线两侧结构的神经纤维，例如，大脑半球的胼胝体、前连合。

Conjugate eye movement 眼球共轭运动，协调两只眼睛一起运动，以使图像落在双侧视网膜对应的点上。

Consensual reflex 互感性对光反射，光反射，光照一侧眼时，两眼瞳孔同时缩小。

Contralateral 对侧，另一侧，如病变对侧。

Corona radiata 放射冠，由内囊向大脑皮层的各个部分辐射的纤维，这一名词常用于神经影像学。

Corpus callosum 胼胝体，连接两侧大脑半球新皮层的最主要（最大）的纤维连合。

Corpus striatum 纹状体，大脑半球内的核团，包括尾状核、壳核和苍白球，与运动功能有关；隶属基底神经节。

Cortex 皮质，大脑和小脑半球表面的灰质层（由神经元和神经纤维网构成），在大脑多为6层，在小脑多为3层。

Cortico-bulbar fibers 皮质-延髓束，连接运动皮层和脑神经运动核及脑干其他核团（包括网状结构）的下行纤维。

Corticofugal fibers 皮质离心纤维，从大脑皮层传出冲动的轴突。

Corticopetal fibers 皮质投射纤维，携带冲动传向大脑皮质的轴突。

Cortico-spinal tract 皮质-脊髓束，下行传导束，从运动皮层到脊髓前（腹）角细胞（有时是直接的）；也称为锥体束。

Cranial nerve nuclei 脑神经核，发出或接收脑神经冲动的脑干神经核团（第Ⅲ~第Ⅻ对脑神经），包括感觉、运动、自主神经3类。

Cranial nerves 脑神经，有12对支配头颈部的脑神经，其中CN Ⅱ实际上是中枢神经系统传导束。

CT/CAT scan CT或CAT扫描，计算机轴向断层扫描，应用X射线成像和计算机重建技术进行脑诊断的技术。

Cuneatus 楔束（楔形纤维束），脊髓后索传导上肢和上半身感觉到延髓楔束核的感觉传导束。

Decerebrate posturing 去大脑强直，特点是上下肢的强直，病变位于脑干前庭神经核和红核之间的水平。

Decorticate posturing 去皮质强直，特点是下肢伸直，上肢屈曲，病变位于红核水平以上。

Decussation 交叉，中枢神经系统神经束的交叉点，如锥体（皮质脊髓束）交叉、内侧丘系交叉、小脑上脚交叉。

Dementia 痴呆，损害记忆的进行性发展的脑功能紊乱，从短期记忆障碍起始，逐渐累及认知功能（如，学习能力、逻辑、作出判断、沟通能力），直至日常生活无法自理；患者通常为老年人。

Dendrite 树突，接受其他神经元传来的神经冲动的突起，一般一个胞体有几个树突，每个分支都有其特有的模式。

Dendritic spine 树突棘，树突上的突起，形成兴奋性突触的部位。

Dentate 齿状的，小脑齿状核（小脑内核）、海马齿状回。

Dermatome 皮节，由一个脊髓节段支配的皮肤区域，如T_1支配上臂内侧，T_{10}支配脐部。

Descending tract 下行传导通路，中枢运动传导通路，如皮质-脑干束和皮质-脊髓束。

Diencephalon 间脑，由丘脑、上丘脑（松果体）、底丘脑和下丘脑组成。

Diplopia 复视，一个对象被看成两个对象。

Dominant hemisphere 优势半球，负责语言功能的半球，85%~90%人的优势半球是左侧（包括左利手人群）。

Dorsal column 后索，包括脊髓的薄束和楔束，负责精细触觉、意识性本体感觉和振动觉的传导。

Dorsal root 后根，脊神经感觉纤维位于蛛网膜下腔的部分。

Dorsal root ganglion（DRG） 后根神经节，一

组位于脊神经后根的周围神经元，其轴突从外周接收感觉冲动，其中枢突沿后根入脊髓。

Dura　硬脑膜，大脑和脊髓被膜的厚外层。

Dural venous sinuses　硬脑膜静脉窦，硬脑膜中引流大脑血液的大的静脉通道。

Dysarthria　构音障碍，单词发音困难。

Dyskinesia　运动障碍，肢体或躯干的不自主运动，也有自主运动障碍，多发生于基底节区损伤。

Dysmetria　辨距不良，控制肌肉运动范围的能力受损，导致反应不足或过度，通常发生于小脑病变。

Dysphagia　吞咽困难，吞咽过程困难。

Dyspraxia　运动障碍，虽然具备完整的运动、共济、感觉能力，但不能完成以前可以很好完成的动作。

Efferent　传出，从中枢神经系统传出的冲动，一般指使肌肉兴奋的运动冲动。

Emboliform　栓状，小脑栓状核，小脑深部核团之一，与球状核一起构成中间核。

Entorhinal　嗅区，与嗅觉（气味）有关，内嗅区位于海马旁回的前部，与海马钩回相毗邻。

Ependyma　室管膜，脑室和脊髓中央管的内皮，在脉络丛处紧密连接。

Extensor plantar response　伸性跖反射，异常跖反射，提示锥体束受损，表现为踇趾背伸，其余四趾扇形展开。

Extrapyramidal system　锥体外系，一个古老的临床术语，一般指运动系统的基底节部分，非锥体（皮质 – 脊髓）部分。

Facial nerve　面神经，第Ⅶ对脑神经（CN Ⅶ），支配面部表情肌运动，司舌前 2/3 的味觉，其副交感神经纤维支配舌下腺、下颌下腺、泪腺、鼻腺的分泌（参见鼓索）。

Falx　镰，颅腔中线的硬脑膜部分，有双侧大脑半球之间的大脑镰和小脑镰。

Fascicle　束，小的神经纤维束。

Fasciculus　纤维束，一大束神经纤维。

Fasciculus cuneatus　楔束，脊髓后索的一部分；传导上肢和上半身精细触觉、本体感觉和震动觉的上行传导束。

Fasciculus gracilis　薄束，脊髓后索的一部分；传导下肢和下半身精细触觉、本体感觉和震动觉的上行传导束。

Fastigial nucleus　顶核，小脑深部（小脑内）核团之一。

Fiber　纤维，相当于轴突（中枢或外周）。

Flaccid paralysis　弛缓性麻痹，下运动神经元病变所致肌肉瘫痪和肌张力减退。

Flocculus　绒球，小脑绒球小结叶（前庭小脑）的外侧部。

Folium　叶，叶形线，小脑皮质的扁平叶状褶皱。

Foramen　孔，容有脑脊液的空间之间的开放通道，如侧脑室和第三脑室之间的 Monro 孔，第四脑室和小脑延髓池之间的马让迪孔，第四脑室侧孔（Luschka 孔）。

Forebrain　前脑，胚胎大脑的前部，包括大脑和间脑。

Fornix　穹窿，海马的传出（非皮质）纤维束，走行于丘脑上弓，终止于下丘脑的乳头体和隔区。

Fourth ventricle　第四脑室，脑干和小脑之间的腔隙，其内充满脑脊液。

Funiculus　索，脊髓内白质聚集的区域，可能包含几个传导束。

Ganglion/ganglia　神经节，周围神经系统神经细胞聚集而成，如背根神经节和交感神经节；有时也用于大脑部分区域的灰质（虽然不是很恰当），如基底神经节。

Geniculate bodies　膝状体，丘脑特定的中继核，内侧膝状体（听觉）和外侧膝状体（视觉）。

Genu　膝，膝部或弯曲，如内囊中部，面神经膝。

Glial cell/neuroglial cell　神经胶质细胞，中枢神经系统的支持细胞，包括星形胶质细胞、少突胶质细胞、室管膜细胞及小胶质细胞。

Globus pallidus　苍白球，基底神经节的传出部分，豆状核与壳核的一部分，位于内侧。

Glossopharyngeal nerve　舌咽神经，第Ⅸ对脑神经（CN Ⅸ），支配吞咽肌的运动，司舌后 1/3 的味觉，参与呕吐反射。

Gracilis/gracile　薄束，脊髓后索的感觉传导束；延髓的薄束核。

Gray matter　灰质，神经组织，由神经细胞胞体和周围的神经纤维网组成，福尔马林固定后呈灰色。

Gyrus/Gyri　回，大脑半球白质和灰质的卷积或折叠。

Habenula　缰核，边缘系统核团，毗邻第三脑室顶后端（上丘脑的一部分）。

Hemiballismus　单侧抽搐，下丘脑核病变导致的非自主性一侧肢体剧烈的抽搐或急剧移动。

Hemiparesis　偏瘫，一侧肢体肌肉无力。

Hemiplegia　半身麻痹，身体一侧麻痹。

Herniation　突出，组织膨胀或扩张超出其正常边界。

Heteronymous hemianopia　异侧偏盲，双眼的不同半视野盲，其投射涉及双侧视觉皮层。包括双眼颞侧和双眼鼻侧偏盲。

Hindbrain　后脑，胚胎大脑的后部，包括位于颅后窝的脑桥、延髓和小脑。

Hippocampus/Hippocampus "proper"　海马，边缘系统的一部分，由旧皮质（3层）组成，包埋在颞叶内侧突出到侧脑室下角。

Homonymous hemianopia　同向偏盲，双眼的相同侧视野偏盲，左侧或右侧，其投射涉及一侧的视觉皮层，包括一侧鼻侧视野和另一侧颞侧视野同时出现偏盲，也包括象限盲。

Horner syndrome　霍纳综合征，头部交感通路受损导致瞳孔缩小、无汗、上睑下垂。

Hydrocephalus　脑积水，脑室增大，通常由于过多的脑脊液在脑室内积聚所致，如梗阻性脑积水。

Hypoglossal nerve　舌下神经，第Ⅻ对脑神经（CN Ⅻ），支配舌肌运动。

Hypokinesia　运动迟缓，自主运动显著减少。

Hyporeflexia/hyperreflexia　反射低下/反射亢进，腱反射减低或增强。

Hypothalamus　下丘脑，间脑的一部分，自主神经系统的主要中枢，参与边缘系统功能，调节垂体功能。

Hypotonia/hypertonia　张力减低/张力增高，肌肉张力减低/增高，表现为被动运动阻力减低或增加。

Infarction　梗死，由于血液供应障碍导致局部组织坏死。

Infundibulum/Funnel　漏斗，垂体后叶（神经垂体）的漏斗茎。

Innervation　神经支配，感觉或运动神经的支配。

Insula　脑岛，从大脑的外面观看不到的大脑皮层区域，位于外侧裂底部（也称 Reil 岛）。

Internal capsule　内囊，位于豆状核和尾状核头与丘脑之间的白质，由前肢、膝部、后肢构成。

Ipsilateral　同侧，在身体的同侧，如病变同侧。

Ischemia　缺血，局部血液供应不足的状态。

Ischemic penumbra　缺血半暗带，梗死核心区周围或毗邻的区域，没有足够的血供，但神经元有可能存活。

Kinesthesia　运动觉，对位置和运动的感觉。

Lacune　腔隙，内囊梗死后遗留的小腔隙，或是一个形状不规则的静脉"湖"或通道引流至上矢状窦。

Lateral ventricle　侧脑室，每个大脑半球内的脑脊液腔，由前角、体部、三角部、后角、下角（颞角）组成。

Lemniscus　丘系，中枢神经系统特定的传导通路，内侧丘系传导精细触觉、本体感觉和震动觉，外侧丘系传导听觉。

Lentiform　豆状核，形状似透镜，是纹状体的一部分，由苍白球和壳核组成。

Leptomeninges　软脑膜，包括蛛网膜和软膜，是脑膜的一部分。

Lesion　病变，任何组织损伤或伤害，如血管病变、创伤。

Limbic system　边缘系统，与情绪行为相关的大脑部分。

Locus ceruleus　蓝斑核，位于脑桥最上端第四脑室两侧的小核团，富含黑色素颗粒，在新鲜的大脑切片上呈暗蓝色。

Lower motor neuron　下运动神经元，脊髓前角细胞及其轴突，还有脑干脑神经运动核细胞，称为 α 运动神经元，其损伤可导致肌肉萎缩、肌力下降、肌张力减低、腱反射减退，也可出现肌束震颤。

Mammillary　乳头体，下丘脑核团，在间脑腹侧面可以看到（呈小的乳头状隆起）。

Massa intermedia　中间块，穿过第三脑室连接双侧丘脑的灰质桥，存在于约 70% 的人类大脑，也称丘脑间黏合。

Medial lemniscus　内侧丘系，脑干的感觉传导通路，传导精细触觉、本体感觉和震动觉，在薄束核与楔束核换元后形成。

Medial longitudinal fasciculus（MLF）　内侧纵束，位于脑干和上段颈髓的一束神经纤维，连接视觉、前庭觉输入和相关核团，调节眼球和头颈部运动。

Medulla　髓，指脑干下部的延髓，也可指脊髓的髓内病变或髓外病变。

Meninges　脑膜，中枢神经系统表面覆盖的膜，包括硬脑膜、蛛网膜和软脑膜。

Mesencephalon　中脑（脑干上部）。

Microglia　小胶质细胞，中枢神经系统"清道夫"（巨噬细胞），神经胶质细胞的一种。

Midbrain　中脑，脑干的一部分，也写作 mesencephalon（胚胎脑的中间部分）。

Motor　运动，与运动或反应有关。

Motor unit　运动单位，下运动神经元轴突和它所支配的肌纤维。

Magnetic resonance imaging（MRI）　磁共振成像，用强磁场而非 X 线进行成像的诊断技术。

Muscle spindle　肌梭，感受肌肉长度的特殊感受器，在拉伸 / 牵张反射（深腱反射）中非常重要，内含肌纤维，可以调节感受器的敏感度。

Myelin　髓磷脂蛋白，神经纤维周围的蛋白脂质层，形成的节段对于神经冲动的迅速传导意义重大。

Myelin sheath　髓鞘，神经纤维被膜，由中枢神经系统的少突胶质细胞和周围神经系统的施万细胞包裹神经纤维组成，间隔以郎飞结。

Myelopathy　脊髓病变，影响脊髓的疾病。

Myopathy　肌病，肌肉疾病。

Myotatic/Myotactic reflex　牵张反射，也称腱反射，肌肉受到外力牵拉引起反射性肌肉收缩，是单突触反射。

Myotome　肌节，由一个脊髓节段支配的肌肉群，事实上常涉及两个相邻节段，如肱二头肌由 C_5 和 C_6 支配。

Neocerebellum　新小脑，小脑在发生上最新的部分，在人类和哺乳动物特别发达，对精细的随意运动起协调作用并参与运动计划的形成。

Neocortex　新皮质，大脑皮层在发生上最新的部分，由 6 层组成。新皮层发达是哺乳动物的特性，在人类其构成了大部分大脑皮层。

Neostriatum　新纹状体，基底节在发生上最新的部分，包括尾状核与壳核，也称纹状体。

Nerve fiber　神经纤维，神经细胞的轴突和其上可能包裹的髓鞘。

Neuralgia　神经痛，沿周围神经分布的剧烈的电击样疼痛，脊神经和脑神经都可发生。

Neuraxis　神经轴，原始胚胎神经管的垂直纵轴，在以后的进化和发育中逐渐变弯曲。

Neuroglia　神经胶质，中枢神经系统的间质细胞，包括星型胶质细胞、少突胶质细胞、室管膜细胞、小胶质细胞。

Neuron　神经元，神经系统的基本构成单元，由胞体、树突、轴突组成。

Neuropathy　神经病变，一个或多个周围神经功能障碍。

Neuropil　神经纤维网，位于神经细胞之间的复杂联系的网络，包括轴突末端、树突和突触。

Nociception　伤害感受，指有害刺激作用后引起的神经反应，可以是疼痛，也可能不会引起疼痛。

Node of Ranvier　郎飞结，两个连续的髓鞘节段之间的空隙，是动作电位跳跃式传导的基础。

Nucleus/Nuclei　核，中枢神经系统内神经元细胞聚集区，组织学上指细胞核。

Nystagmus　眼球震颤，眼球的不自主震荡，缓慢向一侧移动后迅速向另一侧移动，一般以快速运动的方向来命名。

Oculomotor nerve　动眼神经，第 Ⅲ 对脑神经

（CN Ⅲ），支配大部分眼肌运动。

Olfactory nerve　嗅神经，第Ⅰ对脑神经（CN Ⅰ），司嗅觉。

Oligodendrocyte　少突胶质细胞，神经胶质细胞的一种，形成和维持中枢神经系统中的髓鞘，每个细胞可以在不同的轴突形成几个节段的髓鞘。

Optic chiasm　视交叉，部分交叉的视神经纤维，由负责颞侧视野的鼻侧视网膜纤维交叉形成，交叉后即形成视束。

Optic disc　视盘，视网膜上视神经离开眼球的部位，也是视网膜中央动脉和静脉的位置，此处无感受器，因此形成盲点。

Optic nerve　视神经，第Ⅱ对脑神经（CN Ⅱ），传导特殊视觉冲动。事实上是中枢神经系统的一部分，从视网膜神经节细胞到视交叉。

Paleocortex　旧皮质，在系统发生上比较古老的大脑皮层，3~5层。

Papilledema　视盘水肿，通过检眼镜可以看到视盘的水肿，通常是颅内压升高的标志。

Paralysis　瘫痪，肌肉完全失去运动功能。

Paraplegia　截瘫，双下肢和躯干下部的瘫痪。

Paresis　轻瘫，肌肉力弱或部分麻痹。

Paresthesia　感觉异常，自发的感觉异常，如刺痛感、针刺感。

Pathway　通路，神经元（核）与其轴突相互连接形成一个功能相关的链条，连接中枢神经系统不同的区域，如视觉通路，后索内侧丘系感觉通路。

Peduncle　脚，一束神经纤维形成的神经束或神经干，如中脑的大脑脚，小脑的3个脚（小脑上脚、小脑中脚、小脑下脚）。

Perikaryon　核周体，细胞核周围的胞质，有时指神经元的胞体。

Peripheral nervous system（PNS）　周围神经系统，中枢神经系统以外的神经根、周围神经、神经节，包括运动神经、感觉神经和自主神经。

Positron emission tomography（PET）　正电子发射断层扫描，应用短效放射性核素标记的生物活性物质在某些任务条件下激活脑的特定区域以显示活体脑功能区域的技术。

Pia　软脑膜，脑膜的薄内层，附着在脑和脊髓表面，构成蛛网膜下腔的内层。

Plexus　丛，交织排列的血管或神经。

Pons　脑桥，位于延髓和中脑之间的脑干的中间部分，形成一个连接两侧小脑半球的桥梁。

Projection fibers　投射纤维，连接大脑皮层与皮层下结构（基底节、丘脑、脑干和脊髓）的双向纤维。

Proprioception　本体感觉，对于身体姿势的感觉（有意识或无意识的）。

Proprioceptor　本体感受器，位于肌肉、肌腱和关节的感觉末梢，传递有关身体部位的运动和位置信息（本体感觉）。

Prosody　韵律，说话的声调、音调、旋律。

Ptosis　上睑下垂，上眼睑下垂。

Pulvinar　枕，丘脑后核，与视觉功能有关。

Putamen　壳核，与苍白球共同构成豆状核（位于其外侧的一大部分）、与尾状核共同构成新纹状体。

Pyramidal system　锥体系，因皮质-脊髓束在延髓腹侧形成一个金字塔形状的区域而得名，可能包括皮质-延髓束的纤维，锥体束一词特指皮质-脊髓束。

Quadrigeminal　四叠体，中脑的4个丘，也称顶盖。

Quadriplegia　四肢瘫痪，累及四肢的瘫痪，也叫四肢麻痹。

Radicular　根，运动或感觉神经根。

Ramus/Rami　分支，包含感觉、运动、自主神经纤维的混合脊神经，分为前支和后支。

Raphe　中缝核，位于中线的解剖结构，脑干的延髓、脑桥、中脑的许多网状结构核团位于中线，它们以5-羟色胺为神经递质。

Red nucleus　红核，中脑的神经核，在新鲜标本中呈红色。

Reflex　反射，刺激后自然发生的固定的无意识运动。

Reflex arc　反射弧，包括传入神经纤维、反射中枢、运动神经元及其可引发肌肉运动的轴突。

Reticular　网状，指脑干网状结构。

Reticular formation　网状结构，脑干分散的神经组织、核、纤维连接，比较古老的结构。

Rhinencephalon　嗅脑，在人类，指与嗅觉系统有关的结构。

Rigidity　强直，被动运动时一组拮抗肌（屈肌和伸肌）出现与速度无关的异常的肌肉僵硬（肌张力增高），常见于帕金森病。

Root　根，周围神经与脊髓连接处，位于蛛网膜下腔，包括感觉根（后根，传入）和运动根（前根，传出）。

Rostral　喙部，朝向鼻子的方向或神经轴的最前端。

Rubro　红核的，指关于红核的结构，如红核 – 脊髓束和皮质 – 红核束。

Saccadic　急跳，非常快速的眼球运动，其运动（共轭运动）方向常常与凝视方向相反。

Schwann cell　施万细胞，周围神经系统的神经胶质细胞，对髓鞘起支持和保护作用，每节髓鞘间有一个施万细胞。

Secretomotor　促分泌的，支配腺体的副交感神经。

Sensory　感觉，从皮肤、肌肉、外界环境、内部器官来源的信息传入。

Septal region　隔区，额叶内侧，胼胝体前端下方，包括皮质和隔核的脑区。

Septum pellucidum　透明隔，位于脑的中线，分隔两个侧脑室前角的双层结缔组织膜。

Somatic　躯体，相对于内脏而言，Somatic 在神经病学中指身体（如皮肤和体壁来源的躯体传入神经）。Soma 也指神经元胞体。

Somatic senses　躯体感觉，触觉（包括精细和粗略）、痛觉、温度觉、本体觉、震动觉。

Somatotopic　躯体定位区，身体各个部位的代表区在中枢神经系统传导通路、核团、丘脑和皮质中有序排列，以投射地形图表示。

Somesthetic　躯体感觉的，对身体存在的意识，包括以下躯体感觉：触觉（粗略的辨别觉）、痛觉、温度觉、位置觉、运动觉、震动觉。

Spasticity　痉挛状态，肌肉被动拉伸时出现肌张力和阻力速度依赖性增高。在人类，一般是上肢屈肌和下肢伸肌痉挛，伴腱反射亢进。

Special senses　特殊感觉，视觉、听觉、平衡觉、味觉、嗅觉。

Spinal accessory nerve　副神经，第XI对脑神经（CN XI）起源于上颈段脊髓（$C_1 \sim C_5$），支配胸锁乳突肌和斜方肌运动。

Spinal shock　脊髓休克，人类急性脊髓横断损伤（如潜水或车祸导致脊髓横断）后脊髓功能全部丧失，一般持续 2~3 周。

Spino-cerebellar tracts　脊髓 – 小脑束，传导本体感觉至小脑的脊髓传导束，分前束和后束。

Spino-thalamic tracts　脊髓 – 丘脑束，传导痛温觉（侧束）和触压觉（前束）至丘脑的脊髓传导束。

Split brain　分裂脑，胼胝体切断后的大脑，用于治疗难治性癫痫。

Stereognosis　实体觉，通过触觉与中枢处理辨识物体的能力。涉及大脑皮层关联区域，尤其与顶叶皮层密切关联。

Strabismus　斜视，双眼共轭运动障碍可致眼睛斜视，可以是恒定性或间歇性。

Stria　纹，细长的神经纤维带，如从杏仁核发出的终纹。

Striatum　纹状体，系统发生学上较新的基底节区域（新纹状体），包括尾状核和壳核（豆状核的外侧部分）。

Stroke　卒中，突发的中枢神经系统严重受损，通常是脑血管病变（梗死或出血）导致神经组织坏死引起突发的局灶性神经功能缺损。

Subarachnoid space　蛛网膜下腔，蛛网膜和软脑膜之间充满脑脊液的腔隙。

Subcortical　皮层下，中枢神经系统在功能或进化上较大脑皮层低等的区域，通常指大脑半球的白质区，也可包括基底节区。

Subicular region　下托区，海马结构的一部分，海马和海马旁回之间的过渡皮层（3~5 层）。

Substantia gelatinosa　胶状质，脊髓后角灰质细胞核团，由接受痛温觉传入的小神经细胞组成。

Substantia nigra　黑质，中脑的一个扁平运动功能核团，由两部分组成：致密部由富含色素的神经元组成（多巴胺能神经元，在帕金森病时可发生退化），网状部的神经元接受来自基底神经节的输入。

Subthalamus 底丘脑，间脑的丘脑下区域，包含纤维束和底丘脑核，是功能性基底神经节的一部分。

Sulcus/Sulci 脑沟，大脑皮层相邻脑回之间的槽，深的脑沟称作脑裂。

Synapse 突触，神经元之间传递信息的特定的功能结构区域，传递兴奋、抑制或调节冲动，通过神经递质如谷氨酸、γ-氨基丁酸（GABA）等传递，神经肌接头的递质为乙酰胆碱。

Syringomyelia 脊髓空洞症，表现为脊髓中央管的扩张和管周神经组织的破坏的一种病理状态。

Tectum 顶盖，中脑的顶部，导水管后面，由上丘和下丘组成，也叫四叠体。

Tegmentum 被盖，脑干的核心区域，在第四脑室（或导水管）与皮质-脊髓束之间，包含网状结构、脑神经、核团和各种传导束。

Telencephalon 端脑，胚胎前脑的吻侧，主要是成人的大脑半球。

Tentorium 小脑幕，小脑幕是位于大脑半球枕叶和小脑之间的一片硬脑膜，前缘裂孔有脑干通过，位于中脑水平。

Thalamus 丘脑，间脑的主要部分，与感觉、运动、调节功能有关，包括几组与大脑皮层有纤维联系的核团。

Third ventricle 第三脑室，间脑水平中线部位位于两侧丘脑之间含有脑脊液的脑室。

Tic 抽搐，短暂、重复、刻板、部分不自主的肌肉收缩，尽管可以短暂抑制，但不能自控。

Tinnitus 耳鸣，单耳或双耳持续性的嗡嗡响声。

Tomography 断层显像，分层成像，包括CT和MRI。

Tone 张力，指肌肉坚实性和伸缩性，一般通过被动运动和触诊评估肌张力正常、增高或低下。

Tract 束，在中枢神经系统内有着共同起止的一束纤维，如视束、皮质-脊髓束。

Transient ischemic attack（TIA） 短暂性脑缺血发作，由血管事件所致的非永久性功能障碍，一般在数小时内是可逆的，最长不超过24h。［译者注：目前短暂性脑缺血发作的概念已更新，具体如下。基于时间的定义：TIA是由于血管原因所致的突发性局灶性神经功能（脑、脊髓或视网膜）障碍，持续时间<24h。基于组织学的定义：TIA是由脑、脊髓或视网膜缺血所引起的短暂性神经功能障碍，不伴有急性梗死。］

Trapezoid body 斜方体，听觉传导通路位于低位脑桥被盖部腹侧的横向交叉纤维。

Tremor 震颤，手、四肢、头或声音有节奏地抖动，肢体的意向性震颤一般常见于小脑病变，静止性震颤多与帕金森病有关。

Trigeminal nerve 三叉神经，第Ⅴ对脑神经（CN Ⅴ）；头部（颜面、眼睛、舌、鼻、鼻窦）的主要感觉神经，也支配咀嚼肌运动。

Trochlear nerve 滑车神经，第Ⅳ对脑神经（CN Ⅳ）；支配上斜肌运动。

Two-point discrimination 两点辨别觉，对同时作用于皮肤上接近的两点的刺激的感知力。这个感知距离随身体的位置不同而异，指尖和背部的差异会很大。

Uncus 钩，颞叶海马旁回前端内侧突出的皮层区域，杏仁核位于这一区域深处，其临床重要意义在于颞叶钩回疝。

Upper motor neuron 上运动神经元，位于大脑皮层的运动区或其他皮层运动相关区或脑干的神经元，它们发出下行传导束到达低位脑干运动神经元（脑神经）及脊髓的下运动神经元（身躯和四肢神经）。

Upper motor neuron lesion 上运动神经元病变，大脑皮层、半球白质、脑干、脊髓损伤导致下行运动传导通路受损，影响下运动神经元（脑干、脊髓）功能，表现为无力、肌张力增高、腱反射亢进，常有阵挛，伴伸性跖反射。

Vagus 迷走神经，第Ⅹ对脑神经（CN Ⅹ）；支配喉肌运动，支配胸腔、腹腔脏器的主要副交感神经。

Velum　帆，一个膜性结构，上髓帆构成第四脑室顶。

Ventricles　脑室，脑内充满脑脊液的空间。

Vermis　小脑蚓部，小脑半球之间中线位置不成对的结构。

Vertigo　眩晕，自身或周围环境转动、旋转、晃动的异常感觉。

Vestibulocochlear　前庭蜗神经，第Ⅷ对脑神经（CN Ⅷ）；传导听力和平衡的特殊感觉神经，听神经的提法严格来讲是不准确的。

White matter　白质，中枢神经系统的神经纤维（轴突），其中的有髓纤维经尔马林固定后呈白色，故命名为白质。

文献注释

这是一个参考资料的清单，还有一些评论，可以帮助读者获取更多关于人类大脑结构、功能、疾病的学习资源。

本文观点适用于非神经学专业的医学生和执业医师，也适用于医学专业的相关领域工作者。清单包括文本、图谱和网站，优先推荐2000年以来的出版物。

读者注意：此清单更新至2014年6月。

神经解剖学文本

Afifi A.K，Bergman R.A. Functional Neuroanatomy Text and Atlas，2nd ed. Lange Medical Books，New York：McGraw-Hill，2005

内容包括神经解剖学和临床综合征的功能解剖学基础，其中，一章讲正常功能，之后一章描述了临床症状，如小脑疾病症状。书中采用了丰富的半解剖图和MRI图像（双色）。每章开始有要点提示，最后为术语。本书的视觉体验很好，可读性强。书的最后有中枢神经图谱和脑MRI图谱，但不是彩色的。

Arslan O. Neuroanatomical Basis of Clinical Neurology，2nd ed. Boca Raton，FL：CRC Press，2014

自从2001年出版以来，这本书的内容和插图都进行了彻底和广泛修订。但作为基本神经解剖学和神经系统疾病之间的桥梁这一写作宗旨从未改变。作为一部神经解剖学教材，对于中枢神经系统的结构和连接做了详细的文字表述并配以精美的插图。临床疾病有独立的栏目（并非基于案例），并辅以插图。

Carpenter M.B. Core Text of Neuroanatomy，4th ed. Baltimore：Williams & Wilkins，1991

这是一部由非常受人尊敬的作者撰写的经典教科书，从神经解剖学家的角度详细描述了神经系统。一个更加完整的版本可以参考Carpenter 的 Human Neuroanatomy，9th ed，1995. A Parent 现在也是其中一位作者。

FitzGerald M.J.T，Gruener G，Mtui E，et al. Clinical Neuroanatomy and Neuroscience，6th ed. Edinburgh：Saunders Elsevier，2012

第6版与由FitzGerald主编的第5版是同一个作者团队。第6版增加了几个章节，包括神经电活动、神经递质和受体（调节器）、电生理检查、脑电图、诱发电位，修改并添加了一些插图。在线版本有相关视频，其中包括一些临床视频。

Haines D.E. Fundamental Neuroscience for Basic and Clinical Applications，4th ed. Philadelphia：Saunders Elsevier，2013

这是一部多次修订的大型参考书，有丰富的彩色插图，神经解剖细节讲解是其特色。前一版（第3版）的书名改成了 Fundamental Neuroscience for Basic and Clinical Applications，书名的修改反映了主题的侧重，书的外形也随之增大。在第4版做了进一步的改进，但内容没有重大变化。相关视频与临床无关。

Kandel E.R. Principles of Neural Science，5th ed. New York：McGraw-Hill Medical，2013

这部多次修订的教科书详细描述了神经生理系统、试验细节及动物研究信息，适合研究生参考。2000年版进行了广泛的更新，分子生物学、遗传学和神经系统疾病均有新的内容。第5版对于系统行为学和认知学的理解方法做了新的探索。

Kiernan J.A，Rajakumar N. Barr's The Human Nervous System：An Anatomical Viewpoint，10th ed. Baltimore：Wolters Kluwer/Lippincott Williams & Wilkins，2014

Barr 的新版的书籍格式虽有改变，但这仍是一部"经典"的神经解剖学教科书。大部分图是相同的，只是添加了颜色，仍然保留临床记录。影像这一章更新后增加了更多的病例，主要章节没有变化。这部著作文笔清晰表达准确，还有一个术语表。新版不再附送光盘，但提供更多的网络学习资源。

Kolb B，Whishaw I.Q. Fundamentals of

Human Neuropsychology，6th ed. New York：Worth Publishers，2009

对于理解人类大脑的活动，这部著作是需要强烈推荐的经典之作。其涉及的主题包括记忆力、注意力、语言和边缘系统。

Martin J.H. Neuroanatomy：Text and Atlas，4th ed. New York：McGraw-Hill，2012

一部非常完整的神经解剖学教材。清晰地阐述了各系统的功能。这一版经过重大修改并全部升级为彩色插图。中枢神经系统发育一章有缩减，躯体感觉部分有扩展。每一章以临床病例情景开始，结尾处有总结和问题（多选题，后附有答案）。书的末尾有详细图谱和术语表。

Nieuwenhuys R，Voogd J，van Huijzen C. The Human Central Nervous System，4th ed. Berlin：Springer，2008

新的版本与之前的版本完全不同，现在是一本厚厚的神经解剖学教科书。保留有原版的一些插图（1981年，见"神经解剖学图谱"中的清单），并补充了大量新的彩色插图。第1部分给予学习指导，第2部分为各章节描述，第3部分是功能系统。

Nolte J. The Human Brain，6th ed. St. Louis：Mosby Elsevier，2009

这是一本优秀的新版神经科学书籍，讲述神经系统的解剖、生理功能及相关临床资料。其中最精彩的是由 John Sundsten 绘制的彩色脑干、脊髓横断面、大脑三维重建图。新增加了术语表。新版书籍更厚的原因是增大了文本的字号以便于阅读，还增加了一些新的知识。新版增加了神经弥散张量成像等许多新的图像。本书适合学生查阅，购买本书还可以获得线上资料。

Steward O. Functional Neuroscience. Berlin：Springer，2000

据作者介绍，这是一本适合医学生的书，它将生理系统方法与结构方面结合起来。重点是信息的处理，如视觉系统。最后一章讨论了唤起、注意、意识和睡眠。

Williams P，Warwick R. Functional Neuroanatomy of Man. Philadelphia：Saunders，1975

来自格雷氏解剖学的神经部分。虽然有点过时，但是详细描述了中枢神经系统、周围神经系统的神经和自主部分、边缘系统及其发育，因此仍具有非常高的参考价值。

Wilson-Pauwels L，Akesson E.J，Stewart P.A. Cranial Nerves：Anatomy and Clinical Comments. Toronto：B.C. Decker，1988

一本关于脑神经的小手册，配有漂亮的插图。相对完整且易于理解。

神经解剖学图谱

Crossman A.R，Neary D. Neuroanatomy：An Illustrated Colour Text，4th ed. Edinburgh：Elsevier Churchill Livingstone，2010

这本书是"彩色插图文本"系列的一部分，相应的文本由 Fuller 和 Manford 编写，可以在临床文献中查到。文中配有大量的脑部插图、图表、照片。对于医学生复习非常有帮助，也可作为医学生首次学习神经系统的教材。

DeArmond S.J，Fusco M.M，Dewey M.M. Structure of the Human Brain：A Photographic Atlas，3rd ed. Oxford：Oxford University Press，1989

一本经典的人类中枢神经系统神经解剖学参考书目，没有说明文字，图片是黑白的。

England M.A，Wakely J. Color Atlas of the Brain and Spinal Cord，2nd ed. St.Louis：Mosby Elsevier，2006

这是一本非常清楚的图谱，有大量图片，大部分是彩色的，说明文字很少。新版本从以下方面进行了升级：更新了图片色彩，添加了新的插图（组织学染色图片和功能磁共振图片），结构更大更清晰。

Felten D.L，Shetty A.N. Netter's Atlas of Neuroscience，2nd ed. Philadelphia：Saunders Elsevier，2010

我们熟悉的 Netter 的神经系统插图被单独收录成册，配有简单的说明。图片被广泛标记。新版的合著作者变成了 Anil N. Shetty。周围神经和自主神经系统也都包含在内。章节内材料有大范围调整，增加了临床要点栏目。新增加的内容包括影像学图片（CT、MRI、PET、

DTI）。相关视频在在线版本中通常有临床相关性。

Fix J.D. Atlas of the Human Brain and Spinal Cord，2nd ed. Boston：Jones and Bartlett Publishers，2008

本图谱是为提供中枢神经系统的宏观和微观影像而设计的。这些部分来自华盛顿军事病理研究所的 Yakovlev 特别收藏。图谱在一面显示结构的编号，在其背面列出该编号结构的名称，没有提供文本。可以看到一些临床资料如病变、肿瘤和其他疾病的图片。

Haines D. Neuroanatomy：An Atlas of Structures，Sections and Systems，8th ed. Baltimore：Wolters Kluwer/ Lippincott Williams & Wilkins，2012

新版提升了插图的色彩，增加了新的神经影像图片。功能系统部分（如传导通路、传导束）大篇幅修改过，增加了病变的图片和信息，还有关于脑神经的扩展内容。此版本未配光盘，但购书后进入"the Point"可获得在线资源。一些美国执业医师考试（USMLE）的问题和答案仍在文本中，但也都可以在网上找到。

Netter F.H. The CIBA Collection of Medical Illustrations，Volume 1，Part 1. CIBA，Summit，NJ，1983

一部经典的著作，有优质的神经系统、颅骨、自主神经、周围神经系统和胚胎发育插图。文章很有趣，但可能有些旧。第 2 版 Netter Collection of Medical Illustrations 2013 年 由 Saunders Elsevier 出版第 7 卷，第 1 部分为大脑，第 2 部分为脊髓和周围神经系统，由 H. Royden Jones，T. M，Burns，M. J. Aminoff 和 S. C. Pomeroy 编成。

编者们结合了 Netter 的经典医学插图和包括基础科学与临床信息的全新文本，讨论了许多神经系统疾病的解剖、生理、病理和临床表现。还有 Felton 和 Shetty 编著的 Netter's Atlas of Neurology（在本节前面的书目中已列出）和 Royden 编著的 Netter's Neurology（在本节的临床文献列出）。

Nieuwenhuys R，Voogd J，van Huijzen C. The Human Central Nervous System：A Synopsis and Atlas，2nd ed. Berlin：Springer，1981

独特的中枢神经系统和传导通路的三维灰度图片。做了大量标注，无文字说明。

Nolte J，Angevine J.B. The Human Brain in Photographs and Diagrams，4th ed. Philadelphia：Elsevier Saunders，2013

这是一部配有神经放射学插图的彩色图谱。依据神经解剖学在脑区上标出功能系统以示强调，并有详细的文字描述。第 3 版（2007 年）增加了许多插图，增强了原有插图的色彩，提高了磁共振图像的质量。为了使学生有更多的选择，对插图的标注做了修改。新版的版面规格更大，采用了标准装订（而非螺旋装订）。术语表中涵盖了小图片。所有插图都包括在随书发行的光盘中，包括 J. W. Sundsten 的大脑三维重建图。

Woolsey T.A，Hanaway J，Gado M.H. The Brain Atlas：A Visual Guide to the Human Central Nervous System，3rd ed. Hoboken，NJ：John Wiley and Sons，2008

这本图谱提供了完整的人类大脑图形，插图都有标注，部分是彩图和影像资料。第 3 部分和第 4 部分包括大脑半球、脑干、脊髓、边缘系统的组织学。第 5 部分介绍了传导通路，附有解释性文字。

临床文献

Asbury A.K，McKhann G.M，McDonald，et al. Diseases of the Nervous System：Clinical Neurobiology，3rd ed. Cambridge：Cambridge University Press，2002

一部完整的神经生物学专著，共两卷，介绍了神经系统疾病的基础和临床、治疗方法的各个方面。

Donaghy M. Brain's Diseases of the Nervous System，12th ed. Oxford：Oxford University Press，2009

一个临床疾病及其治疗的可靠信息来源。

Greenberg D.A，Aminoff M.J，Simon R.P. Clinical Neurology，8th ed. New York：McGraw-Hill，2012

适用于学生快速查阅一种疾病或综合征的

临床书籍。包括临床表现、研究和治疗。有大量双色插图，并且很多表格都列有分类和原因。

Fuller G，Manford M. Neurology： An Illustrated Colour Text，3rd ed. Edinburgh： Elsevier Churchill Livingstone，2010

这不是一本全面的教科书，只是对选定的临床概念做了简洁的说明，有许多彩色插图。大开本和图片展示使本书非常引人注目，但是篇幅很小。最后有几个案例和对应的答案。新版本加入了对于睡眠的新研究和治疗的简要介绍。与前期版本（2006 版）相比变化不大。

Kasper D.L，Braunwald E，Fauci A.S，et al. Harrison's Principles of Internal Medicine，18th ed. New York： McGraw-Hill，2012

Harrison's Online，Volume 1096–7133. New York： McGraw-Hill

Harrison 的书是权威巨著，插图较少。第 1 卷第 3 篇第 2 部分介绍了疾病的表现；第 2 卷第 15 部分是中枢神经系统功能紊乱，神经、肌肉和精神疾病。Harrison 的书的在线版本已经升级，新增搜索功能、实践指南、在线讲座和评论，以及插图。

Hendelman W.J，Humphreys P，Skinner C. The Integrated Nervous System： A Systematic and Diagnostic Approach. Boca Raton，FL： CRC Press，Taylor and Francis Group，2010

这是由 Dr. W. Hendelman（*Atlas of Functional Neuroanatomy* 的作者）和两位临床神经病学家 Dr. P. Humphreys（儿科）和 Dr. C. Skinner（成人）合著的一部临床病例教材。教材同步网站包括 40 个临床病例，附影像和临床检查结果。其目标是帮助非神经专业人员（医学生等）确定神经系统问题及其最可能的病因。

Ropper A.H，Martin A.S. Adams and Victor's Principles of Neurology，9th ed. New York： McGraw-Hill，2009

一部全面的神经病学书籍，致力于阐明神经系统疾病的分类和临床表现。

Rowland L.P，Pedley T.A，Merritt H.H. Merritt's Neurology，12th ed. Philadelphia： Lippincott Williams & Wilkins，2010

有名的神经病学教科书，内容全面、可信，

现由 L.P.Rowland 编著。

Royden H.R，Jr. Netter's Neurology，2nd ed. Philadelphia： Elsevier Saunders，2012

将 Netter 的神经学插图收集在一本教科书中，并添加了 Netter 风格的临床图片，这增加了文本的趣味性。疾病覆盖面广，每一章都结合有临床案例。教材配有光盘。新版序言中写道：第 2 版的每一章都经过了仔细的审阅，大多数都做了修订。添加了新的小插图和核磁共振图像。经过修订，从之前的 108 章缩减到现在的 76 章。在线版本有许多临床视频。书的外观和感觉仍然保持 Netter 风格。

小儿神经病学

Fenichel G.M. Clinical Pediatric Neurology： A Signs and Symptoms Approach，6th ed. Philadelphia： Saunders Elsevier，2009

由经验丰富的小儿神经病学专家所著，是医学生和其他新入门人员学习症状和体征的基础教材。

神经病理学

Kumar V，Abbas A.K，Fausto N, et al. Robbins and Cotran Pathologic Basis of Disease，8th ed. Philadelphia： Saunders Elsevier，2010

这是一部比较全面的病理学教材，包括神经病理学。购书附赠有互动的临床病例光盘，网站提供有更多的学习资源。

Kumar V，Abbas A.K，Aster J.C. Robbins Basic Pathology，9th ed. Philadelphia： Elsevier Saunders，2013

这本书不如作者之前的著作全面。

第 10 章参考文献

Bartus R.T，Dean Ⅲ R.L，Beer B，et al. The cholinergic hypothesis of geriatric memory dysfunction. Science，1982：217(4558)：408–417

Francis P.T，Palmer A.P，Snape M，et al. The cholinergic hypothesis of Alzheimer's disease： a review of progress. Journal of Neurology，Neurosurgery and Psychiatry，

1999，66：137-147

Olds J, Milner P. Positive reinforcement produced by electrical stimulation of septal area and other regions of rat brain. Journal of Comparative and Physiological Psychology, 1954, 47(6)：419-427

网　站

授课教师应该严格评估以后再向学生推荐网站资源。如果与各种教材保持一致相对困难，那么评估各种网络资源更是不可能完成的任务。这确实是一项需要同事合作或教师和学生联合才能完成的任务。

可靠的疾病信息资源常常可以在专门的疾病网站获取，这些网站通常由专门的组织维护，有明确的疾病介绍和精美的插图。

以下是作者访问过的网站，其中一些是可以进入其他网站的入口，因此并不是每个链接都浏览过。其中部分网站是供一般公众浏览的，但也包含有很好的插图和有用的链接。

通用的网络防范措施是找出网站是什么人在什么时候创建的。

神经科学学会

神经科学学会（SFN）的官网是 http：//web.sfn.org/，SFN 是一个充满活力的大型学术组织，每年有超过 3 万来自世界各地的神经科学者出席其组织的学术年会。学会的教育部门非常活跃，负责赞助针对公众尤其是中小学生的"大脑认知周"科普活动。以下列出了一些他们的出版物。

探索答案：家庭与脑病

这张由 4 部分组成的 DVD 展示了人类大脑退行性疾病的面貌。研究人员描述了他们如何发现和治疗亨廷顿病、帕金森病、肌萎缩侧索硬化（ALS）和阿尔茨海默病。患者及其家属描述了这些疾病对身体、情感和经济产生的巨大影响。

关于大脑

http：//www.brainfacts.org/

Brain Facts 是由神经科学学会推出的脑与神经在线读物。适合对神经科学感兴趣的人入门阅读。新的版本对每个部分都做了更新，包括大脑发育、成瘾、神经和精神疾病及可能的治疗方法。

在 www.brainfacts.org 可以获得网络教育资源。包括神经科学信息、大脑基础、感觉、思维、行为方式、疾病和功能障碍，还有一章名为"穿越生命"。有个"发现"的条目链接到"最近的神经科学新闻"，还有关于神经科学最新进展和热点的讨论和博客。

数字解剖学家项目

http：//www9.biostr.washington.edu/da.html

脑图谱

包括尸体大脑的二维、三维图谱，磁共振图像、计算机结构重建。由 John W.Sundsten 编著。

神经解剖学互动教程

本教程使用 Brain Atlas（本章之前的条目有介绍）和一些其他的图谱。按照功能组织成适合作为实验室指南的章节，每个图片都配有指导说明。包括大脑的计算机三维重建图、MRI 图像、组织学切片（一些突出了传导通路）、脑标本和解剖、摘要图。章节标题有局部解剖与发育、血管和脑室、脊髓、脑干、脑神经、感觉和运动系统、小脑和基底神经节、眼球运动、下丘脑和边缘系统、皮质连接、前脑和核磁共振扫描序列。作者为 John W. Sundsten 和 Kathleen A. Mulligan. Digital Anatomist Project. Seattle， Washington：Department of Biological Structure， University of Washington

脑资源

http：//www.brainsource.com/

由神经心理学家 Dennis P. Swiercinsky 建立的信息网站，旨在丰富神经心理学和神经科学专业，增加其实用性。

网站内容涵盖面广并不断累积和增加，包括：正常与损伤的大脑，临床和法医神经心理学，脑损伤与康复，创造、记忆和其他脑活动，教育、脑健康、脑科学的其他话题。Brain Source 也是一个神经科学相关产品、书籍、继续教育、网络资源的指南。

网站创始于 1998 年，起初是为了促进临床服务，作为向律师、保险业者、学生、脑损伤患者及家属、康复师和其他脑损伤领域工作者传播有用文献的门户网站。如今，网站规模已经日益扩大，涵盖神经心理应用的更广泛的领域。

哈佛：全脑成像图谱

http：//www.med.harvard.edu/AANLIB/home.html

一个包括各种成像方法的神经影像资源。包括正常大脑、脑血管疾病（卒中）、肿瘤、退行性病变和炎性疾病。

脑进阶

http：//thebrain.mcgill.ca/

一个有趣的网站，用户可以根据自己的知识水平选择相匹配的内容。网站的每个主题和副主题都有三个不同层次的解释（初级、中级、高级）。主题包括：大脑基础（解剖、大脑进化、脑发育和伦理学、快乐和痛苦、感觉和运动），脑与思维（记忆、情感、语言、睡眠与觉醒），脑疾病，以及正在建设中的其他学科领域。网站组织集中在五个层次：社会、心理、神经、细胞和分子。每个网页都有这五个层次可供点击以了解不同层次的因素在所讨论的主题中所起的作用。

读者注意：网站有英语和法语两种版本。

Dana 基金会

http：//www.dana.org/

Dana 基金会成立于 1950 年，是一个私立慈善组织，专注于脑科学、免疫学和艺术教育。Dana 联盟是一个由 200 多位优秀科学家组成的非营利组织，致力于推进关于脑研究进展和前景的教育。

网站的 "Brain Center" 是通向人类大脑研究前沿的入口，"Brain Information" 和 "Brain Web" 有超过 25 个与大脑疾病有关的经过验证的网站链接。

为了孩子——神经科学

http：//faculty.washington.edu/chudler/neurok.html

Neuroscience for Kids 是为想了解神经系统的孩子和老师们创建的网站。除了孩子们需要的知识外，网站还包含了各种各样的资源，囊括了探索大脑、神经网络资源、神经科学新闻、关于大脑的参考书、杂志、文献、报纸等版块。

Neuroscience for Kids 由 Eric H.Chudler 维护，由国家研究资源中心科学教育合作伙伴奖（R25 RR12312）支持。

想要订阅这个有趣网站的月报，请联系 Eric H. Chudler 博士（e-mail：chudler@u.washington.edu）。

电视连续剧

http：//www.pbs.org/wnet/brain/index.html

David Grubin 出品的 *The Secret Life of the Brain* 揭示了一生中大脑发育的神秘过程。这部由五部分组成的系列片于 2002 年冬季由公共广播服务公司在全国播出，讲述脑科学振奋人心的新进展，介绍该领域的著名专家，使用动态视觉图像和引人入胜的故事帮助大家理解复杂的科学概念。

内容包括脑的历史、大脑三维解剖学、幻想、脑扫描。分为婴儿、儿童、青少年、成人和老人几个年龄层。

The Secret Life of the Brain 由 Thirteen/WNET New York 和 David Grubin Productions，©2001 Educational Broadcasting Corporation，David Grubin Productions，Inc. 合作推出。

视频（由本书作者编辑）

视频编辑了在大体解剖学实验室给学生们展示的颅骨和大脑。与这本图谱有相同的教学方向，特别适合自学或小团队学习。每段视频的讲解都非常详细，时长 20 ~ 25min。这些真实标本的视频对于没有或很少有机会接触大脑标本的学生非常有用。

读者注意：这些视频可以从网站 www. atlasbrain.com. 获得。

颅　内

该项目详细介绍了颅骨、颅窝、脑神经和其他结构穿过的各种小孔，以及脑膜和静脉窦。

人类大脑的大体解剖学系列

第1部分：大脑半球

介绍大脑半球和大脑皮质的功能区域，包括基底神经核。

第2部分：间脑、脑干和小脑

这是一个脑干的详细观察图，重点是脑神经和小脑的功能演示。

第3部分：脑血管系统和脑脊液

介绍脑血管系统和脑脊液。